Therapiekonzepte in der Physiotherapie

PNF

Thieme

Therapiekonzepte
in der Physiotherapie

PNF

Herausgegeben von
Renata Horst

Unter Mitarbeit von

Inge Berlin

Nicola Fischer

Marianne Heidmann

Sonja Kurzyca

Matthias Schulte

Fred Smedes

104 Abbildungen

21 Tabellen

Georg Thieme Verlag
Stuttgart · New York

Bibliografische Information
der Deutschen Bibliothek
Die Deutsche Nationalbibliothek verzeichnet diese Publikation in der Deutschen Nationalbibliografie; detaillierte bibliografische Daten sind im Internet über http://dnb.d-nb.de abrufbar.

Wichtiger Hinweis: Wie jede Wissenschaft ist die Medizin ständigen Entwicklungen unterworfen. Forschung und klinische Erfahrung erweitern unsere Erkenntnisse, insbesondere was Behandlung und medikamentöse Therapie anbelangt. Soweit in diesem Werk eine Dosierung oder eine Applikation erwähnt wird, darf der Leser zwar darauf vertrauen, dass Autoren, Herausgeber und Verlag große Sorgfalt darauf verwandt haben, dass diese Angabe **dem Wissensstand bei Fertigstellung des Werkes** entspricht.
Für Angaben über Dosierungsanweisungen und Applikationsformen kann vom Verlag jedoch keine Gewähr übernommen werden. **Jeder Benutzer ist angehalten**, durch sorgfältige Prüfung der Beipackzettel der verwendeten Präparate und gegebenenfalls nach Konsultation eines Spezialisten festzustellen, ob die dort gegebene Empfehlung für Dosierungen oder die Beachtung von Kontraindikationen gegenüber der Angabe in diesem Buch abweicht. Eine solche Prüfung ist besonders wichtig bei selten verwendeten Präparaten oder solchen, die neu auf den Markt gebracht worden sind. **Jede Dosierung oder Applikation erfolgt auf eigene Gefahr des Benutzers.** Autoren und Verlag appellieren an jeden Benutzer, ihm etwa auffallende Ungenauigkeiten dem Verlag mitzuteilen.

Rüdigerstraße 14
D-70469 Stuttgart
Telefon: +49/(0)711/8931-0
Unsere Homepage: http://www.thieme.de

Printed in Germany

Umschlaggestaltung: Thieme Verlagsgruppe
Umschlaggrafik: Martina Berge, Erbach
Zeichnungen: Andrea Schnitzler, Innsbruck; Helmut Holtermann, Dannenberg
Layout: Ulrike und Arne Holzwarth, Stuttgart
Satz: stm-media GmbH, 06366 Köthen/Anhalt
gesetzt aus Adobe InDesign
Druck: Grafisches Centrum Cuno, Calbe

ISBN 978-3-13-144761-6 1 2 3 4 5

Therapiekonzepte in der Physiotherapie – Vorwort zur Reihe

Bei der Planung dieser Buchreihe stellten wir uns natürlich die Frage, ob es noch zeitgemäß sei, Therapiekonzepten eine Plattform in einer Fachbuchreihe zu geben, sie damit so zu exponieren. Versuchen Physiotherapeuten doch – im Zeitalter der Akademisierung – gerade das „Konzept-Denken" zu überwinden und ihre Therapie imSinne einer bestmöglichen evidenzbasierten Praxis zu gestalten. Andererseits wissen wir, dass es sehr zeitgemäß und eine Voraussetzung für wissenschaftliches Denken und Handeln ist, Wissen transparent zu machen, Konzepte offen und mit Hintergrundwissen zu diskutieren. Dazu soll diese Reihe beitragen.

Therapie beginnt mit sorgfältigem Untersuchen. Idealerweise analysieren Therapeuten heute mitdem Prozess des Clinical Reasonings die Komplexität jedes einzelnen Anlasses, der Patienten oder Klienten zur Therapie, in die Rehabilitation oder zur Prävention führt. In der Therapieplanung bestimmen Ziele die Richtung, die sich entsprechend der ICF (Internationale Klassifikation der Funktionsfähigkeit, Behinderung und Gesundheit, WHO 2001) auf verbesserte Bedingungen von Strukturen und Funktionen beziehen, auf das Meistern des Alltags und auf die Teilhabe am sozialen Leben.

Wie passen die Konzepte, die zum Teil seit vielen Jahren bestehen (ehemals nach bestem Wissen zustande kamen) und in der Regel auf Erfahrungsbzw. auf empirischem Wissen beruhen, in die heutige Physiotherapie?

Fakt ist, dass die oben genannten Ziele auch heute nicht selten mithilfe der Methoden und Techniken unterschiedlicher Konzepte erreicht werden. Drei weitere Gründe sprechen ebenfalls für eine kritische Auseinandersetzung mit den Therapiekonzepten:

- Es gibt bereits Wirksamkeitsnachweise, die jeweils im fünften Kapitel „Forschungsbedarf und Forschungsnachweise" der einzelnen Bände dieser Reihe dokumentiert werden.
- Patienten und Therapeuten erleben täglich den Nutzen vieler konzeptorientierter Therapien. In den Konzepten steckt jede Menge Erfahrungswissen, auf das die Physiotherapie nicht verzichten kann. Viele Vertreter der Konzepte sind heute nicht nur willens, sondern auch in der Lage, notwendige Fragen zur Wirksamkeit der Methoden und Techniken ihres Konzepts zu formulieren, Studien durchzuführen und ausgehend davon ihre Konzepte zu reformieren. Bisher konnte wenig geforscht werden, das liegt sicher auch an der Gesamtsituation der Physiotherapie in Deutschland. Eine Ausbildung auf der Ebene von Berufsfachschulen behindert den Zugang zu Forschung. Gleichwohl werden z. B. vonseiten der Kostenträger im Gesundheitswesen Wirksamkeitsnachweise gefordert. Eine paradoxe Situation. Erst seit Hochschulen Bachelor- und zunehmend auch Masterstudiengänge für Physiotherapeuten anbieten, bahnt sich der Weg zur Forschung. Möge diese Buchreihe dazu beitragen, offene Fragen zu formulieren.
- Ein Konzept basiert auf Prinzipien, beinhaltet unterschiedliche Methoden und besitzt auf der konkreten Handlungsebene eine Vielzahl von Techniken. Diese Reihe gibt den Vertretern der Konzepte die Möglichkeit, ihr Konzept in einer „upgedateten" Version vorzustellen. Alle Autorenteams sind aufgefordert, herauszuarbeiten, warum ihr Konzept ein unverzichtbarer Teil des physiotherapeutischen „Werkzeugkastens" ist. In diesem Bild entspricht ein Konzept also einem Werkzeug, das für unterschiedliche Bedürfnisse variabel einsetzbar ist. *„Für den, der nur den Hammer kennt, besteht die Welt aus lauter Nägeln."* Dieses Zitat von Paul Watzlawick galt im übertragenen Sinn vielleicht in den vergangenen Jahren für den einen oder anderen Konzept-Vertreter (ich könnte auch Konzept-Fan sagen). Heute gilt es, viele Werkzeuge zu nutzen. Die Konzepte erhalten damit einen Platz in der Physiotherapie, der ihrem Sinn entspricht.

> Sie werden zu Werkszeugen, zu Tools – wie es neudeutsch heißt – und dann eingesetzt, wenn sie gebraucht werden.

Hille Viebrock, Physiotherapeutin aus Bremen, ist unsere „Hüterin des Konzepts". Sie war maßgeblich an der Entwicklung der Reihe beteiligt und liest alle Manuskripte unter den Fragestellungen: *Stellen die Autorenteams das Konzept verständlich dar? und Wird der konzeptionelle Gedanke der Reihe eingehalten?* Sie berät bei Bedarf die Autoren im Sinne des Konzepts, gibt Feedback als erste Leserin und arbeitet eng mit Frau *Dorothee Richard* zusammen, die die diese Reihe redaktionell betreut. Beiden danke ich herzlich dafür.

Rosi Haarer-Becker
Physiotherapeutin, Programmplanung Physiotherapie

Berufliche Vita Hille Viebrock

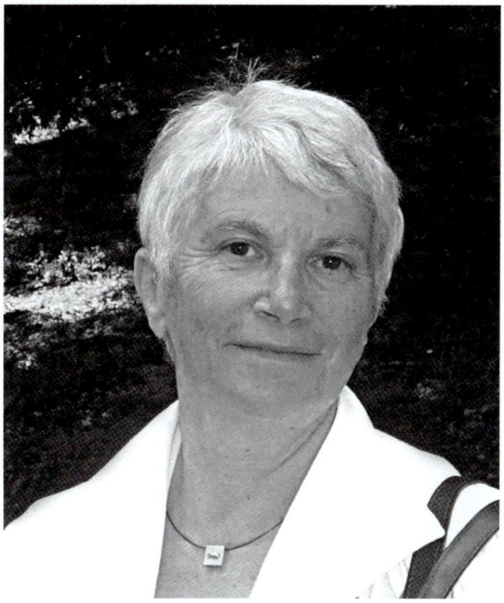

Bis 1964	Ausbildung zur Physiotherapeutin in Marbug
1968–1982	Arbeit in eigener Praxis
1970	Weiterbildung (Bobath) in Hamburg für die Arbeit mit behinderten Kindern
1972	Weiterbildung (Refresher Bobath) in Bern
1973–1979	Mitarbeit im Doktoranden-Colloquium im Fachbereich Behindertenpädagogik der Universität Bremen
1974	Weiterbildung in Wahrnehmungstätigkeit und Wahrnehmungsstörungen in Bad Ragatz, Schweiz
1982–2003	leitende Physiotherapeutin im Integrationsbereich des Landesverbandes ev. Tageseinrichtungen für Kinder, Bremen Entwicklung des Konzeptes zur Integrierten Therapie
Mai 1991–Mai 2007	Vorsitzende der Vereinigung der Bobath-Therapeuten Deutschlands e.V..
Seit Mai 2006	Koordinierung des Wissenschaftlichen Beirates der Vereinigung der Bobath- Therapeuten Deutschlands e.V.

Geleitwort

In der heutigen Zeit der evidenzbasierten Medizin ist es notwendig, den Schatz von Erfahrungen, die theoretischen Modelle und den Platz in der gesundheitlichen Versorgung der verschiedenen Physiotherapiekonzepte zu beleuchten und zu diskutieren. Therapie oder Gesundheitsförderung sind sehr komplexe Prozesse. Sie sind umfassender als das, was Messdaten beschreiben können. In den Therapieprozessen passiert eine Menge, was durch die Kriterien der evidenzbasierten Medizin nicht erfasst wird. Es ist einiges in der Therapie messbar, aber genau wie in der Medizin, längst nicht alles. Da gilt es, neben dem Messbaren, qualitative Prozesse zu beschreiben und deren theoretische Fundierung herauszuarbeiten.

Dieses hat sich die Buchreihe Therapiekonzepte in der Physiotherapie zur Aufgabe gemacht.

Es werden verschiedene Konzepte mit ihrer theoretischen Fundierung, mit ihrem großen Erfahrungsschatz, ihrer wissenschaftlichen Durchdringung und ihrem Platz in der gesundheitlichen Versorgung in Deutschland vorgestellt.

Da die verschiedenen Bände dieser Reihe einem gemeinsamen Muster folgen, lässt sich ein guter

Vergleich der Konzepte anstellen, ihre Überschneidungen und ihr Einzigartiges erkennen.
Therapeutinnen und Therapeuten können mithilfe dieser Reihe über ihren eigenen „Konzept-Tellerrand" hinausblicken und sich patienten- und situationsbezogen individuell in ihrem therapeutischen Vorgehen entscheiden.
Kostenträger erhalten einen Überblick über die Vorgehensweisen und Effekte der verschiedenen Physiotherapiekonzepte in der Gesundheitsversorgung.
Am Ende der Reihe wird die Vielfalt der therapeutischen Konzepte in der Physiotherapie deutlich werden. Spannend wäre es, in einem weiteren Schritt herauszuarbeiten, wodurch die Vielfalt entsteht:
Durch die konzeptionelle, theoretische Fundierung?
Durch die Prinzipien?
Durch die Methoden?
Durch die Techniken?

Oder durch alle vier Ebenen?

Und wie viel Gemeinsamkeiten zeigen sie trotz der Vielfalt?

Hille Viebrock

Vorwort

Die Idee, ein Buch über das PNF-Konzept in der Buchreihe Therapiekonzepte in der Physiotherapie herauszugeben, stimmte mich zunächst skeptisch. Aber gerade in der heutigen Zeit, in der die praktische Vorgehensweise im Rahmen der physiotherapeutischen Konzepte kritisch hinterfragt wird und wissenschaftliche Nachweise gefordert werden, erschien mir dieses Vorhaben eine sehr wichtige Aufgabe. Meine Erfahrungen mit jüngeren Kollegen, die direkt nach ihrer Physiotherapie-Ausbildung akademische Studiengänge absolvieren, haben mir verdeutlicht, dass es heute mehr Fragen denn je zu den Konzepten gibt und haben alle Zweifel am Bedarf dieser Buchreihe beseitigt. Die Akademisierung der Physiotherapie darf nicht in das Theoretisieren unserer Praxis münden. Ziel der akademischen Ausbildung muss es sein, Praktiker zu lehren, therapeutische Vorgehensweisen logisch abzuleiten und eigenes Handeln zu reflektieren.

Trotz großem Wissensdurst nach theoretischem Hintergrundwissen sind junge Kolleginnen und Kollegen neugierig darauf, praktische Erfahrungen mit ihrem „Handwerk“ zu machen. Die Entwicklung klinischer Hypothesen auf der Grundlage der Bewegungsanalyse und das methodische Vorgehen, Lösungsstrategien gemeinsam mit seinem Patienten zu entwickeln, ist die Grundlage für jedes Therapiekonzept. Ich wünsche mir, dass in der Grundausbildung bereits die Komplexität eines Konzeptes vermittelt und es nicht auf das Üben der Techniken reduziert wird.

Mit diesem Buch wollen wir, das Autorenteam und ich, das PNF-Konzept in seiner geschichtlichen Entwicklung und aus heutiger Sicht in seiner Vielfalt darstellen. Wir wünschen uns viele Leser: Schüler, Studierende, erfahrene Kolleginnen und Kollegen, Ärzte und Kostenträger und sind neugierig auf Feedback und Fragen an das Konzept, aus denen sich Forschungsbedarf ableiten lässt.

Es erfreut mich ganz besonders, Inge Berlin als Autorin für das erste Kapitel gewonnen zu haben. Sie hat, anders als das übrige Autorenteam einschließlich mir, Maggie Knott noch persönlich gekannt und erlebt. Aus ihren Erzählungen können wir und Sie, liebe Leserinnen und Leser, nun „aus erster Hand“ erfahren, wie aktuell die Philosophie des Konzeptes heute noch ist. Die Grundgedanken des PNF-Konzeptes, die von Maggie Knott und Dorothy Voss erstmals in 1956 veröffentlicht wurden, sind dem heutigen Modell der ICF verblüffend ähnlich. Sie werden das im 2. Kapitel dieses Buches feststellen.

Selbstverständlich sind aber trotz dieser Weit- oder Voraussicht einige der methodischen Vorgehensweisen der damaligen Zeit heute überholt. Andere sind immer noch effektiv, aber die ihnen zugrunde liegende Theorie ist überholt.

„Evidenzbasierte Medizin ist die bewusste, explizite und überlegte Anwendung zeitgemäßer Evidenz, um Entscheidungen zur Fürsorge von individuellen Patienten zu treffen. Die Praxis der evidenzbasierten Medizin beinhaltet die Integration individueller klinischer Expertise mit der bestmöglichen externen klinischen Evidenz aus der systematischen Forschung“ (Sackett et al. 1996, S. 71).

Dieses Zitat von Sackett zeigt, dass das PNF-Konzept in seiner Entstehungszeit durch die Forschungsarbeiten von Dr. Kabat und basierend auf den Lehren Sherringtons evidenzbasiert war. Heute gilt es, den aktuellen Forschungsstand in das Konzept zu integrieren. Das gehört zum normalen Prozess der Weiterentwicklung.

An diesem Projekt hat mich ganz besonders begeistert, dass alle Bücher der Reihe auf einem gemeinsamen Grundgerüst basieren. Geschichtlich haben sich die Begrifflichkeiten des PNF-Konzeptes anders entwickelt als im Prolog des Buches beschrieben. Uns Autoren wurde dadurch noch mal sehr deutlich, wie wichtig es für die Physiotherapie insgesamt ist, eine gemeinsame Sprache zu finden.

Ich möchte mich ganz herzlich bei meinen Mitautorinnen und -autoren bedanken, für ihre Arbeit, ihren Einsatz und die vielen spannenden, anregenden und klärenden Diskussionen. Unser aller Dank gilt Dorothee Richard, der Fachredakteurin des Buches. Sie hat unseren Gedanken eine gemeinsame Struktur verliehen. Vor allem möchte ich Rosi Haarer-Becker für ihre Ermutigung, außerordentliche Geduld und positive Unterstützung danken.

Ingelheim, November 2008
Renata Horst

Literatur

Knott M, Voss DE. Proprioceptive Neuromuscular Facilitation – Patterns and Techniques. New York: Harper and Brothers; 1956.

Sackett DL, Rosenberg WMC, Gray JAM, Haynes RB, Richardson WS. Evidence based medicine: what it is and what it isn't. BMJ. 1996; 312: 71–72.

Anschriften

Renata Horst
Physiotherapiepraxis und Weiterbildungsinstitut
Stiegelgasse 40
55218 Ingelheim

Inge Berlin
Am Heidehof 18
14163 Berlin

Nicola Fischer
Weißdornweg 3
76337 Waldbronn

Marianne Heidmann
Am Sportplatz 10
63303 Dreieich

Sonja Kurzyca
Quadrat S 6, 13
68161 Mannheim

Matthias Schulte
Fasanenweg 19
93485 Rimbach

Fred Smedes,
Saxion Universities of Applied Sciences
Academy of Health, Physiotherapy
P.O. Box 70.000
7500 KB Enschede
Niederlande

Hille Viebrock
Wachmannstr. 71
28209 Bremen

Prof. Dr. Alfons Welling
Institut 5 Behindertenpädagogik
Fachbereich Erziehungswissenschaft
Sedanstraße 19
20146 Hamburg

Vitae

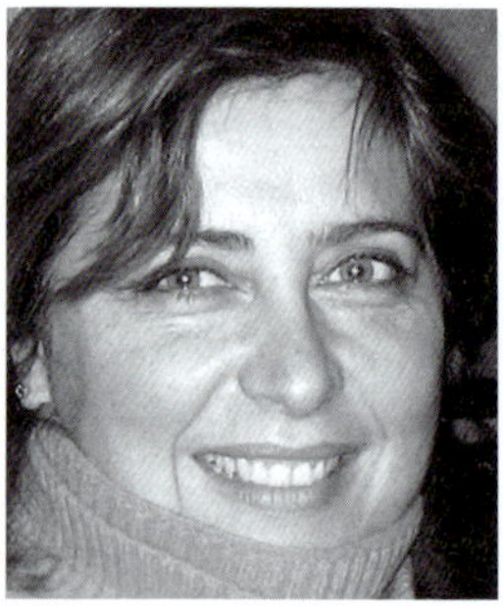

Renata Horst

Renata Horst, PT, MSc, verbrachte ihre ersten Lebensjahre in den USA. Ihre physiotherapeutische Ausbildung schloss sie 1985 in Koblenz ab, im gleichen Jahr begann sie ihre PNF-Weiterbildung. Seit 1995 ist sie als PNF-Instruktorin in Deutschland tätig und übernimmt auch internationale Instruktorenaufgaben in der Schweiz, Österreich, Norwegen, Italien, Polen, Griechenland, Japan und in Korea.
Mit dem Thema motorisches Lernen beschäftigte sie sich von 1993 bis 1998 in der Schweiz u. a. bei Prof. A. Gentile, Prof. D. Umphred (USA) und Prof. T. Mulder (Holland). Parallel absolvierte sie ihre OMT-Ausbildung nach Kaltenborn-Evjenth und schloss 1999 mit dem Examen ab.
1986 bis 1991 unterrichtete sie an den Physiotherapieschulen der Rehabilitationsklinik Karlsbad-Langensteinbach und der Universität Freiburg. Ab 1990 entwickelte sie ihr eigenes Therapiekonzept: N.A.P.®, das sie seit 1999 auch unterrichtet: Motorisches Strategietraining und N.A.P.®. Seit 2001 ist sie Dozentin des Bachelor-Studiengangs an der Universität Marburg. Von 1991 bis 2005 arbeitete sie in ihrer eigenen Praxis in Freiburg und Bad Krozingen, seit 2005 in ihrer Privatpraxis in Ingelheim. 2007 erwarb sie den Master of Science (MSc) in Neurologischer Rehabilitation. Renata Horst ist Autorin zahlreicher Artikel und mehrerer Fachbuchbeiträge, die sich mit dem Thema PNF beschäftigen. Sie hat ein eigenes PNF-Buch verfasst und promoviert zurzeit.

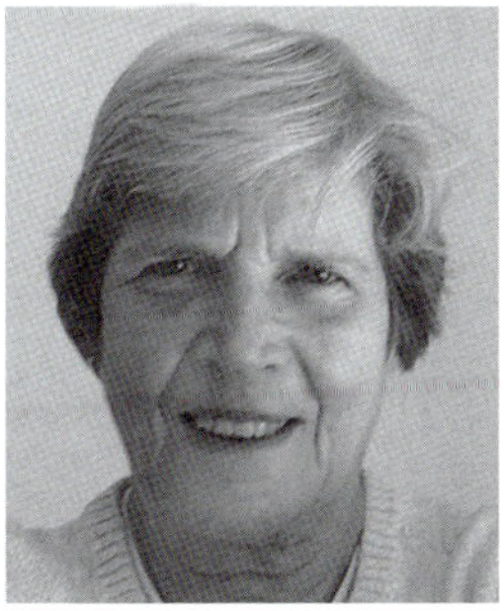

Inge Berlin

Inge Berlin erhielt 1960 ihre staatliche Anerkennung als diplomierte Krankengymnastin: KG-Schule an der Universität Göttingen. Von 1962 bis 1964 absolvierte sie den Postgraduierten-Studiengang in „Proprioceptiver Neuromusculärer Facilitation" am Kaiser-Foundation Rehabilitation Center in Vallejo/Kalifornien (USA). Anschließend übernahm sie ihre erste PNF-Lehrtätigkeit am Victoria Hospital, Montreal (Kanada). Zurück in Deutschland war sie zunächst als persönliche Mitarbeiterin bei Prof. Dr. med. Julius Hackethal tätig. 1966 nahm sie ihre freiberufliche Tätigkeit ohne Kassenzulassung auf. 1982 begann sie im Auftrag der Kassenärztlichen Vereinigung eine Seminarreihe zur Weiterbildung für Physiotherapeuten und Ärzte aufzubauen und führte anschließend bis 1989 die Seminare „PNF Berlin" durch. Seit 1984 ist sie international anerkannter IPNFA Senior Instructor und hielt PNF-Seminare in Österreich, Schweiz, Polen, Venezuela, Australien und Japan.
1991 begann sie eine Zusatzausbildung in Taoistischer Lebenspflege, dem Stillen Qi-Gong, und erlangte 1994 die Lehrbefähigung. Zurzeit ist sie als freiberufliche Physiotherapeutin tätig mit dem Schwerpunkt auf dem Stillen Qi-Gong.

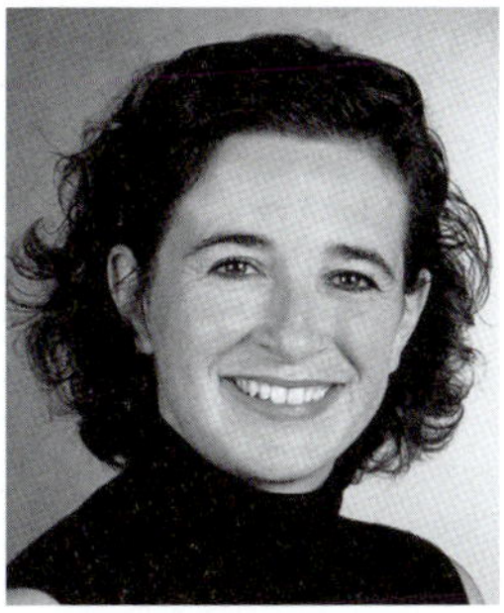

Nicola Fischer

Nicola Fischer, geboren 1969 in Pforzheim, schloss 1990 ihre Physiotherapieausbildung in Lahr/Ortenaukreis ab. Seit 1995 unterrichtet sie als Lehrkraft an der Physiotherapieschule der VPT Akademie in Fellbach bei Stuttgart u. a. PNF. 1997 begann sie ihre PNF-Ausbildung am Kaiser Foundation Rehabilitation Center in Vallejo/Kalifornien. Seit 2002 ist sie Assistentin der Internationalen PNF Association. Als Lehrkraft an den Physiotherapieschulen der SRH Karlsbad-Langensteinbach und Karlsruhe unterrichtet sie seit 2006 PNF und weitere Fächer.
In den 90er-Jahren arbeitete Nicola Fischer als Physiotherapeutin in der Waldklinik Dobel, in der Körperbehinderten- und Kinderklinik Schömberg und in einer interdisziplinären Praxis. Von 2001 bis 2003 war sie als Physiotherapeutin am Sozial-Pädiatrischen Zentrum Ludwigsburg tätig. Seit 2004 ist sie mit ihrer eigenen Praxis selbstständig. Mit ihrem Mann und ihrer Tochter lebt sie in Waldbronn bei Karlsruhe.

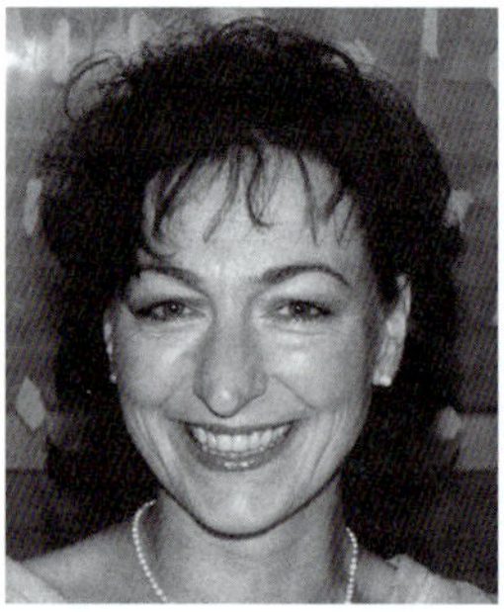

Marianne Heidmann

Marianne Heidmann, geboren 1958, absolvierte ihre physiotherapeutische Ausbildung von 1976 bis 1979 an der RWTH Aachen und der Justus-Liebig-Universität Gießen. Ihre PNF-Weiterbildung erhielt sie am Kaiser Foundation Rehabilitation Center in Vallejo/Kalifornien (6 Monate). Heute ist sie IPNFA Advanced Instructor. Seit ihrer Ausbildung hat sie zahlreiche Weiterbildungen in verschiedenen physiotherapeutischen Konzepten abgeschlossen und kontinuierlich an Fortbildungen teilgenommen.
Der Schwerpunkt ihrer beruflichen Tätigkeit liegt in der Neurologie. Daher hat sie entsprechende Weiterbildungen im und um das Thema Neurowissenschaften, Bewegungsorganisation, Rehabilitation und motorisches Lernen besucht, z. B. bei Prof. Mulder von der Universität Groningen (Niederlande), Prof. Gentile von der Columbia University (New York) und bei Prof. N. Annonciato von der Universidade Mackenzie (Sao Paulo, Brasilien). Sie ist unter anderem anerkannte Bobath- und Vojta-Therapeutin.
Marianne Heidmann unterrichtete an den Physiotherapieschulen der RWTH Aachen und an der J.-W.-Goethe-Universität Frankfurt a. M. PNF-Kurse hält sie im In- und Ausland ab. Auf nationalen und internationalen physiotherapeutischen und ärztlichen Kongressen hat sie diverse Vorträge zum Thema PNF gehalten. Sie ist Mitglied der AG PNF im ZVK und arbeitet in ihrer eigenen Praxis in Dreieich. Sie ist verheiratet und hat eine Tochter.

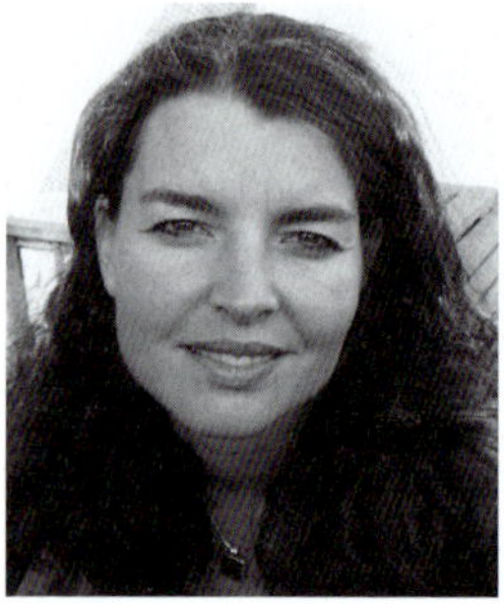

Sonja Kurzyca

Sonja Kurzyca, geboren 1974 in Wiesbaden, ist Dipl.-Physiotherapeutin, cand. MHA, PNF-Therapeutin und angehende Gesundheitswissenschaftlerin, Master of Health Administration (MHA). 1998 absolvierte sie ihre Ausbildung zur staatlich anerkannten Physiotherapeutin und nahm seitdem kontinuierlich an Fortbildungen im Fach Physiotherapie teil. Ihre PNF-Weiterbildung bei Renata Horst und Marianne Heidmann schloss sie 2007 ab. Im Zuge der Akademisierung der Gesundheitsfachberufe entschloss sie sich 2005 zu einem berufsbegleitenden Studium an der Diploma FH-Nordhessen Standort Mannheim mit dem Schwerpunkt Un-

ternehmungsführung. Ihre wissenschaftliche Abschlussarbeit im Sommer 2007 überprüfte die Anwendbarkeit der strategischen Planungstechnik Portfolioanalyse und stellte ein spezifisches Produktportfolio-Konzept für die Physiotherapiepraxis vor. Danach begann sie den Masterstudiengang Health Administration an der Universität Bielefeld/ Fakultät Gesundheitswissenschaften mit Abschluss im März 2009.
Seit 2001 ist sie selbstständig in freier Mitarbeit für Physiotherapiepraxen und Reha-Einrichtungen in Mannheim, Heidelberg, Heppenheim und Eltville tätig. Aus Überzeugung arbeitet sie heute in zwei interdisziplinären Teams in Mannheim und sieht in der begonnenen Akademisierung einen entscheidenden Weg zur Professionalisierung der Physiotherapie.

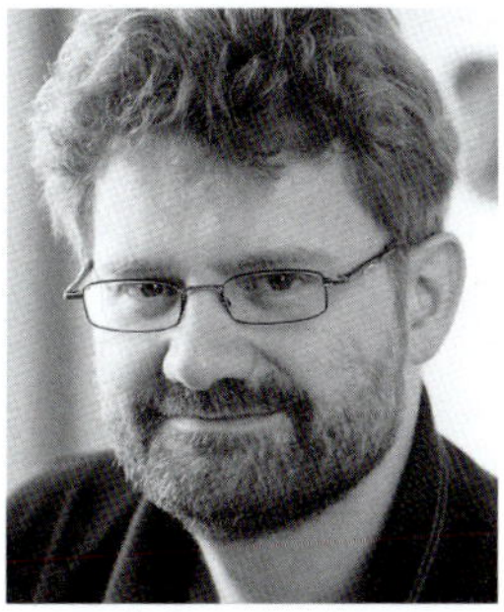

Matthias Schulte

Matthias Schulte, geboren 1969, machte 1993 sein Examen an der Berufsfachschule für Krankengymnastik in Bayreuth. Nach seinem Anerkennungsjahr arbeitete er in der Orthopädisch/Rheumatologischen Rehaklinik Luitpoldpark in Kötzting und in einer physiotherapeutischen Praxis in Cham. Von 1996 bis 2005 unterrichtete er als Lehrkraft an der Berufsfachschule für Physiotherapie in Kötzting u. a. PNF. Seine PNF-Weiterbildung absolvierte er 1997 am Kaiser Foundation Rehabilitation Center in Vallejo. Im Anschluss nahm er 1998 am PNF-Kurs, Level 5a in Bad Ragaz (Schweiz) teil. Im Jahr 2000 erlangte er die pädagogische Zusatzqualifikation für Lehrkräfte an Berufsfachschulen der Bayerischen Lehrerakademie in Dillingen. Ab 2002 war er als Assistent in der PNF-Fachlehrer- bzw. Instruktorenausbildung tätig mit Assistenzen in Deutschland, Polen, Japan, Südkorea, Brasilien und Slowenien. Seit 2007 ist er Fachlehrer PNF und seit 2008 IPNFA-Instruktor. Matthias Schulte ist freiberuflich tätig.

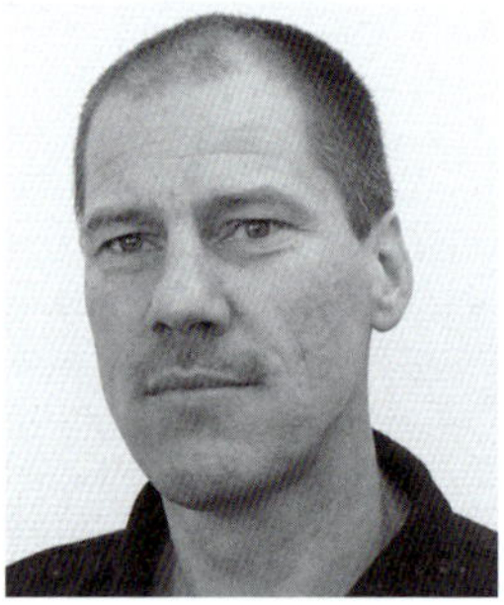

Fred Smedes

Seinen physiotherapeutischen Fachhochschulabschluss erlangte Fred Smedes, BSc, Associate Professor, 1985. Von 1985 bis 1990 arbeitete er in einer Praxis für Physiotherapie. Anschließend war er von 1990 bis 1992 als Dozent für Physiotherapie in Vilingen-Schwenningen tätig. Die physiotherapeutische Abteilung eines Krankenhauses mit stationären und ambulanten Patienten leitete er von 1992 bis 2003. Seit 2001 ist er Dozent an der Fachhochschule Saxion, University of applied sciences, Enschede (Niederlande) und arbeitet außerdem in einer Praxis für Physiotherapie.
Seine PNF-Weiterbildung begann er 1988, heute ist er IPNFA-Instruktor. Seit 1992 leitet er auch die Seminare Motor learning und Neurale Mobilität. In der niederländischen Fachzeitschrift Fysiopraxis hat er mehrere Artikel über verschiedene PNF-Themen veröffentlicht. 2006 führte er eine Literaturstudie durch, in der er den Forschungsstand zum PNF-Konzept untersuchte.

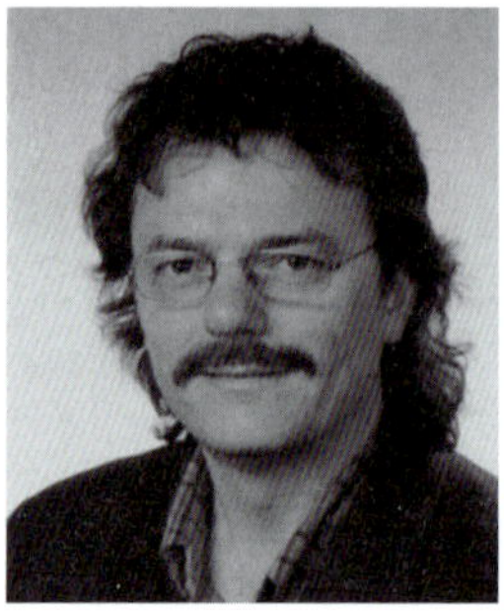

Prof. Dr. Alfons Welling

Prof. Dr. Alfons Welling leitet an der Fakultät für Erziehungswissenschaft, Psychologie und Bewegungswissenschaft (Fakultät 4) der Universität Hamburg den Studienschwerpunkt *Sprachliche Beeinträchtigung bei Kindern und Jugendlichen* im Institut für Behindertenpädagogik des Fachbereichs 1. Mit der Physiotherapie verbindet ihn seine Zusammenarbeit mit der Vereinigung der Bobath-Therapeuten Deutschlands e. V.

Inhaltsverzeichnis

Prolog

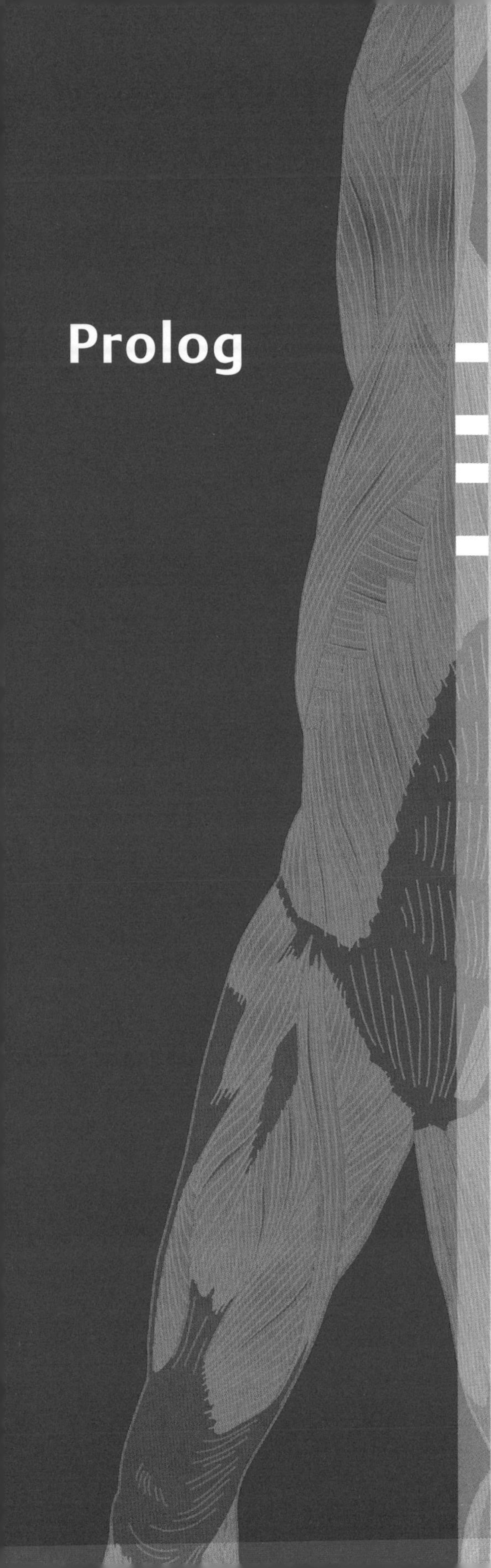

Konzepte, Prinzipien, Methoden und Techniken der Physiotherapie

Prolog

Alfons Welling

Einführung

Physiotherapie erfordert von Physiotherapeuten fachliche Reflexionskompetenzen. Um diese zu erlangen, ist ein weites Blickfeld – im Detail wie im gesamten Kontext – wichtig (Lohse-Busch et al. 2001). Die tägliche Arbeit mit den Patienten wirft zahlreiche Fragen auf, die den Wunsch vieler Therapeuten nach Gewissheiten wecken, dass das, was sie therapeutisch tun, auf „richtiger" Erkenntnis beruht. „Richtig" heißt, man sucht nach gesicherten Grundlagen für präventive und therapeutische Maßnahmen, die über genügend „Beweiskraft" verfügen und in der Physiotherapie für die Richtigkeit der Erkenntnis bürgen können. Die so fundierte Praxis ist ein wesentlicher Teil der *evidence* based Praxis. Im Großen ist diese Basis gleichbedeutend mit der wissenschaftlichen Praxis (Sackett et al. 1999), im Kleinen bedeutet dies, das eigene Tun immer wieder zu hinterfragen.

Therapiekonzepte bilden eine von vielen theoretischen Grundlagen der Physiotherapie. An ihnen richtet sich die Praxis aus. Ein Therapiekonzept beinhaltet die Indikation für therapeutische Maßnahmen, es bewertet und gewichtet das physiotherapeutische Vorgehen und beurteilt Therapieergebnisse, sodass die *Therapiequalität* gesichert wird und sich weiterentwickelt.

Ein Therapiekonzept bildet den Rahmen für Ansprüche, Leitgedanken und Grenzen, in dem Problemfelder der täglichen Berufspraxis von wissenschaftlichen Fragestellungen differenziert, eingegrenzt und begründet werden können.

Erst wenn Klarheit über die Grundlinien eines *Therapiekonzeptes* herrscht, werden Ideen sichtbar, nach denen ein physiotherapeutischer Ansatz „im Prinzip" verfährt. Wenn gültige *Therapieprinzipien* als Leitsätze eines *Therapiekonzeptes* ausgewiesen sind, wird transparent, anhand welcher Entscheidungsgrundlagen bestimmte *Therapiemethoden* ausgewählt werden, die sich bis in die Handhabung von einzelnen *Therapietechniken* auswirken. Nur in einem Konzept der strukturierten Begriffe sind schließlich die Methoden und Techniken der Praxis im Sinne des Wortes „aufgehoben".

Die Bedeutung und das *Beziehungsgeflecht* von Konzepten, Prinzipien, Methoden und Techniken der Physiotherapie werden im Folgenden systematisch beschrieben. Ziel dieses Prologs ist es, die Begriffe Konzept, Prinzip, Methode, Technik zu klären und anhand dieser vier Kategorien die speziellen Ansätze der Therapiekonzepte aufzugliedern und zu vergleichen. Das illustrierte Schachtelungsverhältnis der vier Kategorien besagt, dass der zentrale Angelpunkt im Konzept liegt (Abb. 1). Dieses generiert eine Reihe typischer Prinzipien der Therapie, die hierin eine Ordnung finden. Methoden dieses Therapiekonzeptes werden konzeptuell erkennbar. Schließlich die Techniken der Physiotherapie: Sie sind berufsmäßig professionalisiert, konzeptuell rückführbar, prinzipiell ableitbar und methodisch handhabbar.

Weiter werden in allen Bänden der Reihe „Therapiekonzepte in der Physiotherapie" jeweils im Kapitel 2 die Alleinstellungsmerkmale des Therapiekonzeptes beschrieben. So entsteht ein Profil des Konzeptes, das seine Einzigartigkeit beschreibt und es

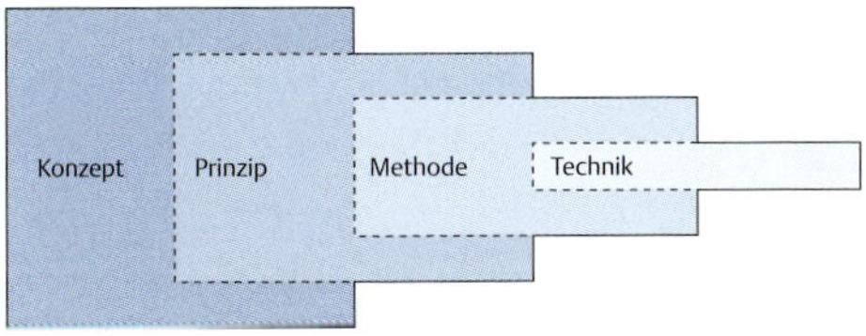

Abb. 1 Strukturierte Vereinigung der Begriffe Konzept, Prinzip, Methode und Technik in einem physiotherapeutischen Konzept.

damit von anderen Therapiekonzepten unterscheiden lässt.
Im vorliegenden Band geht es um die spezifischen inhaltlichen Bestimmungen des PNF-Konzeptes und seine unverwechselbaren Merkmale, seine Alleinstellungsmerkmale oder – wie es in der Wirtschaft heißt – seine Unique selling proposition (USP).

Konzepte: Systematisch den Standpunkt gewinnen

Therapiekonzepte dienen als Angelpunkt physiotherapeutischer Praxis (siehe oben, Abb. 1). Die innere Struktur eines Konzeptes (*lat.* „Begriff") bilden zentrale Begriffe. Im PNF-Konzept sind das beispielsweise: „aktive Teilnahme am Leben", „sinnvolle und zielorientierte Bewegungen" als Grundlage für ein erfolgreiches Leben, „Wiederholung" von Aktivitäten als Voraussetzung für den „motorischen Lernprozess" und das „Fördern von Potenzialen" zur „Mobilisierung funktioneller Reserven" (siehe Kapitel 2).
Im wissenschaftlichen Sinn ist ein Konzept darauf angelegt, den Praxiskontext von Planung, Durchführung und Auswertung mit wissenschaftlichen Methoden zu entdecken, zu verstehen und zu deuten. Das heißt, dass Außenstehende die therapeutischen Ergebnisse mit objektiven Messverfahren prüfen können und zu den gleichen Ergebnissen kommen, wie der nach einem bestimmten Konzept behandelnde Therapeut. Um einen physiotherapeutischen Ansatz wesensmäßig einzuschätzen, ist sein konzeptueller Charakter die einzig rational handhabbare Orientierungsgrundlage für evidenzbasierte Bewertungen. Das heißt, die Wirkungsweisen spezieller physiotherapeutischer Techniken zu untersuchen macht nur Sinn, wenn sie *nicht* isoliert – sondern in einem größeren Gesamtzusammenhang gesehen werden. Beispiel: Eine spezielle bewegungserweiternde Gelenktechnik ist nicht nur nachweislich wirksam, sondern sie ist auch sinnvoll, weil Patienten durch sie selbstständiger werden.
Um ein Therapiekonzept zu erschließen ist es sinnvoll, das Ansinnen seiner Konstrukteure zu formulieren – also nach seiner Entstehungsgeschichte zu fragen und das System der zentralen Begriffe zu ergründen. Dazu gilt es folgende Fragen zu klären

- Welche Ausgangsideen und Gedanken ließen das Konzept entstehen?
- Wovon lassen sich die Entwickler dieses Konzeptes erkennbar leiten?
- Auf welche wissenschaftlichen Modelle oder (Alltags-)theorien greifen sie zurück?
- Wie definieren die Entwickler die Verwendung und Reichweite dieser Theorien und inwieweit sind sie für ein physiotherapeutisches Gebiet überhaupt tauglich?

Übergeordnete, wissenschaftliche Messmethoden machen die auf einem Therapiekonzept beruhenden therapeutischen Ergebnisse nachvollziehbar.

Box EBM

Studien werden nach ihrer wissenschaftlichen Beweiskraft eingestuft. Dies beschreibt der Fachterminus EBM (evidence based medicine), der auch das Feld der Therapieforschung umfasst (Jaster 1997). Es geht um die klinische Anwendung von wissenschaftlich gewonnenen Erkenntnissen, die aufgrund bestimmter Merkmale als mehr oder weniger beweiskräftig eingestuft werden. Sinn einer derartigen Bewertung wissenschaftlicher Studien ist eine leichtere Beurteilung durch praktisch tätige Ärzte und Therapeuten, die dadurch eher ihre Praxis nach wissenschaftlich fundierten Ergebnissen ausrichten und somit die Qualität ihres Handelns absichern und verbessern können. EBM ist also ein Prozess, bei dem sich therapeutisches Denken und Handeln stetig ändert aufgrund neuer wissenschaftlich untermauerter Erkenntnisse (de Bie u. Kool 2004). Letztlich profitieren die Patienten von der evidenzbasierten Praxis ihrer Physiotherapeuten.
Für diese Einstufung gibt es, ausgehend von der US-amerikanischen Fachliteratur, mehrere leicht voneinander abweichende Skalen, die die Sicherheit oder das Niveau der Beweislage von Erkenntnissen klassifizieren (level of evidence; Sakett et al. 1996, Muir Gray 1997, Butler u. Darrah 2001). In diesen Skalen erhalten randomisierte kontrollierte Studien (RCT) oder deren Meta-Analyse den Evidenzgrad I als „Goldstandard", während beispielsweise Expertenmeinungen oder klinische Erfahrungen nur mit einem Evidenzgrad V gekennzeichnet werden.

Um diesem hohen Anspruch gerecht zu werden, müssen sich die meisten Therapiekonzepte in Bezug auf ihre Grundaussagen und ihre differenzierten Aussagen über Teilbereiche therapeutischen Handelns erst noch entfalten und verdeutlichen. Folglich sind wissenschaftliche wie praktische Konzepte in einem weiten Sinn theoretische Überlegungen, auf deren Grundlage seine Entwickler versucht haben, ein Problem zu benennen oder zu lösen.

Prinzipien: Leitfunktion für die Praxis

Prinzipien bieten Therapeuten Handlungsorientierungen für die Praxis.

Methoden sind die Verfahrensweisen innerhalb eines Konzeptes.

Physiotherapeuten bezeichnen Regeln bzw. Leitbilder für das Durchführen einer Behandlungstechnik als Prinzipien (*lat.* Anfang, Ursprung, Grundstoff). Prinzipien sind somit Gestaltungs*ideen* der therapeutischen Praxis, an denen Therapeuten ihr Handeln ausrichten. Mit Prinzipien sind *Wertorientierungen* verbunden, denn, was physiotherapeutisch prinzipiell für *wichtig* gehalten wird, empfindet die Therapeutin vermutlich auch als *gut*.
Therapieprinzipien beruhen nicht nur auf anerkannten *Grundsätzen,* die nicht mehr bewiesen werden müssen, sondern auch auf *Überzeugungen*, die einzelne Therapeuten und/oder eine Gruppe von „gleichgesinnten" Therapeuten haben.

- Ein gültiger Grundsatz in der Physiotherapie ist beispielsweise, Behandlungsziele auf der Grundlage des Clinical Reasoning Prozesses zu formulieren.
- Als Überzeugungen (im Sinne von Hypothesen) gründen Therapieprinzipien auf wissenschaftlich anerkannten Theorien, z. B. auf Schmerzerklärungsmodellen wie dem Gate-Control-Mechanismus (Melzack u. Wall 1965).

Es ist damit zu rechnen, dass Gültigkeit und Geltung physiotherapeutischer Prinzipien inhaltlich stets einem Wandel unterworfen sind, weil sich die wissenschaftlichen Erkenntnisse verändern und weiterentwickeln. Für die Praxis ist eine Verknüpfung von Überzeugungen über prinzipiell persönlich Richtiges mit Kenntnissen über empirisch Wichtiges wünschenswert.
PNF-Therapeuten orientieren sich z. B. an folgenden Prinzipien: Reserven/funktionelle Ressourcen mobilisieren mittels räumlicher und zeitlicher Summation der Reize und Nutzen des Dehnungsverkürzungszyklus; Fazilitation mittels extero- und propriozeptiver Stimuli (Bahnung); kontinuierliche Orientierung am Leistungsniveau/Lernfortschritt mittels zielorientierter Gestaltung der Therapiesituation (siehe Kapitel 2.1, 3.1).

Methoden: Handlungsorientierungen in den Verfahrensweisen suchen

Methoden (*gr.-lat.* Wege, Verfahren) sind spezielle *Verfahrensweisen*, die therapeutische Abläufe strukturieren. Methoden sind handlungsorientiert und werden auf der Basis von Prinzipien, im Rahmen eines Konzeptes realisiert. Methoden physiotherapeutischer Therapiekonzepte sind und bleiben Methoden der Physiotherapie in den Händen professionell arbeitender Therapeuten.
Die Therapiemethodik insgesamt und die Therapiemethoden im Einzelnen lassen sich als eine Aufforderung zur Ausführung von speziellen Handlungen verstehen, in denen Ziele unter Einsatz entsprechender Verfahren realisiert werden. Hierbei verfolgt jeder einzelne Schritt ein Teilziel bzw. bildet eine Teilhandlung. Charakteristisch ist dabei auch die Struktur dieser Handlung. Sie besitzt die spezifischen Merkmale Sequenzialität, Irreversibilität und Ausschließlichkeit.

- *Sequenzialität:* Wird eine physiotherapeutische Methode angewandt, dienen die Teilziele einer Handlung als Basis der Verwirklichung eines jeweils nächsten Teilziels.
- *Irreversibilität:* Einzelne Schritte der Behandlung sind real unumkehrbar. Dies ist nur in der Vorstellung, der Planung und Reflexion einer Handlung möglich.
- *Ausschließlichkeit:* Das Ausführen einer gewählten Methode schließt den gleichzeitigen Vollzug anderer Methoden aus.
- Eine Methode des PNF-Konzeptes ist z. B. die Stimulation durch Approximation (siehe Kapitel 3.1, Tab. 3.1).

Techniken: Handwerkliches im Spezifischen meistern

Techniken (*griech.* Kunst, Handwerk) verweisen auf ein besonderes *Know-how* derjenigen, die eine Aufgabe oder ein Problem direkt meistern wollen. Wenn Techniken von Physiotherapeuten eingesetzt werden, gehören diese zum spezifischen Handwerkszeug, das einem therapeutischen Zweck dienen soll. Die Begründung des Einsatzes bestimmter Techniken der Physiotherapie im Rahmen eines methodisch strukturierten Konzeptes hilft vorzubeugen, dass Techniken ein „Eigenleben" führen und ihre Bedeutung sich auf eine therapeutisch sinnferne (oder gar sinnlose) Übungssammlung reduziert. Techniken sind sehr eng mit den Methoden verbunden. So wie die Methoden direkt der Praxisgestaltung dienen, sind Techniken ein spezifisches, flexibel und individuell einsetzbares Handwerkzeug für Therapeuten. Der Begriff Technik offenbart die Notwendigkeit, stets nach konzeptuellen, prinzipiellen und methodischen Verankerungen eines physiotherapeutischen Ansatzes zu suchen, in dem die Techniken der Physiotherapie einen Maßstab zur Orientierung vorfinden und von diesem aus Bedeutung in einem Konzept gewinnen. Die spezifischen Bewegungsmuster, der lumbrikale Griff u. v. a. m. gehören zu den Techniken im PNF-Konzept.

Techniken sind die spezifischen Werkzeuge eines Konzeptes.

Weitere Begriffsklärungen

Neben diesen Begriffen – *Konzept, Prinzip, Methode, Technik* – sind weitere verwandte Begriffe in der Reihe Therapiekonzepte in der Physiotherapie von Bedeutung. Dazu gehören die Begriffe Theorie, These, Hypothese, Modell, Ansatz. Sie werden daher im Folgenden definiert und kommentiert:

- Unter *Theorie* werden jene Alltags- und wissenschaftlichen Wisseneinheiten verstanden, die für zielgerichtete Erkenntnisprozesse und Wissensbestände zur Verfügung stehen, verfügbar gemacht werden und auf (empirische) Forschungsinteressen gerichtet sind. So haben Theorien die Funktion, die Suche, Beschaffung und Verarbeitung von Informationen über wahrgenommene oder vorgestellte Wirklichkeiten aus dem Gegenstandsspektrum zu steuern.
- Eine *These* (eine Art theoretische Kurzform, eine Aussage, eine „Setzung"), wird gelegentlich mit einem bestimmten „Wahrheitsanspruch" vorgebracht, ohne dass die theoretischen Hintergründe und die Interpretationsgrundlagen im Detail expliziert sein müssten. Als *Hypothese* (innerhalb eines Konzeptes, einer Theorie, eines Modells usw.) fungiert eine Grundannahme über den Wirklichkeitsstatus eines ausgewählten Gegenstandsbereichs.
- Und ein *Modell* beschreibt wesentlich erscheinende Bezüge eines Sachverhalts, ist gegenüber der komplexen Wirklichkeit aber immer reduktiv. Das heißt, dass Modellvorstellungen über wirkliche Gegebenheiten zugunsten der inneren Stimmigkeit und Überschaubarkeit auf wesentliche Aspekte der Wirklichkeit verzichten (müssen).
- Ein *Ansatz* schließlich ist – im Sinne eines „Denkansatzes" – nur ein erster Zugang zu einem Problem oder einer Fragestellung. Er kann, weitergehend ausgearbeitet, das wissenschaftliche „Arbeitsmittelniveau" eines Konzeptes, einer Theorie, eines Modells einschließlich der Methoden und Techniken gewinnen.

Zumindest „ansatzweise" (sic!) sollen diese definitorischen Abgrenzungen hier genügen; sie sind potenziell ergänzungsfähig und variabel.

Professionelle therapeutische Kompetenz ist eine Voraussetzung für den kompetenten Umgang mit Methoden.

Zusammenfassung

Der zentrale Ankerpunkt ist das Konzept selbst. Die im Konzept integrierten Prinzipien der Therapie erhalten so eine Bedeutung. Wiederum mit beiden verbunden sind die Methoden (die man auch als physiotherapeutische Verfahrensweisen bezeichnen kann). Methoden sind ebenfalls konzeptuell begründet. Letztlich sind so auch die Techniken der Physiotherapie als handwerkliches Können konzeptuell rückführbar, prinzipiell ableitbar und methodisch handhabbar.

PNF ist das Konzept der aktiven Teilnahme am Leben, in dem sinnvolle, ziel-orientierte Bewegungen die Grundlage für den motorischen Lernprozess bilden (Konzeptebene). Dazu verfolgen PNF-Therapeuten u. a. folgendes Prinzip: Ermöglichen positiver Bewegungserfahrung mittels Motivation und Erleichtern des Bewegungslernens. In der therapeutischen Arbeit mit einem Patienten setzen sie z. B. die Methode visuelle Stimulation ein und zeigen ihm eine Videoaufnahme (Technik) seines Gangablaufs (siehe Kapitel 3).

Literatur

Bie de R, Kool J. Wissenschaftliches Arbeiten. In. Hüter-Becker A, Dölken A. Beruf, Recht, wissenschaftliches Arbeiten. Stuttgart: Thieme; 2004.

Butler C, Darrah J. Effects of neurodevelopmental treatment (NDT) for cerebral palsy: An AACPDM evidence report. In: Developmental Medicine & Child Neurology. 2001; 43: 778-790.

Jaster HJ. Qualitätssicherung im Gesundheitswesen. Stuttgart. 1997.

Lohse-Busch H, Riedel M, Graf-Baumann T. Das therapeutische Angebot für bewegungsgestörte Kinder. Konzepte, Bewertung, Ausblicke. Berlin: 2001.

Melzack R, Wall PD. Pain mechanisms: a new theory. Science. 1965; 150:971.

Muir Gray JA. Evidence-based healthcare: How to make health policy and management decisions. New York: 1997.

Sackett DL, Richardson WS, Rosenberg W, Haynes RB. Evidenzbasierte Medizin. EBM-Umsetzung und -Vermittlung. München: 1999.

Sackett DL, Rosenberg WM, Gray JA, Haynes RB, Richardson WS. Evidence based Medicine: What it is and what it isn't. In: British Medical Journal. 1996: 312; 71-72.

Wesseler M. Evaluation und Evaluationsforschung. In: Tippelt, R.: Handbuch der Erwachsenenbildung/Weiterbildung. Opladen 1994, 671–686.

Kapitel 1

Kapitel 1

1 Geschichtlicher Hintergrund und Dynamik des PNF-Konzeptes

Einführung

Die Idee dreidimensionale Bewegungen zu üben, um Alltagsaktivitäten zu fördern, entstand vor 60 Jahren. Seitdem wird in dieser Richtung geforscht und an den Ergebnissen gefeilt. Das Interesse am Konzept der Propriozeptiven Neuromuskulären Fazilitation (PNF) ist im Lauf der Zeit weltweit gestiegen. Kapitel 1 beschäftigt sich mit den Wurzeln und der Entwicklung dieses therapeutischen Konzeptes. Obwohl aus der Gründergeneration niemand mehr lebt, gibt es doch einige Therapeuten aus der zweiten Generation, die von den Anfängen erzählen können.
Inge Berlin, die seit über 40 Jahren mit dem Thema vertraut ist, gehört zu diesen Therapeuten. Sie schildert ihre persönlichen Erfahrungen mit dem PNF-Konzept, das sie in den 60er-Jahren in Vallejo (Kalifornien) u. a. bei Magaret Knott und Dorothy Voss erlernte. Sie greift dabei auf eigene Erinnerungen, Gespräche mit Kollegen, Patienten und Medizinern zurück sowie auf die erzielten therapeutischen Ergebnisse.
Insbesondere in den 90er-Jahren integrierte man neue Erkenntnisse in das Konzept. Beispiele für wesentliche Weiterentwicklungen stellt Renata Horst in Kapitel 1.3 vor.

Das PNF-Konzept entwickelt sich aus dem Kenny-Verfahren.

1.1 Anfänge und Begründer des PNF-Konzeptes

Inge Berlin

In der Anfangsphase dominierte besonders eine starke Persönlichkeit die Entwicklung des Konzeptes: Margaret Knott, die unschlagbare, enthusiastische Praktikerin, die von ihren Kollegen und Mitarbeitern „Maggie" genannt wurde. Weitere Begründer waren: Elisabeth Kenny, Dr. Herman Kabat und Dorothy Voss, deren Beiträge und Leistungen im Folgenden in chronologischer Reihenfolge vorgestellt werden.

1.1.1 Elisabeth Kenny

Angefangen hat alles mit der Krankenschwester Elisabeth Kenny. „Sister Kenny" erwarb ihren Schwesterntitel während des Ersten Weltkriegs als Angehörige des Medizinischen Corps der australischen Armee. Sie wurde am 20. September 1886 in Warialda, New South Wales, geboren und starb am 30. November 1952 in ihrer Heimat Australien.
Um 1910 behandelte sie während einer Poliomyelitis-Epidemie die Erkrankten nicht wie damals üblich mit Einbandagieren in festem Filz und Ruhigstellung, sondern zum Erstaunen der Fachwelt mit Wärmewickeln, Massagen und Bewegungsübungen, um die Funktionsfähigkeit der paretischen Muskulatur wiederherzustellen und um Kontrakturen zu vermeiden. Schwester Kenny glaubte nicht an die damals vorherrschende These, Poliomyelitis sei eine Erkrankung des Zentralnervensystems, die ausschließlich mit Ruhe zu behandeln sei. Sie war überzeugt, dass es sich um eine muskuläre Erkrankung handelte. 1933 gründete sie eine Klinik in Townsville, im australischen Queensland. In den frühen 40er-Jahren ging sie in die USA. An dem nach ihr benannten Elisabeth-Kenny-Institut in Minneapolis, Minnesota, studierten ab 1943 Schwestern und Physiotherapeuten das sogenannte Kenny-Verfahren.

1.1.2 Dr. Herman Kabat

Dr. Herman Kabat, Arzt und Neurophysiologe, war Zeuge der positiven Auswirkungen auf die von Schwester Kenny behandelten Patienten. Er wurde gebeten die Kenny-Methode zu analysieren. Dabei konnte er beobachten, dass Schwester Kenny keine achsengerechten Bewegungen mit ihren Patienten übte. Sie bewegte die Extremitäten nicht nur in die Flexion und Extension, die Ab- und Adduktion,

sondern auch in diagonalen Richtungen. Er bot ihr eine Zusammenarbeit an, aber Schwester Kenny lehnte ab. Dr. Kabat war überzeugt davon, dass sie in Teilen ihrer Methode neurophysiologische Prinzipien anwendete, die zuerst der Neurophysiologe Dr. Sherrington (1923, 1947) und später die Kollegen Pawlow und Gesell in ihren Werken nannten (Pawlow 1927, Gesell u. Amatruda 1945).
In der physiologischen Abteilung der Universität von Minnesota führte er in Zusammenarbeit mit seinen Studenten Versuche mit Fröschen durch. Margaret Knott erzählte uns später während eines PNF-Kurses, dass sie die kleinen Tiere in zwei Gruppen hüpfen ließen. Die Frösche der ersten Gruppe bewegten sich ganz normal von alleine fort. Bei den Fröschen der zweiten Gruppe zogen die Untersucher die kleinen Hinterläufe diagonal lang und ließen sie dann los. Die so „vorgedehnten" Tierchen sprangen auf Anhieb weiter als die nicht „vorgedehnten". Dann machte die Gruppe um Dr. Kabat noch eine erstaunliche Beobachtung. Wenn an den Beinen der Frösche nicht nur gedreht und gedehnt wurde, sondern zusätzlich kurz gezogen wurde, hüpften die kleinen Tierchen noch ein Stück weiter. Das war eine empirische Entdeckung: Der legendäre *Stretch*, eine der wichtigsten Techniken des späteren PNF-Konzeptes, war geboren worden.
Dr. Kabat beschloss die Universität zu verlassen und sich der Patientenarbeit zu widmen. 1946 wurde er Chefarzt des neu gegründeten Kabat-Kaiser-Instituts für Neuromuskuläre Rehabilitation in Washington D.C. Da der Sohn des Industriellen Henry Kaiser an Multipler Sklerose erkrankt war, erhielt Dr. Kabat erhebliche Forschungsgelder. In Zusammenarbeit mit den Mitarbeitern der Physiotherapie wurde in der ersten Zeit ausschließlich im Liegen auf der Bank gearbeitet. Es wurde nach spiralförmig verlaufenden Bewegungsmustern geforscht, denen eine Initialdehnung (Stretch) vorgeschaltet werden konnte. Die Herausforderung war da und an der Spitze stand Margaret Knott (Abb. 1.1). Sie war Dr. Kabats Leitende Physiotherapeutin (siehe Kapitel 1.1.3).
1946 wurde das Kabat-Kaiser-Institut in Vallejo (40 Kilometer nordöstlich von San Francisco) eröffnet. Im Januar 1954 verließ Dr. Kabat völlig überraschend das Institut. Nach seinem Fortgang wurde es in California Rehabilitation Center umbenannt. Später änderte sich die Bezeichnung erneut und die Einrichtung erhielt den Namen Kaiser Foundation Rehabilitation Center (KFRC), den sie bis zum heutigen Tag beibehalten hat. Der Grund für den häufigen Namenswechsel des Instituts ist bis heute nicht ganz klar. Ich habe versucht, in persönlichen Gesprächen mehr darüber herauszufinden. Tatsache ist, dass der Fortgang von Dr. Kabat völlig überraschend kam. Es wird vermutet, dass er ein Opfer der sogenannten McCarthy-Ära wurde, einer groß angelegten, politischen „Säuberungswelle", mit der die USA in den 50er-Jahren versuchten, kommunistische Sympathisanten im eigenen Land auszumerzen. Jedenfalls lebte Dr. Kabat anschließend auf Hawaii, die Insel wurde erst 1959 als 50. Bundesstaat den USA angeschlossen.

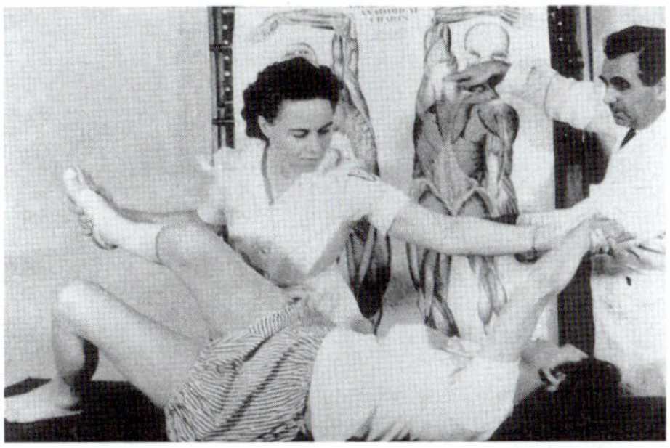

Abb. 1.1 Magaret Knott und Dr. Herman Kabat.

Das KFRC und seine Mitarbeiter besuchte er nicht mehr. An der Weiterentwicklung des PNF-Konzeptes konnte er ebenfalls nicht mehr mitwirken. 1995 wurde Dr. Kabat als Ehrengast zu einem internationalen Treffen der PNF-Therapeuten in Vallejo eingeladen. Schon weit über 80 Jahre alt demonstrierte er an einer Kollegin eine Technik aus dem PNF-Konzept. Er starb 2004 in den USA.

Kabat, Knott und Mitarbeiter erforschen und entwickeln die ersten Muster.

1.1.3 Margaret Knott

Margaret Knott wurde am 13. Mai 1918 im US-Staat South Carolina geboren, dort wuchs sie mit einer Schwester auf. Am Appalachia State Teachers College in North Carolina absolvierte sie eine Lehrerausbildung und erreichte den Bachelor in Sportwissenschaften mit Auszeichnung. Von 1939 bis 1942 unterrichtete sie Sport und Biologie in Grundschulen. Danach trat sie in die Armee ein und besuchte die Physiotherapieschule des Reed Army Hospital. Als Leutnant wurde sie 1943 ins U.S. Army Medical Corps übernommen. Sie diente dort zweieinhalb Jahre als Physiotherapeutin. Im Jahre 1945 verließ sie die Armee und ging zu Dr. Kabat nach Washington D.C., um die Stelle der Leitenden Physiotherapeutin zu übernehmen.

Nach dem Zweiten Weltkrieg, im Jahre 1946, wurde Amerika erneut von einer großen Polioepidemie heimgesucht. Margaret Knott nutzte diese neuen Fälle, um vermehrt empirische Daten zu sammeln. Sie probierte mit ihrem Stab einfach aus, was funktionierte. Auf das Phänomen der Irradiation stieß sie beispielsweise, als sie mit starken Widerständen experimentierte. Ihre Devise war, immer nach den „guten" Muskeln zu suchen. Damit die starken Muskeln das Aktivieren der schwachen unterstützen konnten. Die neurophysiologischen Hintergründe hatte sie zuvor mit Dr. Kabat erarbeitet, denn sie waren ihr sehr wichtig. Auch später während meines Aufenthaltes in Vallejo, 1962/63, hatten wir „Students" einmal pro Woche an einer Doppelstunde Neurophysiologie teilzunehmen.

Als 1946 das Kabat-Kaiser-Institut in Vallejo eröffnet wurde, blieb Margaret Knott weiterhin die Leitende Therapeutin. Sie übernahm zusätzlich die Patientenkoordination des Zentrums. Im Jahr 1956 arbeitete sie als Koautorin an der ersten Auflage des Lehrbuches „Proprioceptive Neuromuscular Facilitation" mit und ebenso 1963 bei der zweiten Auflage. Die dritte Auflage wurde 1985 nach ihrem Tod herausgebracht. Margaret Knott drehte zahlreiche Filme über das PNF-Konzept, die in den USA und im Ausland gezeigt wurden und große Anerkennung fanden.

Sie entwickelte ein Weiterbildungsprogramm und übernahm dessen Leitung. Der erste zweiwöchige Kurs wurde 1954 durchgeführt. Mehr als 2000 Therapeuten wurden von Margaret Knott am Kaiser Foundation Rehabilitation Center (KFRC) in ihrem PNF-Konzept ausgebildet. Darüber hinaus bot sie kurze Ausbildungskurse für Physiotherapeuten in den USA und im Ausland an: England, Kanada, Argentinien, Guatemala, Australien, Neuseeland, Schweden, Finnland, Dänemark, Schweiz und Deutschland. Am KFRC werden bis zum heutigen Tag Therapeuten aus aller Welt in das PNF-Konzept eingeführt und weiter gebildet, ganz im Sinne von Margaret Knott. Weitere Stationen zeigt Tab. 1.1.

Margaret Knotts Wirken war erfolgsorientiert. Wenn es um Patienten mit nicht neurologischen Krankheitsbildern ging, die keine Besserung zeigten, wirkte sie auf mich öfter enttäuscht. Mehrfach sagte sie zu mir: „Inga, try your German Connective Tissue Massage." (Bindegewebsmassage). Margaret Knott freute sich sehr mit den Patienten, wenn es ihnen besser ging. Aber genauso litt sie mit ihnen, wenn es nicht voranging.

Im Lauf der Jahre übernahm ihr Mitarbeiter-Stab mehr und mehr Verantwortung im klinischen Bereich. Margaret Knott war 60 Jahre alt, als sie überraschend starb. Am 18. Dezember 1978 bekam ich nachmittags einen Anruf aus Vallejo. Eine Teilnehmerin aus einem meiner PNF-Kurse rief mich an und teilte mir mit, dass Margaret Knott gestorben sei. Es war ein Montag und Margaret Knott war morgens nicht in der Klinik erschienen. Man ging, um nach ihr zu schauen. Sie saß in ihrem Sessel und war für immer eingeschlafen.

Box 1

Ein letztes persönliches Erlebnis mit Margaret Knott: Im von Prof. Volkmar Paeslack geleiteten Rehabilitationszentrum in Heidelberg führte Margaret Knott 1977, ein gutes Jahr vor ihrem Tod, einen PNF-Weiterbildungskurs durch. Dieser Kurs war ihre letzte große Auslandsreise. Ich reiste aus Berlin an, um zu assistieren. Es wurde ein sehr bewegender Kurs für mich. Margaret Knott gab verbal Übungsanweisungen für die Kursteilnehmer. Bei dem Versuch praktische Teile des Konzeptes zu demonstrieren und Widerstände zu setzen, reichten ihre Kraft und Stabilität nicht mehr aus. Sie wandte sich mir zu und sagte: „Inga, you show them!" Beim Abschied bestand Margaret Knott darauf, mich selbst zur Tür zu bringen. Dort nahm sie mich bei den Schultern, schaute mir in die Augen und sagte: „You take care of it". Ich antwortete, das sei praktisch unmöglich mit meinen drei kleinen Kindern. Daraufhin drehte sie sich stumm um und ging ohne Abschiedsgruß davon. Ich war sehr traurig.

Nachfolger: Nach Margaret Knotts Tod wurde Carolyn Oei Hvistendahl ihre erste Nachfolgerin. Sie hatte 10 Jahre unter Margaret Knott gearbeitet. 1979 ging sie zurück nach Oslo, Norwegen. Danach leitete Marie-Louise Mangold, genannt Hink, das Zentrum. Auch sie hatte viele Jahre unter Margaret Knotts Leitung gearbeitet. Sie hatte Valejo bereits für eine andere Position verlassen, kehrte aber zurück. Getreu Margaret Knotts Grundsätzen übernahm sie die Führung der Physiotherapie im KFRC. Als Marie-Louise Mangold nach mehr als 20 Jahren das Zentrum verließ, wurde Tim Josten ihr Nachfolger. Er ist auch heute noch der physiotherapeutische Leiter im KFRC.

Tab. 1.1 Zeittafel Magaret Knott

Jahr	Ereignisse, Veröffentlichungen
1954	Beitritt in die Organisation Soroptimist International (lat. sorores optimae: die besten Schwestern; internationale Vereinigung berufstätiger Frauen) Durchführung des ersten zweiwöchigen PNF-Kurses in Vallejo gemeinsam mit Dorothy Voss
1955	Präsidentin der Sektion Kalifornien der American Physical Therapy Association (APTA)
1956	Erste Auflage des Lehrbuches „Proprioceptive Neuromuscular Facilitation"
1962	Ehrenmitglied der Chartered Society for Physiotherapy
1963	Zweite Auflage des Lehrbuches
1964	Ehrenmitglied der Kanadischen Physiotherapie Gesellschaft
1964–1967	Mitglied des Direktorenrates der APTA
1972	Sie hält die achte Mary McMillian Vorlesung der American Physical Therapy Association in Las Vegas vor mehreren hundert Zuhörern und spricht unter anderem über das ihr sehr wichtige Thema „Stay in the groove" („Bleib' in der Spur", Spur: Bewegungsbahn im PNF-Muster) Erneute Wahl zur Präsidentin der American Physical Therapy Association für die Sektion Kalifornien
1973	Chef-Delegierte der Sektion Kalifornien der American Physical Therapy Association (APTA)

1.1.4 Dorothy E. Voss

Dorothy Voss, die am 10. Juni 1909 geboren wurde, war die Stellvertreterin von Margaret Knott und kam 1946 zusammen mit ihr von Washington D.C. nach Vallejo, Kalifornien. Sie war Mitautorin des ersten PNF-Buches. Im November 1954 verließ sie das KFRC, um nach Chicago zu gehen, kehrte aber später aufgrund der Bitte von Margaret Knott zurück, um an der zweiten Auflage des Buches zu arbeiten. Sie war das genaue Gegenteil von Margaret Knott, deren Gegenwart nicht zu übersehen war. Dorothy war eher still und zurückhaltend. Mein Eindruck war, die beiden pflegten eine Art Zweckgemeinschaft.

Dorothy Voss hat an den ersten drei PNF-Büchern wesentlich mitgearbeitet. Ihr haben wir zu verdanken, dass sie trotz großer Schwierigkeiten den Inhalt des PNF-Konzeptes niedergeschrieben hat. Sie hat so das Konzept vor dem Vergessen bewahrt und die Basis für weitere Forschungsarbeiten geschaffen. Dorothy Voss verstarb im Alter von 88 Jahren in Massachusetts.

1.2 Die Weiterentwicklung des Konzeptes

Inge Berlin

Dr. Kabat hatte früh erkannt, dass neurophysiologische Grundprinzipien, wie von Sherrington (1923, 1947) vorgegeben, bei der Behandlung von Patienten mit Paresen verwendet werden können. Vorgedehnte spirale Bewegungsmuster sollten dabei zur Anwendung kommen. Die ursprüngliche Idee war, so ausschließlich „gelähmten" Patienten zu helfen.
Im Laufe der folgenden 50 Jahre fand man neue Einsatzmöglichkeiten für das PNF-Konzept. Ausgehend von der Neurologie, wurde es auch auf die Gebiete der Orthopädie, Chirurgie und Traumatologie ausgedehnt. Bei den Patienten dieser Fachbereiche stand die Betonung der „entwicklungsbedingten Bewegungsfolge" nicht mehr so im Vordergrund. Diese Patienten wurden nun verstärkt mit Techniken behandelt, die den Bewegungsweg erweiterten und Schmerzen linderten. Ebenso wie bei neurologischen Patienten versuchte Margaret Knott, durch die Anwendung von Eis Verbesserungen zu erzielen. Daher wurden ambu-

Für andere medizinische Fachgebiete werden neue Techniken entwickelt.

lant zu behandelnde Rückenschmerzpatienten auf Anweisung von Margaret Knott in Rückenlage auf Eispackungen gelegt. So lagen sie passiv (!) eine halbe Stunde auf der Bank. Verständlicherweise waren die meisten Patienten davon nicht sehr begeistert, zumal sich die Schmerzen meistens nur vorübergehend besserten (Weiteres zur Anwendung von Eis siehe S. 7).

1.2.1 Erstes PNF-Lehrbuch

Das erste Buch „Proprioceptive Neuromuscular Facilitation – Patterns and Techniques" von Margaret Knott und Dorothy Voss, erschien in den USA im Harper and Brothers Verlag. Es wurde jedoch nicht ins Deutsche übersetzt. Das Vorwort schrieb damals schon, wie in den folgenden drei Ausgaben, der Chefarzt des KFRC, Dr. Mead, der Nachfolger von Dr. Kabat. Im Vorwort der ersten Auflage des PNF-Lehrbuchs schreibt Dr. Mead: „Bei diesem Konzept geht es nicht um eine stückweise Zerlegung einzelner Körperfunktionen, Muskel für Muskel und Gelenk für Gelenk. In Wirklichkeit ist es auch nicht nur die Darstellung eines simplen dynamischen Bewegungsbildes sondern die eines dreidimensionalen." Er fügt hinzu: „Und wenn man den Faktor Zeit hinzufügt, ergibt es sogar ein vierdimensionales Bild. Im Laufe der Jahre hat sich bestätigt, dass es richtig ist den Faktor Zeit als Komponente besonders zu berücksichtigen."

Im ersten PNF-Lehrbuch werden die gestreckten Extremitäten-Muster mit distalen Griffen gezeigt – nicht nur an den Armen, sondern im Gegensatz zu heute auch an den Beinen. Eine Hand liegt auf dem Fußrücken und die andere Hand an der Ferse. So wurde vorgedehnt und Widerstand gegeben. Es war jedoch problematisch, auf diese Art und Weise die Spur des gewünschten Bewegungsmusters zu finden und dann innerhalb der gewünschten Bewegung beizubehalten. Außerdem entwickelten manche Patienten Probleme in den Knien, wenn Therapeuten zu stark selektiv am Fuß vordehnten. Dieser Griff wurde deshalb in der zweiten Ausgabe nicht mehr gezeigt.

Distale Grifftechniken an der unteren Extremität werden ersetzt.

1.2.2 PNF-Kurse in Vallejo

Wie bereits erwähnt wurden ab 1954 die ersten Kurse durchgeführt. Krankengymnasten, die sich für PNF interessierten, konnten sich um einen Kursplatz am KFRC in Vallejo bewerben, um ihre Kenntnisse zu vertiefen. Voraussetzung war die Mitgliedschaft im Fachverband für Krankengymnastik. Es wurde auch im persönlichen Gespräch geprüft, ob der Bewerber „würdig" war, den deutschen Berufsverband in Amerika zu vertreten. Diese von Margaret Knott über den Weltverband WPTO veranlasste Prüfung war für die Erteilung eines Exchange Student Visums zur Teilnahme an einem Post Graduate Course für Physiotherapie in den USA notwendig.

Viermal im Jahr begann ein neuer Kurs im KFRC, jeweils von drei- oder sechsmonatiger Dauer. Die Teilnehmer an den dreimonatigen Kursen mussten eine Teilnahmegebühr bezahlen. Bei den sechsmonatigen Kursen gab es Mitte des Monats ein Gehalt von 360 Dollar. Der Dollar war damals DM 4,20 wert. Meine Ausbildung am KFRC begann am 1. April 1963. Ich blieb dort bis zum 1. Januar 1964. Das letzte Vierteljahr war ich fest angestellt. Ohne das amerikanische Physiotherapie-Diplom erhielt man jedoch nicht das volle Gehalt.

Die Unterkunft war gratis. Die Therapeuten wohnten gemeinsam in einer Art Baracke. Sie schliefen in Einzelzimmern und teilten einen großen Wohnraum mit Fernseher. Für deutsche Verhältnisse war das damals noch etwas ganz Besonderes. Später wurde der sogenannte „Dorm" durch einen Neubau mit Doppelappartements ersetzt. Für Verpflegung musste selbst gesorgt werden.

Eine Gruppe bestand aus acht Teilnehmern. Insgesamt waren zu meiner Zeit Kursteilnehmer aus zwölf verschiedenen Ländern gekommen. Während der ersten drei Monate wurde nur am Partner gelernt, Theorie und Praxis (Abb. 1.2). Die zweite Hälfte des Kurses galt ausschließlich der Patientenbehandlung. Die Therapie hatte ganz im Sinne des PNF-Konzeptes zu erfolgen. Margaret Knott leistete täglich selbst eine Behandlungsdemonstration am Patienten, gab aber nur selten funktionelle Erklärungen dazu. Sie war gegen langes „Herumfummeln": „Just do it!" Ebenso wenig mochte sie „Fragerei", wie und warum das Konzept funktioniert. „Do it and you will see it works".

Außer Margaret Knott hatten wir noch andere ausgezeichnete PNF-Lehrer. Sie waren fest angestellt, behandelten täglich Patienten und gaben Unterricht. Die Lehrstunden waren dadurch immer sehr praxisorientiert.

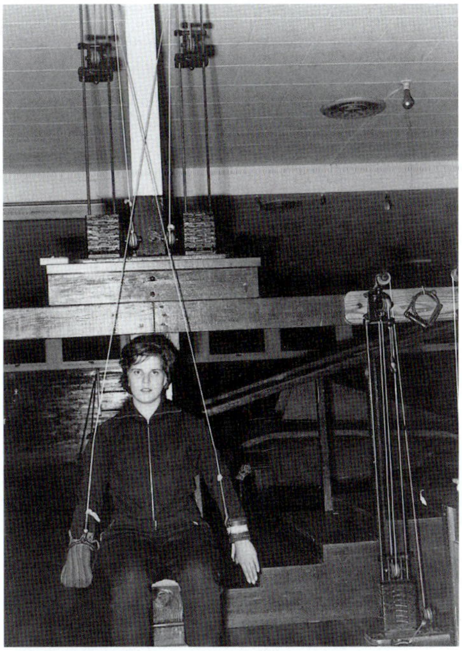

Abb. 1.2 Pull down im alten „Gym" in Vallejo; Inge Berlin 1963.

Eisanwendungen gegen Schmerzen

Margaret Knotts Methode Schmerzen zu behandeln war die Eisanwendung in Kombination mit PNF-Techniken. Wie Margaret Knott uns erzählte, hatte sie die Inspiration, Eis therapeutisch zu verwenden, dank einer Bemerkung des bereits erwähnten Henry J. Kaiser Jun. Wegen seiner Erkrankung an Multipler Sklerose war er bis zu seinem Tod im Jahr 1961 lange Zeit Patient im KFRC. Einmal sagte er zu Margaret Knott: „Das kalte Wasser am Lake Tahoe ist großartig. Wenn ich aus dem Wasser komme, fühle ich mich besser und kann besser gehen. Ihr solltet euch darum kümmern." „Es schien so, als ob wir dem nachgehen sollten", sagte Margaret Knott in einem Interview im „Kaiser Permanent Reporter" und weiter: „Wir begannen ein wenig zu forschen und nahmen dann die Eistherapie in die Patientenbehandlungen auf". Sie war stolz darauf, das erste Zentrum innerhalb der Staaten zu sein, das mit Eisbehandlungen im Rehabilitationsbereich arbeitete. Für Einzelbehandlungen hatten alle Therapeuten einen kleinen individuellen Behandlungsraum. Darin standen eine Behandlungsbank und ein Stuhl. Alle Therapeuten füllten morgens ihre kleine Eiswanne auf Rädern im begehbaren Eisraum. Die ziemlich geräuschvoll arbeitende, relativ große Eismaschine hatte über Nacht einen riesigen Berg geschabtes Eis produziert. Mit Schaufeln, die aussahen wie alte Kohlenschaufeln, wurde die Wanne bis zu einem Drittel mit „Eismus" und einem weiteren Drittel mit kaltem Wasser aufgefüllt. Dann wurden zwei Frotteetücher in dem Eis-Wasser-Gemisch getränkt und wieder ausgewrungen. Das war sehr gewöhnungsbedürftig für die Therapeuten. Gummihandschuhe durften nicht benutzt werden, da mit ihnen taktile Hautreize nicht optimal waren. Die Tücher mit den daran klebenden kleinen Eissplittern drapierte man auf die kontrakte Muskulatur des Patienten. Dann wurde zuerst mit Entspannungstechniken und sofort anschließend mit tonisierenden PNF-Techniken therapiert. Um atonische Muskulatur „zu wecken", formten die Therapeuten kleine feste Eisbälle. Das entsprechende Hautareal wurde mehrere Male schnell mit dem Eisball abgerieben. Dann war Folgendes ganz wichtig: In Verbindung mit stärkeren Muskelgruppen musste nun intensiv auf die geschwächte Muskulatur eingewirkt werden, um schlummerndes Potenzial zu mobilisieren. Das Prinzip der Irradiation

Eis wird erstmalig für die Rehabilitation von Patienten eingesetzt.

Box 2

Arbeitsweise in Vallejo: Margaret Knott sorgte dafür, dass die Patienten multifunktionell über den ganzen Tag behandelt wurden, was für sie bis zu acht Stunden Therapie pro Tag bedeutete (Tab. 1.2). Patienten mit Wirbelsäulen-Frakturen wurden nicht operiert. Wenn es hieß: „Das ist ein kompletter Querschnitt, da kommt nichts mehr!", konterte Margaret Knott, dass sie keine vorschnellen oder endgültigen Diagnosen akzeptiere, man müsse arbeiten, dranbleiben und werde dann sehen. Ihre Devise war: „Wir bringen jeden unserer Patienten so weit voran, wie es geht und wie weit es geht, sehen wir, wenn wir dort sind". Tatsächlich, bei vielen Patienten wurden Fortschritte erzielt, die vorher niemand mehr für möglich gehalten hatte. Erschien ein Patient nicht zur Behandlung, wusste Margaret Knott mit Sicherheit bereits vor uns davon. Die Therapeuten mussten in diesem Fall im Pausenraum in ihre Mailbox schauen. Dort lag bereits eine Nachricht von Margaret Knott mit neuen Behandlungsanweisungen. Bei ihr wurde viel schriftlich mit Zetteln, sogenannten „Yellow Slips", kommuniziert.

Tab. 1.2 Beispielhafter Behandlungsplan für einen Patienten mit Querschnittlähmung in den 60er-Jahren (Berlin 1965, o. S.)

Uhrzeit	Behandlung
„08.00 bis 09.00 Uhr	Arbeit mit Flaschenzuggewichten in der Gruppe
09.30 bis 10.00 Uhr	Einzelbehandlung auf der Massagebank
10.30 bis 11.00 Uhr	Einzelbehandlung auf der Matte
13.30 bis 14.00 Uhr	Gruppenbehandlung auf der Matte
14.30 bis 15.00 Uhr	Gehschule
15.00 bis 15.30 Uhr	Weitere Behandlung auf dem Tisch
16.00 bis 17.00 Uhr	Beschäftigungstherapie oder ‚Selbsthilfeunterricht' (self care)"

kommt hierbei zur Anwendung. Entsprechend werden die PNF-Techniken auch heute noch am Patienten eingesetzt.

Die ergänzende Eisbehandlung in der oben geschilderten Form ist heute etwas in Vergessenheit geraten. In den 60er- und 70er-Jahren hörte man auch in Deutschland noch die Eismaschinen in den Krankenhäusern und Rehabilitationszentren eifrig rumpeln. Als jedoch die Eispacks auf den Markt kamen, verdrängten sie die kostenintensiveren Eismaschinen fast vollständig. Der Gebrauch von Eispacks in Verbindung mit der aktiven Therapie des PNF-Konzeptes war nicht möglich. Packs sind nicht flexibel zu handhaben und außerdem fehlt die entscheidende Verbindung von Eis, Wasser und Haut. Der Kältereiz von Eishandtüchern und -bällen ist intensiver im Vergleich zu Eispacks.

Funktionelle Bewegungsabläufe und die Gehschule ergänzen das Konzept.

1.2.3 Zweites PNF-Lehrbuch

Auch Dorothy Voss, die Koautorin des ersten PNF-Buches, lernte ich während meines Aufenthalts in Vallejo kennen. Inzwischen hatte das Interesse am PNF-Konzept auch international zugenommen, sodass die Nachfrage nach einer zweiten Auflage des PNF-Buches stieg. Margaret Knott hatte in ihrem Zentrum im wahrsten Sinne des Wortes „alle Hände voll zu tun". Sie hatte keine Zeit und vielleicht auch nicht die Muße zum Schreiben. In Fachzeitschriften gab es zahlreiche Veröffentlichungen von ihr, die sie in der ersten Zeit noch zusammen mit Dr. Kabat verfasst hatte.

Entwicklung von Buch und Konzept

Margaret Knott bat daher Dorothy Voss, die 1954 nach Chicago gegangen war, sich in Vallejo auf den neuesten Stand zu bringen und dann zu schreiben. Dorothy Voss kehrte im Oktober 1962 nach Vallejo zurück. Ich erinnere mich sehr gut an sie, wir hatten u. a. ein paar Unterrichtsstunden bei ihr. Es wurde viel diskutiert im Hinblick auf die Inhalte des zweiten PNF-Buchs. Der Schwerpunkt der neuen Ausgabe sollte auf den funktionellen Bewegungsabläufen liegen. Der entwicklungsbedingte Bewegungsprozess des Menschen war hierfür die Ausgangsbasis. Es wurde ein Photograph geholt, der einige hundert Aufnahmen machte. Ein Vierteljahr lang wurde nach der Arbeit gedreht, gerollt, gestützt. Alle möglichen Varianten wurden ausprobiert, um zunächst wie ein Kleinkind hoch zum Stehen zu kommen und schließlich zu gehen. Anschließend arbeiteten wir an der Gehschulung weiter: Das Gehen gegen Widerstände wurde thematisiert. Da die Widerstände immer präzise von oben auf die Beckenkämme gesetzt werden mussten, gab Margaret Knott gerne die Anweisung: „Okay, now ride on them!"

Abend für Abend saß Dorothy Voss dabei. Margaret Knott kam sporadisch dazu und half, wenn wir drei, Dorothy Voss, Margret Hennessy und ich, Probleme hatten. Der gewünschte Bewegungsablauf musste gut zu erkennen sein. Die Widerstände sollten durch klaren manuellen Kontakt erkennbar werden. Vor allem aber hatte die Spur zu stimmen. Die Fotos waren Vorlagen für die Zeichnungen, die dann auch in der dritten Auflage wieder verwendet wurden.

Aber unsere intensive Arbeit sollte nicht gleich Früchte tragen: Es dauerte weitere fünf Jahre, bis die

zweite Auflage des PNF-Buchs endlich herauskam. Dorothy verließ Vallejo. Im Gegensatz zu Margaret Knott wollte sie, dass Anfänger mit den Gesamtbewegungen auf der Matte beginnen. Margaret Knott hingegen bestand darauf, dass zuerst die Basismuster gelernt werden. Dorothy schrieb in Chicago das Manuskript für die Neuauflage weiter. Ohne Internet und E-Mail wurde die Verständigung durch die große Entfernung erschwert. Ein Faktor, der vielleicht dazu beitrug, dass die Zweite Auflage im Harper & Row Verlag, New York, erst 1968 erschien.
1970 kam die deutsche Ausgabe im Gustav Fischer Verlag heraus, übersetzt von Elisabeth Wriedt. Sie unterrichtete die „Komplexbewegungen" an der Krankengymnastikschule der Universität Göttingen (siehe Kapitel 1.2.4). 1981 hat der Fischer Verlag die deutsche zweite Auflage noch einmal in leicht veränderter Aufmachung verlegt, wobei die Inhalte nicht verändert wurden. Diese dritte Auflage entspricht daher nicht der amerikanischen dritten Auflage, die inhaltlich überarbeitet und komplett neu geschrieben wurde, siehe Kapitel 1.27.

1.2.4 Verbreitung des Konzeptes in Deutschland

In Deutschland konnte das PNF-Konzept zunächst nur in Wochenendkursen erlernt werden, erst später wurde PNF als Unterrichtsfach in Krankengymnastikschulen eingeführt.

Erste Wochenendkurse

1965 kehrte ich nach Deutschland zurück und begann die ersten PNF-Mattenkurse an Wochenenden zu geben. Sie dauerten neun Stunden. Die Nachfrage war schnell sehr groß, da besonders die Lehrkräfte der Krankengymnastikschulen sehr interessiert waren an den entwicklungsbedingten Bewegungsmustern auf der Matte. Alle Gesamtbewegungsmuster wurden im Liegen, im Sitzen, im Stehen und in der Gangschule von mir in der Form unterrichtet, wie ich sie bei den Aufnahmen zum neuen Buch an mir erfahren hatte. Diese sogenannten Neun-Stunden-Fortbildungen wurden in der Fachzeitschrift für Krankengymnastik ausgeschrieben. Durch die relativ geringe Anzahl von Stunden pro Kurs war es schwierig, die Kursinhalte gut aufeinander aufzubauen. Beim Anschlusskurs musste dann wieder auf Anfänger Rücksicht genommen werden, d.h. immer wieder Basisarbeit und PNF-Muster üben. Zum Vermitteln und Erlernen des Behandlungsaufbaus blieb meistens keine Zeit mehr.
Wochenendkurse waren notwendig, weil es noch keine Dienstbefreiung für Fortbildungen während der Woche gab. Die Teilnehmer übernahmen außerdem die Kurskosten. Die Motivation zum Erlernen des erweiterten PNF-Konzeptes beruhte allein auf fachlichem Interesse. Das änderte sich etwas, als Mitte der 80er-Jahre die Krankenkassen auf den Wert der PNF-Behandlungen aufmerksam wurden. In Zusammenarbeit mit dem Zentralverband der Krankengymnasten wurde von den Kassen die Abrechnungsmöglichkeit „Behandlung auf neurophysiologischer Grundlage (PNF)" geschaffen. Die Kursbescheinigungen dienten als Befähigungsnachweis für die Krankenkassen. Diese Position wurde bei der Abrechnung mit den Kassen besser bezahlt.

Erster schulischer PNF-Unterricht

Irmgard Engeling war von 1946 bis 1973 Leiterin der Krankengymnastikschule an der Universität Göttingen. Ihr Verdienst war es, dass das PNF-Konzept in Deutschland ein Unterrichtsfach für Krankengymnasten wurde. Irmgard Engeling besuchte Mitte der 50er-Jahre bei einer Reise durch die USA das Kabat-Kaiser-Institut in Vallejo, Kalifornien. Sie traf dort Elisabeth Wriedt. Es ist anzunehmen, dass Elisabeth Wriedt Margaret Knotts erste Schülerin aus Deutschland war. Irmgard Engeling erkannte den Wert der dort geleisteten Arbeit und gewann im Frühjahr 1977 Elisabeth Wriedt als Lehrkraft für die Göttinger Schule. Für das neue Unterrichtsfach wurde ein Name gesucht. Man einigte sich auf den Begriff „Komplexbewegungen nach Dr. Kabat". Weshalb nicht wie in Vallejo von Proprioceptive Neuromuscular Facilitation gesprochen wurde, bleibt unklar. Elisabeth Wriedt demonstrierte sehr eindrucksvoll die Bewegungsmuster und Techniken am Patienten. Die Schüler mussten als Erstes die Inhalte des Konzeptes in Partnerarbeit kennenlernen. Im zweiten Semester arbeiteten sie dann auch mit Patienten nach dem PNF-Konzept.
Während einer Unterrichtsstunde bei Margaret Knott wandte ich die oben beschriebene distale Grifftechnik für die untere Extremität noch an. Margaret Knott trat neben mich und fragte, was ich da mache. Ich antwortete, dass ich nach Kabat ar-

beitete. Es war ihr anzumerken, dass sie über meine Antwort nicht sehr glücklich war. Daraufhin nahm ich mir vor, bei meiner Rückkehr nach Deutschland mitzuhelfen, dass die Bezeichnung Komplexbewegungen nach Dr. Kabat durch die Bezeichnung PNF ersetzt wird.

1.2.5 Erste Instruktorenausbildung

In der Zwischenzeit machte sich das Ehepaar Bobath mit seinem Behandlungskonzept bei zerebralen Paresen einen Namen. Sie bildeten Instruktoren für das Bobath-Konzept aus. Dadurch wurde Margaret Knott in ihrem Vorhaben bestärkt, auch für das PNF-Konzept eine Instruktorenausbildung zu schaffen. Gisela Rolfs und Pat Davis stellten ihr das Fortbildungszentrum Hermitage in Bad Ragaz, Schweiz, für die PNF-Instruktorenausbildung zur Verfügung. Im Herbst 1978 machte ein Inserat in der „Fachzeitschrift für Krankengymnastik" auf die Ausbildung zum PNF-Instruktor in der Hermitage aufmerksam. Da Margaret Knott kurze Zeit danach verstarb (im Dezember 1978), wurde das Vorhaben allerdings vorerst gestoppt. Unter der Leitung von Sue Adler wurde es 1981 wiederaufgenommen. Sue Adler hatte viele Jahre zuvor am KFRC unter Margaret Knotts Leitung im Stab mitgewirkt. Neun Instruktorenbewerber aus Schweden, der Schweiz und Deutschland unterrichteten abwechselnd in einem einwöchigen PNF-Refresher-Kurs. Im Anschluss an diesen Kurs beurteilten sich die Kursteilnehmer drei Tage lang unter Sues Führung gegenseitig an Hand von Videoaufnahmen und Kurzreferaten. Erstmals wurde die Bezeichnung „Internationaler PNF-Instruktor" vergeben. Es herrschte unter den neuen Instruktoren Einigkeit darüber, dass das PNF-Konzept verstärkt in Weiterbildungskursen angeboten werden sollte.

Ausbau des Kurssystems

Anfang der 80er-Jahre gab es in Schweden bereits vierwöchige Kurse, in Deutschland immer noch ausschließlich die Wochenendkurse. In Zusammenarbeit mit Susanne Andén aus Göteborg wurde 1983 in Berlin ein dreiwöchiges Kursprogramm entwickelt. Bekannt wurde es unter der Bezeichnung „PNF Berlin", das sieben Jahre lang lief. Es bestand aus einem zweiwöchigen Grundkurs und einem einwöchigen Aufbaukurs. Die Nachfrage nach Weiterbildung im PNF-Konzept nahm bedeutend zu, als von den Krankenkassen die bereits genannten Qualifikationsnachweise gefordert wurden. In vielen weiteren Zentren wurden bald mehrwöchige PNF-Kurse angeboten: so weiterhin in Schweden, aber auch in den Niederlanden, England, an vielen Orten in Deutschland und vor allem in der Schweiz in Bad Ragaz.

1.2.6 Gründung der internationalen Organisation – IPNFA

Schweizer Recht wurde auch angewandt, als unter der Präsidentschaft von Louise La Piz 1985 die International PNF Association (IPNFA) gegründet wurde. Diese Organisation hat ein Weiterbildungsprogramm entwickelt, das in den folgenden Jahren ständig aktualisiert wurde. Das Programm führt in zahlreichen Kursen zum IPNFA-Instruktor.

1.2.7 Drittes PNF-Lehrbuch

Im Juli 1983 besuchte ich Dorothy Voss in Plymouth, Massachusetts. Sie erzählte, dass der Entwurf der dritten Auflage bereits Ende der 70er-Jahre fertig und Margaret Knott zur Durchsicht zugesandt worden war. Diese Aufzeichnungen sind jedoch durch Margaret Knotts Tod verloren gegangen und mussten von Dorothy Voss neu erstellt werden. Es ist nicht bekannt, ob die Mitautoren, Marjorie K. Jonta und Beverly J. Meyers im Gegensatz zu Dorothy Voss persönlich mit Margaret Knott zusammengearbeitet haben. Die amerikanische dritte Auflage des Lehrbuches „Proprioceptive Neuromuscular Facilitation Patterns and Techniques" kam 1985 auf den Markt. In Deutschland erschien es 1988 als die vierte Auflage, übersetzt von Antje Berlin.

Auch dieses Lehrbuch zeigt die Weiterentwicklung des Konzeptes. Ausführlich wurden durch Schrift und Bild die bilateralen Bewegungsmuster hinzugefügt. Sehr eindrucksvoll und hilfreich sind die Darstellungen der PNF in der freien Bewegung. Die Gesichtsbehandlungen (speziell die Widerstände für die Bewegungen der Zunge) und die Stimulation lebenswichtiger Funktionen wie der Atmung wurden unter Margaret Knotts Leitung sehr intensiv gelehrt und in die Therapie eingebunden. Sie sind gut in dieser letzten Auflage dargestellt. Jedoch sollte erwähnt werden, dass diese Muster sowie alle anderen Abbildungen in dieser dritten und letzten Ausgabe „Proprioceptive Neuromuscular Facilitation Patterns and Techniques"

ausschließlich Margaret Knotts geistiges Eigentum und ihr zu verdanken sind.
Dorothy Voss ist es zu verdanken, dass sie trotz großer Schwierigkeiten den Inhalt des PNF-Konzeptes niedergeschrieben hat. Sie hat damit das Konzept vor dem Vergessen bewahrt und die Basis für weitere Forschung geschaffen.
Im Vorwort dieser Ausgabe schreibt Dr. Mead: „Versuche mit Hilfe der Neurophysiologie das PNF-Konzept rational darzustellen, können durch zukünftige Entdeckungen drastisch beeinflusst werden."
Die Weiterentwicklung in der Gegenwart ist in zahlreichen Büchern und Veröffentlichungen nachzulesen. So wird auch in den folgenden Kapiteln 2 und 3 dieser Ausgabe das „Motor Learning System" im Rahmen der PNF ein Schwerpunktthema sein.

Box 3

Knott und Voss (1956) – bemerkenswerte, zeitlose Statements aus der PNF-Philosophie:

- Alle Menschen reagieren auf Anforderungen.
- Bestehende Potenziale können weiterentwickelt werden.
- Bewegungen sind spezifisch und zielgerichtet.
- Aktivitäten sind notwendig, um Kraft, Koordination und Ausdauer entwickeln zu können.
- Optimale Funktion wird erreicht, indem kräftigere (Körper)teile schwächere mittels Kooperation verstärken.
- Fähigkeiten, Kraft und Ausdauer werden durch aktive Partizipation am Leben entwickelt.

1.3 Neue Erkenntnisse – neue Wege

Renata Horst

In den 90er-Jahren begann im PNF-Konzept durch die Integration neuer Erkenntnisse aus dem Bereich des motorischen Lernens und der Neurophysiologie ein umfassendes, grundlegendes Umdenken. 1995 stellte Sue Adler neue Ansätze vor. Sie erklärte z. B., dass Therapeuten nach dem PNF-Konzept behandeln könnten, ohne ihre Hände einzusetzen und ohne die PNF-Muster auszuführen. Diese neuen Ansätze haben viele zunächst geradezu „umgehauen". Eine weitere neue Erkenntnis war, dass Reflexe variabel sind und nicht wie bisher angenommen stereotyp. Diese neuen neurophysiologischen Erkenntnisse mussten berücksichtigt werden. Sie ließen sich z. T. mit bewährten, dem bisherigen wissenschaftlichen Stand entsprechenden Überzeugungen nicht mehr vereinbaren. Die Instruktoren und die nach dem Konzept arbeitenden Therapeuten stellten die Weichen neu. Tab. 1.3 zeigt die Veränderungen der Begrifflichkeiten innerhalb des Konzeptes von 1956 bis heute. Begriffe wie „Grundprinzip" entsprechen dabei nicht den Ausführungen zu den Prinzipien im Prolog. Der Begriff „maximaler Widerstand" (Knott u. Voss 1956) veränderte sich beispielsweise folgendermaßen: „angepasster Widerstand" (Hedin-Anden 1994), „optimaler Widerstand" (Buck et al. 2005) und schließlich „Widerstand" (IPNFA 2005, 2006). Aus dem „manuellen Kontakt" (Knott u. Voss 1956) wurde der „taktile Stimulus" (Hedin-Andén 1994, Buck et al. 2005, IPNFA 2005, 2006), wobei Hedin-Andén „taktiler Stimulus" und „lumbrikaler Griff" synonym verwendet. Die Prinzipien entsprechend den Ausführungen im Prolog sind in Kapitel 2 und 3 beschrieben. Auf die wesentlichen inhaltlichen Änderungen des Konzeptes gehen die folgenden Abschnitte ein.

Bilaterale Muster, Fazilitation der Gesichtsmuskulatur und der Atmung kommen neu hinzu.

1.3.1 Bewegungsbahnung

Die Hände der Therapeutin sind ein wertvolles Werkzeug. Nach der Reiz-Reaktions-Theorie wurden die Hände in der Therapie nach dem PNF-Konzept genutzt, um Bewegungen zu starten oder „anzubahnen". Nach heutigem Verständnis sind es nicht primär taktile Informationen, die Menschen benötigen, um Bewegungen zu initiieren. Interne Motivationsfaktoren initiieren die Bewegung. Wenn es dem Patienten nicht gelingt, seine Bewegungsstrategien selbstständig umzusetzen, nutzt die Therapeutin ihre Hände, um ihn zu unterstützen.

1.3.2 Motorische Kontrolle

Mobilität, Stabilität und Geschicklichkeit: Shirley Stockmeyer definierte diese Begriffe erstmals 1966 im NUSTEP (Northwestern University Special Therapeutic Exercise Project) als Erweiterung der Rood-Methode (siehe Kapitel 2).
In ihrem 1982 veröffentlichten Buch beschrieben Sullivan et al. die Begriffe als „Stadien der motorischen Kontrolle". Das Wort „Stadien" impliziert eine Hierarchie, die damals das Paradigma der motorischen Entwicklung bildete. Man war

Tab. 1.3 Veränderungen der Begrifflichkeiten/Konzeptsprache 1956–2006

Knott und Voss 1956 **Prinzipien**	**Hedin-Anden 1994** **Grundprinzipien**	**Buck et al. 2005** **Grundprinzipien/ Behandlungsverfahren**	**IPNFA 2005/2006** **Grundprinzipien/ Vorgehensweisen**
Manueller Kontakt	Taktiler Stimulus (lumbrikaler Griff)	Taktiler Stimulus (manueller Kontakt)	Taktiler Stimulus
Kommando	Verbaler Stimulus	Verbaler Stimulus (Kommando)	Auditiver Stimulus
–	Visueller Stimulus	Visueller Stimulus (Feedback)	Visueller Stimulus
Maximaler Widerstand	Angepasster Widerstand	Optimaler Widerstand	Widerstand
Traktion	Traktion	Traktion	Traktion
Approximation	Approximation	Approximation	Approximation
Stretch Stimulus	Dehnstimulus/„Stretch"	Stretch	Stretch Stimulus
–	Summation der Reize	–	Zeitliche und räumliche Summation
Bewegungsmuster	Bewegungsdiagonalen	PNF Patterns	Muster
Normales Timing	–	Timing	Timing
–	–	Körperstellung und Körpermechanik	Körpermechanik
–	Irradiation	Irradiation und Verstärkung	Irradiation
Timing for Emphasis	–	–	–

der Auffassung, dass es fixe Meilensteine während der motorischen Entwicklung gibt, an denen man sich orientieren müsste zur Beurteilung der normalen, kindlichen Entwicklung. Außerdem wurde angenommen, dass es im Verlauf der motorischen Entwicklung zu einem Abbau der Primärmotorik und der primitiven Reflexe kommt. Man beobachtete beispielsweise, dass Kinder im 6. Monat den Schreitreflex nicht mehr zeigen. Diese Beobachtung erklärte man damit, dass der Primitivreflex im 6. Lebensmonat des Kindes verschwindet. Tatsache ist jedoch, dass der Reflex erhalten bleibt. Untersucher hielten Kinder, die keinen Schreitreflex mehr zeigten, ins Wasser, wo sie die spontanen Schreitbewegungen wieder zeigten (Thelen 1983, Thelen u. Fischer 1983). Eine plausible Erklärung für das „Verschwinden" des Schreitreflexes im 6. Lebensmonat des Kindes ist, dass es einfach zu schwer geworden ist und noch nicht gelernt hat, sich gegen die Schwerkraft aufzurichten (Gentile 1995).

Man war der Auffassung, dass Kinder sich nur normal entwickeln, wenn sie das Stadium des Krabbelns beendet hatten. Wenn ein Kind dieses Stadium übersprungen hatte, konnte es sich nach der damaligen Lehrmeinung nicht normal entwickeln. Es gibt jedoch Kulturen, in denen Kinder im Krabbelalter nicht krabbeln, weil sie am Mutterleib festgebunden werden. Ein südamerikanischer Indianerstamm erlaubt dies seinen Kindern aus religiösen Gründen nicht. Die Indianer möchten nicht, dass das Gesicht des Kindes zum Boden gerichtet ist. Diese Kinder entwickeln sich jedoch völlig normal (Michaelis 1985, 1993, 1995).

Von den Stadien zu den Merkmalen der motorischen Kontrolle

Die Definitionen für Mobilität, Stabilität und Geschicklichkeit (siehe Kapitel 2) haben weiterhin ihren Platz im Konzept. Es gibt jedoch keine hierarchische Ordnung bzw. keine Stadien mehr. Mobilität, Stabilität und Geschicklichkeit werden heute als Merkmale der motorischen Kontrolle bezeichnet und genutzt. Sie sind für das Analysieren von Bewegungsstrategien und -entwicklung sowie für die Behandlungsplanung wichtig (siehe Kapitel 2).

Üben von Aktivitäten versus hierarchischer Behandlungsaufbau

Im ersten PNF-Buch, das 1956 von Margaret Knott und Dorothy Voss veröffentlicht wurde, wird bereits auf der ersten Seite betont, dass „Fähigkeiten, Kraft und Ausdauer durch aktive Teilnahme am Leben entwickelt werden" und dass „sinnvolle Bewegungen grundlegend für ein erfolgreiches Leben und auf ein ultimatives Ziel ausgerichtet sind" (siehe Kapitel 3).

Instruktoren, die bei Knott persönlich gelernt haben, berichten aus erster Hand, dass Patienten Aktivitäten direkt geübt haben, ohne dass diese zuvor in sogenannten niedrigen Positionen vorbereitet werden mussten. „Zu Maggies Zeiten wurden selbstverständlich grundsätzlich *alle* Patienten auf die Beine gestellt und nicht erst, wenn sie sitzen konnten oder den Vierfüßlerstand beherrschten. So wurden z. B. provisorische Gipsschienen angefertigt, damit der Patient so schnell wie möglich in ‚upright position' kam" (Berlin 2008).

Im Lauf der Zeit wurden von internationalen PNF-Instruktoren weitere PNF-Bücher verfasst, in denen diese Vorgehensweise, die in Vallejo unter der Leitung von Maggie Knott praktiziert wurde, scheinbar nicht mehr so vorrangig war. Insbesondere die Übungssequenzen in Hinblick auf das Mattenprogramm wurden (was das Wort Programm auch impliziert) hierarchisch dargestellt. Es wurde zuerst im Vierfüßlerstand geübt, bevor Übungen im Kniestand erfolgten. Zuerst wurde auf der Matte gerollt, bevor das Gehen geübt wurde. Dies mag unter Umständen daran liegen, dass man sich am damaligen Paradigma der motorischen Kontrolle orientierte (siehe S. 11). Beispielsweise schreibt Susan Hedin-Anden in ihrem 1994 veröffentlichten Buch „PNF-Grundverfahren und funktionelles Training": „beim PNF-Training auf der Matte folgen die Bewegungsabläufe aus der Bauchlage/Rückenlage bis zum Stand in Anlehnung an eine normale motorische Entwicklung...

- Fangen Sie mit primitiven, einfachen Bewegungen an...
- Allmählich wird der Schwerpunkt mehr auf komplexe Bewegungen und Ausgangsstellungen verschoben.

Dadurch kann die proximale Kontrolle vor allem des Rumpfes verbessert werden, um die Voraussetzungen für die Selbsthilfe/‚ADL' und das Gehen zu erreichen" (Hedin-Anden 1994, S. 136–137). Es ist jedoch vom Befund und Leistungsniveau abhängig, ob zuerst die Rumpfstabilität trainiert werden muss oder nicht (siehe Kapitel 3.5.2 Fallbeispiel).

In der 3. Auflage des Buches „PNF in der Praxis" (Buck et al. 1996) heißt es: „Bei allen funktionellen Aktivitäten muss der Patient lernen:

1. eine Position einzunehmen,
2. diese Position zu stabilisieren,
3. in dieser stabilisierten Position funktionelle Bewegungen auszuführen ..."

Darüber hinaus besteht die Möglichkeit, die Fähigkeiten, die zur Selbstversorgung und auch für das Gehen notwendig sind, auf der Matte zu üben" (Buck et al. 1996, S. 204). Heute orientiert man sich bei der Wahl der Ausgangsstellungen am jeweiligen Leistungsniveau des Patienten und unterscheidet in Anlehnung an die ICF der WHO, auf welcher Ebene trainiert wird. Aktivitäten, die gelernt werden müssen, werden unter Umständen direkt geübt, so wie zu Maggie Knotts Zeiten, oder es werden zuerst strukturelle Voraussetzungen erarbeitet, um biomechanische Voraussetzungen zu schaffen und/oder Reserven für die Aktivitäts- und Partizipationsebene zu ermöglichen.

Ein Wachkomapatient z. B. kann mehr Aufmerksamkeit und posturale Kontrolle entwickeln durch die Anforderungen, die mit Gehübungen verbunden sind. Er muss nicht zuerst selbstständig sitzen können, bevor Therapeuten das Gehen mit ihm üben.

Das Üben in sogenannten niedrigen Positionen, z. B. bevor das Gehen geübt wird, kann jedoch dazu dienen, biomechanische Voraussetzungen hierfür zu schaffen (ausreichende Extension im Hüftgelenk oder Dorsalextension im oberen Sprunggelenk). Auch wenn die Ausdauer des Patienten noch nicht ausreichend ist, um längere Übungssequenzen in höheren Positionen durchzuführen, können in niedrigeren Positionen das Herz-Kreislauf-System und

das vestibuläre System trainiert werden. Es gibt Nachweise, dass Patienten mit Multipler Sklerose bessere Leistungen bei der Verrichtung von Alltagsaktivitäten, wie das Anziehen und Treppensteigen, aufweisen, wenn sie zuvor andere Aktivitäten aerob trainieren (Kent-Braun et al. 1994, Schultz et al. 2004). Vor allem, wenn Patienten Angst vor Stürzen haben oder noch Belastungsinstabilität besteht, kann es durchaus sinnvoll sein, zunächst in niedrigeren Ausgangsstellungen zu üben.
In der 2001 veröffentlichten 4. Auflage des Buches „PNF in der Praxis" heißt es, dass es „einfacher (ist) mit den stärkeren bzw. den schmerzfreieren Aktivitäten zu beginnen. Anschließend wird die zu verbessernde Funktion behandelt ... Je nach Befund des Patienten kann dies durchaus zutreffend sein" (Buck et al. 2001, S. 258). Diese Aussage wird etwas relativiert durch: „... bei der Behandlung von Erwachsenen (kann) durchaus mit Übungen begonnen werden, die eine höhere motorische Aktivität erfordern und danach eine Übung angeschlossen werden, die einfacher durchzuführen ist" (S. 258). Horst (2005) schreibt in ihrem Buch: „Motorisches Strategietraining und PNF," „... dass Bewegung ein Verhalten darstellt, das sich aus Eigenmotivation, Emotionen, Sinneswahrnehmungen, Erfahrungen und kognitiven Prozessen entwickel" (Horst 2005, S. 3). Hier erkennt man eine eindeutige Tendenz: Zurück zu den Wurzeln des PNF-Konzeptes.

Vom Vorrang der proximalen Stabilität zum Üben von Alltagsaktivitäten

Die Geschicklichkeit wird als höchste Stufe der motorischen Entwicklung betrachtet. Sullivan et al. (1982) beschrieben sie als „Basis für die Kontraktionsfolge (Timing) von distal nach proximal" (S. 25, 26). Sie empfahlen, zum Üben der Geschicklichkeit erst fortzuschreiten, nachdem die proximale dynamische Stabilität erzielt worden ist. Das koordinierte Bewegen proximaler Körperabschnitte, wie Becken und Skapula, wurde zuerst isoliert im Liegen geübt als Vorbereitung für die Greiffunktionen oder das Gehen.
Die neueren Quellen zeigen, dass eine stadienhafte oder hierarchische Vorgehensweise in der Therapie, wie sie früher verfolgt wurde, nicht mehr sinnvoll erscheint (Carson 2006, Adkins et al. 2006, McNamara 2007). Heute propagiert man ein aufgabenspezifisches Vorgehen bzw. das Üben von Aktivitäten. Das Üben einer Aktivität fördert sowohl die proximale Stabilität als auch distale Funktionen (Horst 2005). Weitere Hintergründe und Details dazu beschreiben Kapitel 2.3 und 3.

Zusammenfassung

Die Wurzeln des PNF-Konzeptes reichen bis in das Jahr 1910 zurück, als die australische Krankenschwester Elisabeth Kenny erstmals an Poliomyelitis erkrankte Patienten u. a. mit Bewegungsübungen behandelte. Sie entwickelte später in den USA die Kenny-Methode. In den 40er-Jahren erhielt der amerikanische Arzt Dr. Herman Kabat den Auftrag, die Kenny-Methode zu erforschen. Dr. Herman Kabat arbeitete eng mit der Leitenden Physiotherapeutin Margaret Knott zusammen. Sie entwickelten gemeinsam die Proprioceptive Neuromuscular Facilitation (PNF). Nachdem Dr. Kabat die Klinik verließ, entwickelte Margaret Knott das PNF-Konzept kontinuierlich mit ihrem Mitarbeiterstab weiter. Die drei Ausgaben des PNF-Lehrbuches dokumentieren diese Weiterentwicklung des Konzeptes. An allen drei Büchern hat Dorothy Voss, die Stellvertreterin von Margaret Knott, einen wesentlichen Anteil.

Kapitel 1 zeigt, welchen Weg das PNF-Konzept bis heute zurückgelegt hat: Die Grifftechniken haben sich verändert, neue Arbeitsfelder kamen hinzu, die neue Techniken erforderten. Funktionelle Bewegungsabläufe, die Gehschule, bilaterale Bewegungsmuster sowie die Fazilitation der Gesichtsmuskulatur und der Atmung wurden Schritt für Schritt entwickelt. Neue Erkenntnisse und Sichtweisen, z. B. zum Begriff der motorischen Kontrolle, wurden integriert.
Viele Entwicklungsschritte waren notwendig: Das Konzept der Propriozeptiven Neuromuskulären Fazilitation nach Margaret Knott lebt weiter und wird immer weiter leben. Richtig angewandt, erzielt PNF enormen Erfolg in der therapeutischen Arbeit mit Patienten – nicht nur unmittelbar, sondern dauerhaft.

Literatur

Kapitel 1.1–1.2

Berlin I. Krankengymnastik. Zur krankengymnastischen Fortbildung nach Amerika. Sonderdruck. 1965:8; o. S.

Brief tribute to Dorothy Voss. Journal of Physical Therapy. 1997;3:315.

Gesell A, Amatruda CS. The Embryology of Behaviour. New York: Harper,1945.

Knott M, Voss DE. Proprioceptive Neuromuscular Facilitation – Patterns and Techniques. New York: Harper and Brothers; 1956.

Knott M, Voss DE. Proprioceptive Neuromuscular Facilitation – Patterns and Techniques. 2nd ed. New York: Harper & Row; 1968.

Pawlow IP. Conditioned reflexes. Übersetzung: Anrep GV. London: Oxford University Press; 1927.

Sherrington C. The Integrative Action of the Nervous System. New Haven: Yale University Press; 1923, 1947.

Unbekannter Verfasser. A tour of our Vallejo Rehabilitation Center. Interview mit Knott M. the Kaiser/permanent reporter. Supplement. S. 2.

Voss DE, Jonta MK, Meyers BJ. Proprioceptive Neuromuscular Facilitation Patterns and Techniques. 3rd ed. New York: Harper & Row; 1985.

Kapitel 1.3

Adkins DL, Boychuk J, Remple MS, Kleim JA. Motor Training induces experience-specific patterns of plasticity across motor cortex and spinal cord. J appl physiol. 2006;101: 1776–1782.

Berlin I. Persönliche Mitteilung. Mai 2008.

Buck M, Beckers D, Adler SS. PNF in der Praxis. Heidelberg: Springer; 1996, 2001.

Carson RG. Changes in muscle coordination with training. J Appl Physiol: 2006;101: 1506–1513.

Hedin-Anden S. PNF-Grundverfahren und funktionelles Training. München: Urban & Fischer; 1994.

Horst R, Motorisches Strategietraining und PNF. Stuttgart: Thieme; 2005

Kent-Braun JA, Sharma KR, Miller RG, Weiner MW. Postexercise phosphocreatine resynthesis is slowed in multiple sclerosis. Muscle and nerve. 1994;17: 835–841.

McNamara A, Tegethoff M, Dinse H, Büchel C, Binkofski F, Ragert P. Increased functional connectivity is crucial for learning novel muscle synergies. Neuroimage. 2007;15;35(3): 1211–1218.

Michaelis R, Kahle H, Michaelis US. Variabilität in der frühen motorischen Entwicklung. In: Kindheit und Entwicklung. 1993;2: 215–221.

Michaelis R, Niemann G. Entwicklungsneurologie und Neuropädiatrie. Stuttgart: Hippokrates; 1995.

Michaelis R. Überlegungen zur motorischen und neurologischen Entwicklung des Kindes. Monatsschr Kinderheilkd. 1985;133: 417–421.

Schultz KH, Gold SM, Witte J, Bartsch K, Lang UE, Itellweg R, Reer R, Braumann KM, Heesen C. Impact of aerobic training on immune-endocrine parameters, neurotrophic factors, quality of life and coordinative function in multiple sclerosis. J Neurol Sci. 2004:15;255(1–2): 11–18.

Sullivan PE, Markos PD, Minor MAD. An integrated approach to therapeutic exercise. Reston Publishing Company; 1982.

Thelen E, Fischer DM. From spontaneous to instrumental behaviour: Kinematic analysis of movement changes during very early learning. Child Development. 1983;54: 129–140.

Thelen E. Learning to walk is still an „old" problem: A reply to Zelazo. Journal of Motor Behavior. 1983; 15 (2):139–161.

Kapitel 2

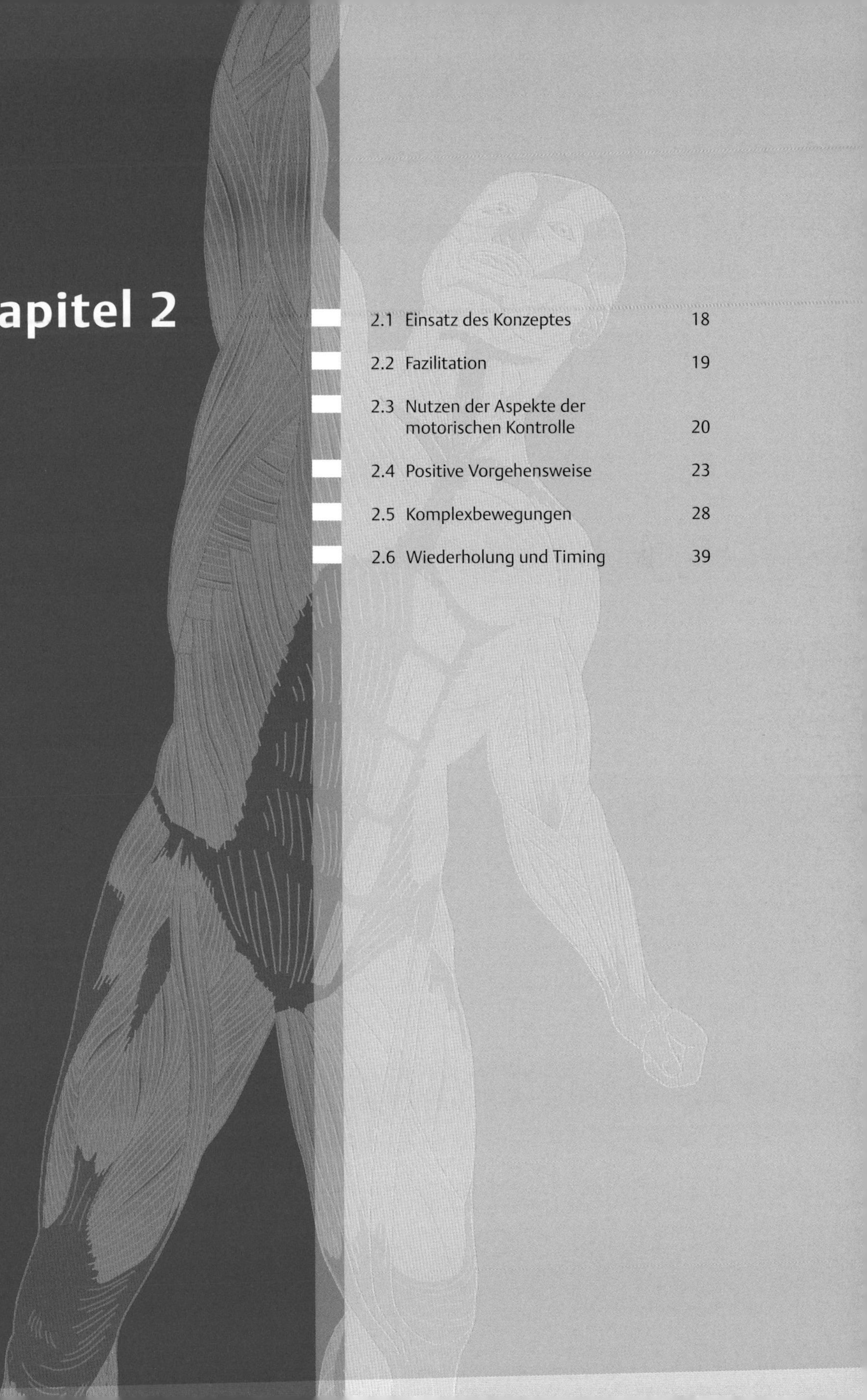

2 Das PNF-Konzept heute

Einführung

Nach dem allgemeinen geschichtlichen Überblick und Hinweis auf die aktuellen Weiterentwicklungstendenzen stellt Kapitel 2 das Konzept aus heutiger Sicht vor. Es tut dies schwerpunktmäßig anhand von fünf Alleinstellungsmerkmalen des Konzeptes. Die besonderen Merkmale sind:
- Fazilitation,
- Nutzen der Aspekte der motorischen Kontrolle,
- positive Vorgehensweise,
- Komplexbewegungen,
- Wiederholung und Timing.

2.1 Einsatz des Konzeptes

Renata Horst

Die therapeutische Arbeit nach dem PNF-Konzept ist sowohl für Patienten in der Akut- als auch in der Spätphase geeignet. Einsatzgebiete und Anwendungsmöglichkeiten ergeben sich in folgenden klinischen Bereichen:
- Neurologie,
- Orthopädie und Traumatologie,
- Innere Medizin und Geriatrie,
- Gynäkologie und Urologie,
- Pädiatrie,
- Sportrehabilitation.

PNF fördert das Erleben von positiven Bewegungserfahrungen, die grundlegend für die Motivation des Patienten sind und langfristiges Lernen ermöglichen. Funktionelle Reserven werden durch die intensive Mitarbeit der Patienten gefördert. PNF-Therapeuten verfolgen unter Beachtung der konzeptspezifischen Prinzipien u. a. die folgenden grundlegenden Behandlungsziele:
- Mobilisieren von Reserven,
- Fördern und Lehren von sinnvollen Bewegungen,
- Ökonomisieren von Bewegungen und Bewegungsabläufen,
- alltagsorientiertes Kraft-, Koordinations- und Ausdauertraining,
- Entspannen und Inhibition.

Prinzipien

Der Brückenschlag zwischen der im Folgenden vorgestellten theoretischen Konzeptebene und der praktischen Anwendung eines Konzeptes gelingt mittels der konzepttypischen Prinzipien (siehe Kapitel 3.1, 3.5). Im PNF-Konzept sind sechs Prinzipien verankert:
- Ermöglichen positiver Bewegungserfahrung mittels Motivation und Erleichtern des Bewegungslernens.
- Fördern des motorischen Lernens.
- Reserven/funktionelle Ressourcen mobilisieren mittels räumlicher und zeitlicher Summation der Reize und Nutzen des Dehnungsverkürzungszyklus.
- Fazilitation mittels extero- und propriozeptiver Stimuli (Bahnung).
- Kontinuierliche Orientierung am Leistungsniveau/Lernfortschritt mittels zielorientierter Gestaltung der Therapiesituation.
- Analyse der Koordination der dreidimensionalen Haltungs- und Bewegungsorganisation (Timing) mittels Beobachtung zum Erstellen der Arbeitshypothese.

Im PNF-Konzept gibt es deutliche Überschneidungen zwischen den Prinzipien und den oben genannten Alleinstellungsmerkmalen. Grundsätzlich können sich Alleinstellungsmerkmale aus jedem Bestandteil eines Konzepts generieren, hier sind es vorwiegend die Prinzipien.

2.2 Fazilitation

Renata Horst

Das PNF-Konzept gehört zu den Neurofazilitationskonzepten (Bobath, Brunnstrom, PNF, Rood, Vojta), die in der Mitte des vorigen Jahrhunderts entstanden sind. Diese Konzepte basierten zunächst auf klinischen Beobachtungen und Erfahrungen und den damaligen neurophysiologischen Paradigmen. Sir Charles Sherrington hat sein Buch: „The Integrative Action of the Nervous System" 1947 veröffentlicht. Sherrington und andere Wissenschaftler vor seiner Zeit (Pflüger 1835, Duchenne 1872) waren Reflextheoretiker. Ihre Theorien basierten auf dem Grundgedanken, dass koordinierte Bewegungen aus einer Folge von aneinandergereihten Reflexen entstehen. Bestimmte Reize (Stimuli der Außenwelt) führten zu einer Reaktion. Nach diesem Paradigma waren motorische Handlungen reflexgesteuert, es berücksichtigte die kognitiven Prozesse nicht, obwohl es damals auch andere Ansichten gab. Lurija (1992) und Bernstein (1967) legten damals die Grundlage für die heutigen kognitiven Neurowissenschaften. Sie hielten Gefühle und Emotionen für sehr bedeutsam im Hinblick auf Gedächtnisleistungen und Lernprozesse.

Um sich mit der Umwelt auseinanderzusetzen, benötigt das Individuum Informationen. Diese Informationen fließen nicht nur ein und bewirken eine Reaktion, sondern sie werden bewertet und selektiert. Die Informationen, die für die Aufgabe von Bedeutung sind, werden genutzt. Für Gedächtnis und Lernen sind Gefühle und Emotionen unerlässlich (Damasio 1999).

2.2.1 Fazilitation als therapeutische Aufgabe

Fazilitieren bedeutet „leicht machen". Die primäre Aufgabe der Therapeuten ist es, eine Therapiesituation zu gestalten, in der motorische Aktivitäten gelernt werden können. Hierfür müssen die Therapeuten die Inputsysteme gezielt wählen, die für die motorische Aufgabe von Nutzen sind. Exterozeptive Informationen beinhalten visuelle, akustische, vestibuläre, taktile und olfaktorische Reize. Das Individuum nutzt propriozeptive Informationen, um seine Körperstellung im Raum wahrzunehmen. Propriozeptoren registrieren Spannungsveränderungen in der Muskulatur, in den Insertionsstellen der Sehnen und den Bändern. Diese Informationen sind für das Individuum notwendig, um korrektive und protektive Strategien zu entwickeln. Wenn man z. B. in einem fahrenden Bus steht und der Fahrer plötzlich bremst, melden diese Rezeptoren dem Zerebellum die Veränderung, sodass notwendige Gleichgewichtsreaktionen organisiert werden können (Feedback-Koppelung).

Fazilitation: Das Gestalten der Therapie erleichtert es dem Patienten, motorische Aufgaben zu lösen.

Informationen, durch die der Organismus ein Feedback erhält, ob die geplante Bewegung erfolgt oder ob Abweichungen stattfinden, werden aus dem somatosensorischen System gewonnen. Dieses System beinhaltet die taktile und propriozeptive Wahrnehmung. Das visuelle System wird ebenfalls zur Feedback-Kontrolle genutzt.

2.2.2 Informationen und motorische Kontrolle

Informationen, die dem ZNS „zugefüttert" werden, bevor die Bewegung beginnt, dienen der Bewegungsplanung *(Feedforward)*. Bewegungsrichtung, -geschwindigkeit, Rekrutierungsreihenfolge der Muskelfasern und Muskelsynergien werden durch diese Informationen vorab festgelegt.

Die motorische Kontrolle oder Koordination wird somit bestimmt durch die Aufgabe selbst und durch die Intention des Individuums, sie in einem bestimmten Umweltkontext lösen zu wollen. Hierbei berücksichtigen Therapeuten, dass sie ein Teil der Umwelt der Patienten sind. Ihre Anwesenheit kann für einen Patienten bereits eine Anforderung sein.

Um Bewegungen zu initiieren, sind nicht primär taktile Informationen erforderlich. Es wird viel darüber diskutiert, ob sensorische Informationen überhaupt für zielgerichtete Bewegungen notwendig sind (Taub 1993). Adams (1971) hat in seiner Closed-loop-Theorie die Bedeutung von peripheren Informationen hervorgehoben. Hingegen haben Keele und Summer (1976) in ihrer Open-loop-Theorie die zentrale Kodierung von Bewegungen betont. Wahrscheinlich trifft eine Mischung dieser beiden Theorien als Erklärung für die Organisation von Bewegung zu. Am Anfang der Bewegung wird ein aktives Programm in Gang gesetzt. Gegen Ende der Bewegung gewinnen taktile Informationen jedoch an Bedeutung. Denn je näher wir ans Ziel kommen, desto mehr sind schnelle Feedbackkreise notwendig, um Kurskorrekturen vorzunehmen. Hier ist peripheres Feedback wiederum wichtig (Mulder 2006).

Somit ist Feedback für einen bestehenden motorischen Plan von Bedeutung. Weicht das motorische

Verhalten vom vorhergesehenen motorischen Plan ab, wird Feedback benötigt, um Adaptionen zu ermöglichen und Geschicklichkeit zu gewährleisten. Das Gleichgewicht zwischen Feedbackmechanismen, die das ZNS mit Information versorgen, und der Interpretation dieser Information ist nicht nur wichtig für die Kontrolle von feinen Bewegungen, sondern auch um Bewegung(spläne) zu antizipieren (gedanklich vorwegzunehmen), insbesondere wenn Variabilität in verschiedenen Umweltsituationen benötigt wird.

Es sind primär visuelle Informationen, die genutzt werden, um Bewegungsprogramme zu generieren (Lee 1974, 1981, 1985). Wenn z.B. nach einem Gegenstand gegriffen wird, bestimmt der Ort des Gegenstandes, seine Beschaffenheit und Gewicht die Richtung, Geschwindigkeit, Kraft und die Art der Koordination, die benötigt wird. Für die Feinabstimmung gegen Ende der Bewegung benötigt man allerdings taktile Information (Mulder 2006).

Bernstein hat 1947 gezeigt, dass Bewegungen nicht nur durch efferente Impulse kontrolliert werden. Koordinierte Bewegungen sind auf eine kontinuierliche Zufuhr von afferenten Impulsen angewiesen. Diese Impulse erteilen Informationen über den momentanen Zustand der Gelenke und Muskeln, die Lage der Extremitäten etc. und über die räumlichen Gegebenheiten.

2.2.3 Gezielte Informationsauswahl zur Fazilitation

Taktile Information sowie alle anderen relevanten Informationen aus der Umwelt sind zur Organisation von Bewegungsstrategien notwendig. Sie müssen entsprechend selektiert und interpretiert werden und zum richtigen Zeitpunkt genutzt werden. Die Therapeutenhände können die bereits intendierte zielgerichtete Bewegung des Patienten begleiten, wenn er diese nicht selbst ausführen kann. Sie bieten die nötige Unterstützung, damit er die Bewegungsfolge erfahren kann. Durch wiederholte Erfahrungen kann die Bewegung möglicherweise später selbstständig ausgeführt werden.

Zusammenfassend kann man sagen, dass zur Förderung oder Fazilitation der motorischen Kontrolle unterschiedliche Informationen genutzt werden können. Welche Informationen dem Patienten zur Organisation seiner Bewegungen dienen, hängt von seinem Befund ab. Im PNF-Konzept orientiert sich der Befund im Wesentlichen an den Potenzialen des Patienten (siehe unten, S. 55). Die grundlegenden Fragen zur Fazilitation sind:

- Wie müssen die Muskeln für die beabsichtigte Alltagsaktivität arbeiten?
- Wie müssen sich die Gelenke bewegen oder wie müssen sie ausgerichtet sein, um die Alltagsaktivität zu optimieren?

Diese Überlegungen sind Teil des Clinical Reasoning. Auf dieser Grundlage muss die Therapeutin die Inputsysteme (verbal, visuell, taktil...) spezifisch nutzen.

2.3 Nutzen der Aspekte der motorischen Kontrolle

Renata Horst und Nicola Fischer

Das Berücksichtigen und Fördern von Bewegungsstrategien der Patienten ist ein zentraler Aspekt in der Arbeit nach dem PNF-Konzept. Dabei wird sowohl auf biomechanische als auch auf neuromuskuläre Aspekte eingegangen. Um Bewegungsstrategien in einem therapeutischen Lernprozess gezielt zu fördern, sind außerdem Kenntnisse über das Modell der motorischen Kontrolle und die motorischen Lernphasen notwendig. Bewegungsziele und die Merkmale der motorischen Kontrolle sind bereits im Säuglingsalter frühzeitig erkennbar. In diesem Kapitel liegt der Schwerpunkt auf den Aspekten der motorischen Kontrolle und dem motorischen Lernen.

2.3.1 Von den Stadien der motorischen Kontrolle zur Bewegungsstrategie

Die *Merkmale der motorischen Kontrolle* beschreiben die Voraussetzungen für koordinierte Bewegungsabläufe. Sie sind eng miteinander verbunden und treten nicht isoliert auf. Die Merkmale der motorischen Kontrolle ermöglichen es Therapeuten festzustellen, welche Potenziale oder Defizite ein Patient bezüglich seiner Mobilität und Stabilität hat und in welchen Situationen diese Aspekte aufeinander abgestimmt werden können:

- *Mobilität:* Mobilität ist die Fähigkeit, eine Bewegung zu initiieren oder das Vorhandensein eines funktionellen Bewegungsausmaßes, um eine Haltung einzunehmen.
- *Stabilität:* Stabilität beinhaltet die Fähigkeit, so-

wohl dynamische als auch statische Aktivitäten durchführen zu können.

- *Statische* Stabilität wird benötigt, um eine Position im Raum halten zu können.
- *Dynamische* Stabilität gewährleistet Haltungskontrolle, während sich der Körper oder Teile des Körpers im Raum bewegen. Sie ist notwendig, um dem Einfluss der Schwerkraft und anderen vorhersehbaren und unvorhersehbaren destabilisierenden Faktoren entgegenzuwirken.

- Kontrollierte Mobilität: In der „geschlossenen Kette" bilden distale Körperteile den stabilen Punkt, damit sich proximale Körperteile bewegen können. Bezogen auf den Rumpf muss ein Teil muskulär stabilisieren, damit ein anderer Teil sich bewegen kann.
- Geschicklichkeit: Geschicklichkeit ist die Fähigkeit, mit distalen Körperteilen zielgerichtete motorische Handlungen durchführen zu können, wobei die Stabilität des Rumpfes und der proximalen Gelenke gewährleistet wird. Diese proximale Stabilität wird unwillkürlich und proaktiv gesteuert, schon bevor die Bewegung beginnt.

Geschicklichkeit ist gegeben, wenn z.B. bei sämtlichen Greiffunktionen der oberen Extremität der Rumpf den stabilen Haltungshintergrund (posturale Kontrolle) gewährleistet. Auch das Gehen erfordert den stabilen Haltungshintergrund des Rumpfes für die Bewegungen der unteren Extremität.
Heute existieren unterschiedliche Theorien und Modelle zur motorischen Kontrolle:

- das hierarchische oder seriell nacheinander geschaltete Modell (Benecke et al. 1986),
- das parallele Distributionsmodell (Strick 1988).

Beim seriellen Modell erfolgt die willkürliche Aktivität aufgrund eines in Serie geschalteten Prozesses von Handlungsantrieben, über Planung und Ausführung der intendierten Bewegung. Beim parallelen Distributionsmodell werden alle für eine Bewegung notwendigen Informationen und Kontrollprozesse aus verschiedensten Regionen simultan verarbeitet. Sie resultieren schließlich in der gewünschten Bewegung. Wahrscheinlich ist eine Synthese beider Modelle, d.h. das ZNS ist sowohl hierarchisch als auch parallel organisiert.

PNF-Konzept

Nach dem PNF-Konzept arbeitende Therapeuten orientieren sich an den aktuellen Befunden des Patienten (siehe Kapitel 2.4). Die Merkmale der motorischen Kontrolle können zur Bewegungsanalyse hilfreich sein und werden als qualitative Instrumente genutzt.
Aus heutiger Sicht betrachten wir die Merkmale der motorischen Kontrolle und deren Entwicklung als Bewegungsstrategien eines Individuums in einer bestimmten Umweltsituation oder während einer Aufgabe. Motorische Kontrolle beinhaltet die Abstimmung des muskuloskeletalen und der neuralen Systeme mit dem Ziel, motorische Strategien zu planen sowie ökonomisch und sicher durchzuführen. Koordinierte Bewegungen beinhalten die Bewältigung von Aufgaben, die sowohl Mobilität als auch Stabilität erfordern (Horst 2005). Soll ein motorischer Lernprozess erfolgen, muss vom jeweiligen aktuellen Stand ausgegangen werden und von hier aus sukzessiv gesteigert werden. Dieses Vorgehen nennt man Shaping (Woldag et al. 2003).
Beispielsweise kann ein 8–9 Monate alter Säugling, wenn er auf dem Schoß seiner Mutter gehalten wird, einen Schnuller auf dem Tisch vor ihm ergreifen und zielgerichtet in den Mund stecken. Freies Stehen ist ihm jedoch noch nicht möglich. Das heißt: Für die Aufgabe „Schnuller in den Mund" trifft das Merkmal Geschicklichkeit zu, für die andere Aufgabe „freies Stehen" wäre das Merkmal Stabilität notwendig, das noch nicht gegeben ist.

Merkmale der motorischen Kontrolle helfen, Bewegungsstrategien zu erkennen.

2.3.2 Motorische Lernphasen

Die von Fitts und Posner (1967) beschriebenen motorischen Lernphasen gehen fließend ineinander über und sind nicht als einzelne voneinander getrennte Phasen zu betrachten. Die Therapieplanung richtet sich danach, in welcher Phase sich der Patient überwiegend befindet.

- *Kognitive Phase:* In dieser Phase denkt der Lernende bewusst über die einzelnen Komponenten einer Bewegung nach. Dies hat zur Folge, dass die Bewegungsabläufe noch ungeschickt sind und dass die Aufmerksamkeit nicht gleichzeitig auf eine zweite Aufgabe gerichtet werden kann. Unter „normalen" Umständen denkt man beim Gehen von A nach B nicht über die einzelnen Gangphasen nach und ist in der Lage, sich während des Gehens zu unterhalten oder auf den Verkehr zu achten. Ein Patient hingegen, der das Gehen wieder erlernen muss, konzentriert sich auf sein Gleichgewicht. Er versucht, sein schwaches Bein zu stabilisieren, bevor er das andere Bein vorstellt. Die notwendige Gewichtsverlagerung und die Initiierung des Schwungbeines geschehen nicht reaktiv. Eventuell muss er sich darauf konzentrieren, wie er seinen Fuß aufstellt. Eine zweite Aufgabe würde seine Konzentration stören und die Sturzgefahr würde zunehmen.

- *Assoziative Phase:* In dieser Phase versucht der Lernende, die beste Strategie zu finden, um sein motorisches Ziel zu erreichen. Durch sogenannte „Fehler" erfährt er, welche Strategie nicht funktioniert und versucht eine neue zu finden. Um geeignete Strategien erfahren zu können, unterstützt ihn die Therapeutin so viel wie nötig. Diese Unterstützung kann verbal, visuell und/oder taktil erfolgen sowie mit geeigneten Hilfsmitteln.
- *Automatisierte Phase:* In dieser Phase kann der Lernende verschiedene motorische Aufgaben in variierenden Umweltsituationen geschickt lösen. Er bedarf nicht mehr der bewussten Kontrolle und kann deshalb seine Aufmerksamkeit der Umwelt widmen, in der er sich bewegt, anstatt der Bewegung selbst.

Nachgewiesen ist, dass es im Verlauf des motorischen Lernens zu Repräsentationsveränderungen im Gehirn kommt. Am Anfang des Lernens, in der kognitiven Lernphase, in der sehr viel Konzentration benötigt wird und in der über jeden einzelnen Schritt nachgedacht werden muss, wird sehr viel Energie verbraucht. Dies wird im Gehirn sichtbar. Altenmüller (1996) hat mittels PET (Positronenemissionstomographie) Anfänger und Könner beim Musizieren gemessen. Er konnte zeigen, dass bei Anfängern sehr viele Hirnareale aktiviert sind. Bei Berufsmusikern hingegen konzentriert sich die Hirnaktivität auf kleinste Areale. Dies ist viel ökonomischer und erfordert weniger kognitive Kontrolle – unter Umständen sogar gar keine. Die Finger des Klavierspielers gleiten automatisch über die Tasten. Man muss nur ein Kind beobachten, wenn es das Schreiben lernt. Die Schultern sind hochgezogen und verkrampft, die Zunge ist oft angespannt und wird zwischen den Lippen zusammengepresst. Im Erwachsenenalter sieht man ein solches Verhalten bei Gesunden nicht. Erwachsene sind (in diesem Fall) geschickt.

PNF-Konzept

Nicht alle Patienten haben das Potenzial, die höchste motorische Lernphase zu erreichen. Es ist sehr wichtig, in der genauen Beurteilung des Patienten seine Möglichkeiten zu erkennen und gegebenenfalls Bewältigungsstrategien mit ihm zu erarbeiten, um die bestmögliche Lebensqualität zu erreichen. Einem Patienten nach Schlaganfall, der zuvor mühelos gleichzeitig gehen und reden konnte, fällt es unter Umständen schwer, zu realisieren, dass dies ohne Gefahr plötzlich nicht mehr möglich ist. Es kann daher auch das Behandlungsziel sein, kognitive Lernleistungen zu verbessern, sodass der Patient einzelne Handlungsschritte hoch konzentriert übt.

2.3.3 Motorische Entwicklung

Wie bereits beschrieben, ist die motorische Kontrolle eines Erwachsenen für die Abstimmung von ökonomischen, situationsbezogenen Bewegungsstrategien sehr variabel. Aktuelle Erkenntnisse untermauern die Sichtweise, dass auch die motorische Entwicklung im Kindesalter als *komplexer dynamischer Prozess* betrachtet werden kann, wobei die normale Entwicklung prinzipiell sehr viel *Variabilität* beinhaltet.

Ein kleiner Säugling beginnt seine Auseinandersetzung mit der für ihn neuen Umweltsituation bzw. mit der „Schwerkraft" zunächst damit, seinen Körper zu stabilisieren, um sich sicher zu fühlen und einen ausreichenden Haltungshintergrund für kontrollierte Bewegungen zu schaffen. Er verfügt zu diesem Zeitpunkt schon über eine große Variabilität an Bewegungsmustern, die er intrauterin geübt hat – diese Fähigkeiten kann er aber unter Schwerkrafteinfluss noch nicht zielgerecht einsetzen.

Darüber hinaus kann man bei Neugeborenen ein reichhaltiges Repertoire an spontanen Bewegungen beobachten, die Prechtl differenziert untersucht hat: General Movements (Einspieler u. Prechtl 2005).

Das bedeutet: Das Neugeborene verfügt über eine Vielzahl synaptischer, motorischer Verbindungen. Es hat sie sozusagen im Überfluss. Diese Verbindungen werden in seinem motorischen Lernprozess unter Einfluss der Schwerkraft selektiert, sodass kontrollierte Aktivitäten entstehen können (Prechtl 2005, Ijkema-Paassen u. Gramsbergen 2005). Diese Autoren beschreiben die Bewegungen des Säuglings in den ersten drei Monaten als Orientierungsreaktionen, bei denen sie bereits auf verändernde Umwelteinflüsse kleine Anpassungen vornehmen können. Die Bewegungen sind also nicht zufällig und ziellos.

Hadders-Algra (2005) beschreibt vier Übergangsphasen in der Entwicklung der posturalen Kontrolle. Anfänglich, in der Phase der nicht-primären Variabilität, können auf sich verändernde Umwelteinflüsse kleine Anpassungen vorgenommen werden (Tab. 2.1). In dieser Phase erfolgen Orientierungsreaktionen oder angeborene Reaktionen auf Körperschwankungen. Ab dem 6. Monat geht diese Phase in die der adaptiven sekundären Variabilität über. Im 6. Monat verändert sich die posturale Kontrolle am stärksten.

PNF-Konzept

In der motorischen Entwicklung eines Kindes können wir vom Säuglingsalter an beginnend bis hin zur Pubertät die Merkmale der motorischen Kontrolle erkennen und ihre Abstimmung als *Lernprozess begreifen* – bis hin zu automatisierten, differenzierten Handlungsabläufen. In der therapeutischen Arbeit nach dem PNF–Konzept fördern Therapeuten das motorische Lernen. Hierbei werden strukturelle Voraussetzungen bezüglich der (kontrollierten) Mobilität und (dynamischen) Stabilität erarbeitet, um die Geschicklichkeit zu fördern, die für die Entwicklung von motorischen Strategien notwendig ist.

Tab. 2.1 Übergangsphasen in der Entwicklung der posturalen Kontrolle (Hadders-Algra 2005)

Phase	Alter (Monate)	Kennzeichen
I	3. – 6.	Nicht-adaptive primäre Variabilität: einige wenige Muskeln sind an posturalen Anpassungen beteiligt
II	6. – 9.	Adaptive sekundäre Variabilität: Anpassungen auf spezifische Anforderungen können vorgenommen werden, dies sind zunächst einfache Adaptionen
III	9. – 10.	Subtile Adaptionen können ausführt werden durch adäquate, angepasste Muskelkontraktionen
IV	13. – 14.	Antizipatorische posturale Anpassungen sind möglich, das Kind kann vorausschauen, welche Situation es aus dem Gleichgewicht bringen könnte

Box 1

Erste „Bewegungsziele“: Bereits pränatal sind alle Aspekte der motorischen Kontrolle vorhanden: (kontrollierte) Mobilität, (dynamische) Stabilität und Geschicklichkeit. Schon zwischen der 10. und 11. Woche drehen und nicken Föten mit ihren Köpfen (Nilsson u. Hamberger 1990). Im Alter von 14 Wochen sind 2/3 ihrer Handbewegungen auf bestimmte Ziele gerichtet: Objekte im Uterus, ihr eigenes Gesicht und ihr Körper, die Uteruswand und die Nabelschnur (Sparling et al. 1999). Markos und Minor (1982) beschreiben, dass die Bewegungen eines Säuglings in den ersten drei Monaten ziellos und reflexbedingt sind. Sie berufen sich hierbei auf eine Quelle von McGraw (1943). Von Hofsten (1983) konnte das Gegenteil in einer Reihe von Experimenten zeigen. Die Arme der Säuglinge bewegen sich sehr zielgerichtet gegen die Schwerkraft in Richtung eines wahrgenommenen Objektes.

2.4 Positive Vorgehensweise

Renata Horst

Die positive Vorgehensweise oder „positive approach“ dient als Grundlage für das PNF-Konzept. Positiv vorzugehen ist sicherlich für alle Therapeuten ein äußerst wichtiger Grundsatz, unabhängig vom Konzept, an dem sie sich orientieren. Es ist entscheidend für den Therapieerfolg, ob es Patient und Therapeutin gelingt, ein Verhältnis aufzubauen, das durch gegenseitiges Vertrauen und Respekt gekennzeichnet ist. Ebenso entscheidend für den Therapieerfolg ist, dass sie gemeinsam relevante und realistische Behandlungsziele definieren können.

2.4.1 Motivation des Patienten für eine Aktivität

Der heutigen Kenntnisstand der Neurowissenschaften belegt, dass langfristige Veränderungen, die grundlegend für das motorische Lernen sind, nur dann erreicht werden, wenn sinnvolle, komplexe oder ganzheitliche Handlungen in realen Situationen geübt werden (Plautz et al. 2000, Remple et al. 2001). Da im Zentralnervensystem Körperteile in Funktionsverbänden repräsentiert sind und Neurone aufgabenspezifisch rekrutiert werden, ist es nahe liegend, dass sich der positive Behandlungseinstieg so nah wie möglich an den Alltagsaktivitäten des Patienten orientieren muss (Daly u. Ruff 2007) (siehe Kapitel 2.6 Timing und Wiederholung).

Der Behandlungseinstieg, d. h. mit welcher Aktivität begonnen wird, hängt im Wesentlichen von den persönlichen Wünschen und Zielen des Patienten ab. Dies bedeutet, dass ein Grund oder Motiv zu bewegen vorhanden sein muss, bevor die Bewegung beginnt. Für die Motivation sind Emotionen bzw. Gefühle unerlässlich. Sie bilden die Grundlage für das motorische Lernen (Damasio 1999). Eine der wichtigsten therapeutischen Aufgaben besteht darin, die Therapiesituation so zu gestalten, dass die Neugier und Aufmerksamkeit des Patienten geweckt wird, um motorisch handeln zu wollen (Abb. 2.1a–c). Ist ein Patient nicht in der Lage, seine beabsichtigte Bewegung selbst zu beginnen, kann ihn die Therapeutin unterstützen bzw. die Bewegung fazilitieren. Voraussetzung ist, dass die Therapeutin die Bewegungsintention des Patienten erkennt, bevor sie Hand anlegt.

Positive und negative Erfahrungen fördern motorisches Lernen

Positive Erlebnisse (Abb. 2.1a-c) fördern das Lernen. Diese Erfahrungen wecken die Lust am Wiederholen. (Wiederholung ist ein weiteres Merkmal des PNF-Konzeptes, siehe Kapitel 2.6.) Nicht nur positive Erfahrungen fördern das Lernen, sondern auch negative Erlebnisse sind mit Lerneffekten verbunden. Negative Erfahrungen führen dazu, dass diese und ähnliche Situationen in Zukunft gemieden werden. Sie erzeugen die Notwendigkeit, neue Strategien zu suchen, die zum Erfolg führen. Die Therapeutin kann die Rolle einer Beraterin übernehmen, die dem Patienten ein entsprechendes Feedback gibt, sodass er motiviert ist, neue Strategien zu suchen.

Dabei ist die Art und Weise des Feedbacks entscheidend: Der Patient muss genügend Zeit haben, um das Ergebnis seiner motorischen Handlung zu reflektieren und um selbst neue Strategien zu entwickeln. Die Therapeutin kann dies fördern, indem sie die Situation so gestaltet, dass der Patient durch Versuch und Irrtum lernen kann und die Möglichkeit hat, verschiedene Strategien auszuprobieren. Wenn ein Patient z. B. nach einem Schlaganfall beim Aufstehen von einem Stuhl nur ein Bein belastet, kann man die Situation etwas instabiler gestalten, indem mittels einer labilen Unterstützungsfläche das Aufstehen in einem fahrenden Bus simuliert wird. Oder der Patient kann versuchen, während des Aufstehens gleichzeitig einen schweren Gegenstand zu tragen (Abb. 2.2). Um nicht hinzufallen, wird er merken, dass eine größere Unterstützungsfläche von Vorteil ist und hat ein Erfolgserlebnis. Das Erleben der Unsicherheit während des Transfers ist wertvoller für seinen Lernprozess als ein verbaler Hinweis der Therapeutin, dass er sein Gewicht gleichmäßig verteilen soll. Nachteile verbaler Hinweise sind:

- Für den Patienten ist es möglicherweise schwierig, sich die verbale Information vorzustellen.
- Nach der Therapie, wenn er wieder alleine ist, vergisst er eventuell diesen Hinweis.

Das Lernen über das propriozeptive System kann somit effektiver sein als das Lernen über das akustische System. Auch über das visuelle System können Lerneffekte erzielt werden. Oft ist es leichter, die eigene Situation zu verstehen, wenn man eine ähnliche Schwierigkeit bei einer anderen Person beobachten kann. Somit können sämtliche Inputsysteme für das motorische Lernen genutzt werden.

Bewegungsmotiv und Bewegungsorganisation

Eine kurze Betrachtung des Zusammenspiels der verschiedenen Körperstrukturen verdeutlicht, wie wichtig es ist, ein Motiv für eine Bewegung zu haben, bevor man eine Bewegung startet. Kein Bewegungsmotiv zu haben, ist vergleichbar mit ziellosem Autofahren. Man steigt ein und fährt los, ohne zu wissen wohin. Man kann nicht ankommen,

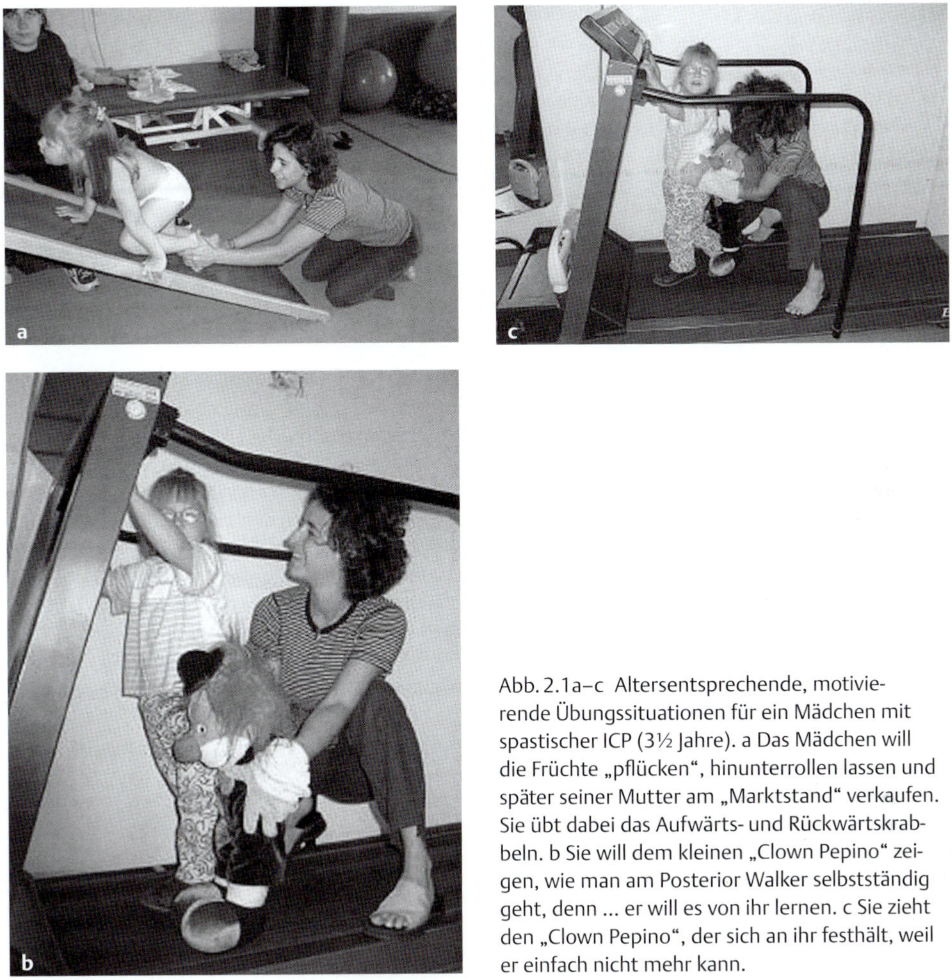

Abb. 2.1a–c Altersentsprechende, motivierende Übungssituationen für ein Mädchen mit spastischer ICP (3½ Jahre). a Das Mädchen will die Früchte „pflücken", hinunterrollen lassen und später seiner Mutter am „Marktstand" verkaufen. Sie übt dabei das Aufwärts- und Rückwärtskrabbeln. b Sie will dem kleinen „Clown Pepino" zeigen, wie man am Posterior Walker selbstständig geht, denn ... er will es von ihr lernen. c Sie zieht den „Clown Pepino", der sich an ihr festhält, weil er einfach nicht mehr kann.

wenn man nicht weiß, wohin man möchte, auch wenn alle technischen Voraussetzungen gegeben sind.

Schon während der Idee zu bewegen wird die Aktivierungsfolge der Synergien organisiert, die zur Ausführung der Handlung nötig ist. Hierbei wird nicht nur die Bewegungsinitiierung generiert, sondern die Muskelsynergien werden organisiert und deren Bewegungsrichtung und -geschwindigkeit bestimmt.

Das limbische System steuert sämtliche notwendige hormonelle und vegetative Vorgänge, die vor der Bewegungsinitiierung durch das Motiv in Gang gesetzt werden. Es ist für die Steuerung von lebenswichtigen Emotionen und Gefühlen zuständig.

Motive sind die Voraussetzungen für Bewegungen.

Das limbische System ist mit prämotorischen Arealen, dem assoziativen Kortex und Teilen der Basalganglien verbunden. Der assoziative Kortex selektiert sensorische Informationen, die für die motorische Aufgabe relevant sind und entwickelt die motorischen Pläne oder Strategien. Der motorische Kortex empfängt sämtliche Informationen aus diesen „Vorbereitungsarealen." Auch aus der Peripherie, von den zum Einsatz kommenden Muskeln und der darüber liegenden Haut, empfängt der motorische Kortex Information (Dum u.

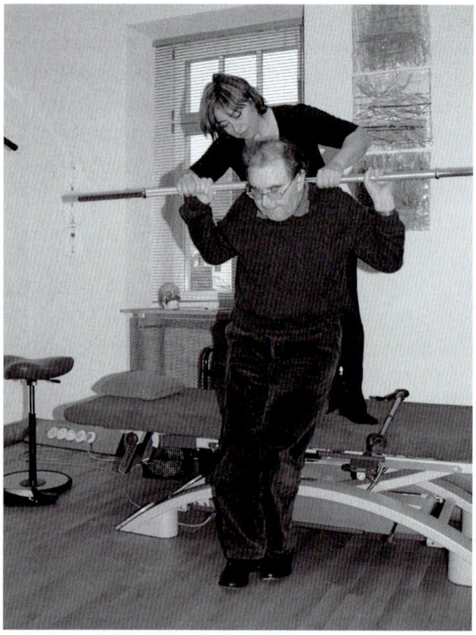

Abb. 2.2 Aufstehen mit erhöhtem Schwierigkeitsgrad durch gleichzeitiges Heben der Langhantel.

Strick 2005) (siehe Kapitel 2.3). Im motorischen Kortex werden sämtliche Informationen integriert. Hier wird letztendlich die für die Handlungsdurchführung notwendige Strategie generiert. Im motorischen Kortex werden Parameter wie Geschwindigkeit, Bewegungsrichtung und Kraft aufgabenspezifisch festgelegt; hier wird die *motorische Kontrolle* bestimmt.

Therapeuten orientieren sich in ihrer Arbeit häufig an der Internationalen Klassifikation der Funktionsfähigkeit, Behinderung und Gesundheit (ICF, WHO 2005). Sie ermöglicht Therapeuten, zu erkennen, auf welcher Ebene Patienten ihre Ziele definieren. Meistens formulieren Patienten ihre Ziele auf der Aktivitätsebene (Anziehen, Ausziehen, Gehen, Essen) und *Teilhabeebene* (ihre Arbeit ausführen können, den Arbeitsweg bewältigen, in einen Bus einsteigen und einkaufen oder Tennis spielen). Therapeuten analysieren, welche *strukturellen und funktionellen Gegebenheiten* hierfür unter Umständen nötig sind und sehen oft die Notwendigkeit, auf dieser Ebene Voraussetzungen für sichere und ökonomische Bewegungsstrategien herzustellen.

2.4.2 Potenziale des Patienten nutzen

Die positive Bewegungserfahrung wird nicht nur durch die gewünschten Aktivitäten des Patienten bestimmt, sondern auch durch seine Potenziale. Diese Potenziale können verschiedene Körperteile sein, die der Patient problemlos willkürlich steuern kann. Auch Inputsysteme können Potenziale sein. Der Patient nutzt sie, um sichere Strategien zu organisieren. Ist ein Patient mit Tiefensensibilitätsstörungen z. B. sturzgefährdet, könnte er lernen, durch vermehrte Augenkontrolle sichere Strategien zu nutzen, damit er nicht stürzt.

Ist ein Patient aufgrund vestibulärer Probleme sturzgefährdet, kann seine Fähigkeit, sich in niedrigen Ausgangsstellungen zu bewegen, als Potenzial betrachtet werden. Hier kann er sich nicht verletzen, wenn er sein Gleichgewicht verliert. Er kann vestibuläre Reize erfahren, die ihm in höheren Positionen nützlich sein können. Wenn ein Patient mit vestibulären Problemen positive Erlebnisse mit Bewegungsübergängen macht, verliert er die Angst zu bewegen. Erlebt ein sturzgefährdeter Patient, dass er hinfallen kann, ohne sich zu verletzen, verliert er die Angst zu gehen.

Wenn ein Patient unbedingt gehen möchte, kann es sinnvoll sein, mit dem Gehen zu beginnen. Verfügt er noch nicht über die dazu notwendige Ausdauer, kann er z. B. unter Abnahme seines Körpergewichts auf einem Gangtrainer oder Laufband gehen. Hier kann er das Erlebnis „Gehen" positiv erfahren. Auch das von einem Therapeuten unterstützte Gehen kann ihm dieses positive Erlebnis ermöglichen. Stellt man fest, dass der Patient beispielsweise über zu wenig Extension im Hüftgelenk verfügt, um mit einer angemessenen Geschwindigkeit gehen zu können (er schafft es nicht, während einer Grünphase die Straße zu überqueren), dann muss eventuell zuerst die hierfür notwendige Beweglichkeit erarbeitet werden.

Potenziale in variablen Übungssituationen fördern

Weder das Gehen auf einem Laufband noch das Gehen mit einem Therapeuten spiegeln die Alltagsbedingungen des Patienten wider. Er muss daher unter möglichst vielen Bedingungen mit unterschiedlichen kognitiven und sensorischen Anforderungen üben. Ablenkungen im Straßenverkehr und das Gehen auf unterschiedlichen

Unterstützungsflächen zu verschiedenen Tages- und Nachtzeiten sind wesentlich für seine Sicherheit.
Motorische Handlungen müssen somit für das Leben sehr variabel sein. Das Üben von bestimmten Bewegungscharakteristika, wie z. B. die Gewichtsverlagerung auf das Standbein während des Gehens, werden im PNF-Konzept in verschiedenen Situationen geübt. Beispiele: während des Bewegungsübergangs vom Sitzen zum Stehen oder während des Drehens aus der Rückenlage in die Seitenlage, beim Greifen nach einem Gegenstand oder in der Fortbewegung; sei dies Robben, Krabbeln oder Gehen. Strukturelle Voraussetzungen können mit verschiedenen Methoden und Techniken erarbeitet werden. Zum Beispiel kann bei einem Defizit der Extension im Hüftgelenk ein Beugemuster exzentrisch trainiert werden, um die Voraussetzung für die notwendige exzentrische Kontrolle der Flexoren des Hüftgelenks am Ende der Standbeinphase zu schaffen („PNF-Technik": Kombination von isotonischen Bewegungen).
Die Bewegungsmuster (siehe Kapitel 2.5) ermöglichen auch das gezielte Aktivieren von Körperbereichen, die weiter entfernt vom Ort des Hauptgeschehens liegen. Zum Beispiel könnte die Streckung im Hüftgelenk verstärkt werden durch das Ausführen eines Extensionsmusters des kontralateralen Armes. Das Ausführen von PNF-Mustern, die einen größtmöglichen Spannungsaufbau ermöglichen, kann in verschiedenen Ausgangsstellungen erfolgen.

2.4.3 Irradiation

Die klinische Beobachtung, dass die primäre Willkürbewegung eines Körperteils auf andere Körperteile unbewusst weiterlaufen kann, wird in vielen Konzepten beschrieben. Im PNF-Konzept bezeichnet man diese weiterführende Aktivität als *Irradiation*. Es geht hierbei nicht nur um weiterlaufende Bewegungen, auch während der statischen Willküraktivität eines Körperteils kann es zu einem unwillkürlichen Überfließen (Overflow) der Aktivität auf andere Körperteile kommen.
Bis heute fehlt die eindeutige Evidenz, wie es zu der Aktivitätsausbreitung kommt. In der PNF-Literatur verwendet man den Begriff „Irradiation" oder „Overflow" als „Grundprinzip", um die oben geschilderten Reaktionen zu beschreiben. Irradiation beruht nach heutigem Verständnis auf folgendem Prinzip: Nutzen des motorischen Lernens auf der Basis der neuronalen Plastizität (synaptische und kortikale Plastizität). Es basiert auf dem heutigen Wissen über die (motorische) Organisation von Schutzstrategien und Gleichgewichtsreaktionen.
Buck et al. (2001, S. 10) beschreiben die Irradiation als Folge eines „optimal gegebenen Widerstandes". Sie wird bei diesen Autoren als „Überfließen bzw. die Ausbreitung von Reaktionen bzw. Nervenimpulsen auf gegebene Stimuli definiert." Ferner schreiben sie, dass „daraus folgt, dass bei den Übungen zur Stärkung der schwächeren Muskulatur gleichzeitig den stärkeren – synergistisch arbeitenden – Muskelgruppen (mehr) Widerstand entgegengesetzt werden sollte". Hedin (2002, S. 10) beschreibt die Irradiation als „Ausdehnung/Verbreitung der *ankommenden Reize*". Knott und Voss (1956) schrieben, dass „*maximaler Widerstand* das Überfließen oder Irradiation von einer Hauptmuskelkomponente oder Gruppe von Hauptmuskelkomponenten durch den Vorgang Timing ermöglicht wird" (S. 16). Grzebellus und Schäfer (1998) betrachten Irradiation aus biomechanischer Sicht und schreiben hierzu, dass „Irradiation aus diesem Blickwinkel ein unabdingbarer Bestandteil der Motorik (ist) und daher als Ausdruck des Strebens des Individuums nach funktioneller Stabilität interpretiert werden (kann)" (o. S.).
Obwohl das PNF-Konzept sich auf die theoretischen Lehren Sherringtons beruft, beschrieb er die Irradiation gänzlich anders als die genannten Autoren. Er definierte Irradiation als eine Ausbreitung von Reflexen als Reaktion auf Hautreize, die z. B. entsteht durch die Applikation von faradischen Strömen oder durch das Anwenden von Giftstoffen (Strichnin). Hier existiert weder eine Beschreibung über das Ausbreiten von „stark" nach „schwach", noch verallgemeinert er die Art der „ankommenden Reize". Auch die Themen *Widerstand und biomechanische Aspekte* werden nicht erwähnt. Sherrington schrieb, dass dieses Phänomen sich am ehesten an niederen Tierarten beobachten ließe und dass sowohl die Ausbreitungsrichtung als auch die Ausbreitungsstärke situationsabhängig sei. Obwohl er diese Variabilität thematisierte, teilte er nicht die Auffassung einiger anderer Wissenschaftler seiner Zeit, die von einer funktionellen Organisation der Efferenzen ausgingen.

Interessanterweise beschrieb er Irradiation als *„Problem"*. Koordinierte Bewegung betrachtete er als eine *geordnete* Aneinanderreihung von Reflexen. Irradiation hingegen definierte er als „simultane Kombination von Reflexen". Die „aufeinanderfolgende (sukzessive) Kombination von Reflexen" bezeichnete er als das Überwinden der „Neuron threshold" (Schwelle). Er ging dabei von einem gewissen Widerstand an der synaptischen Übertragungsstelle aus, die sich durch die unterschiedliche Art der Nervenfasern erklären ließ (Sherrington 1947, S. 150–180). Hieraus lässt sich schließen, dass die Irradiation sehr unterschiedlich interpretiert wurde und wird – und dass heute sehr viel Klärungsbedarf besteht.

Möglicherweise ist Irradiation ein Phänomen, das durch die Aktivierung verschiedener Hirnareale zur Bewerkstelligung verschiedener motorischer Aufgaben entsteht. Die Reaktionen auf verschiedene Reize, die wir in der Peripherie beobachten, ist wahrscheinlich von der motorischen Lernphase abhängig, in der sich das Individuum befindet und von seinen individuellen Potenzialen sowie von unterschiedlichen Umweltfaktoren. Auch welche Areale wie stark aktiviert sind, hängt möglicherweise ebenso von der motorischen Lernphase des Individuums und seinen individuellen Potenzialen ab (siehe Kapitel 2.3).

PNF-Konzept

Zusammenfassend kann gesagt werden, dass im PNF-Konzept Irradiation genutzt wird, die verfolgt werden kann, um Bewegungen zu fördern, die nicht willkürlich ausgeführt werden können, damit diese zunächst überhaupt erlebt werden können. Dies wäre im Sinne des positiven Behandlungseinstieges zu verstehen. Dieser kann sehr variabel gewählt werden und wird vor allem von den Notwendigkeiten des Individuums bestimmt. Diesbezüglich gibt es keine allgemeingültige Hierarchie.

Beispiel: Wenn ein Patient im Sitzen an der Bankkante (ohne Bodenkontakt der Füße) einen Widerstand von vorne an seinen Schultern erfährt, hebt er möglicherweise seine Oberschenkel unwillkürlich an (Hüftbeugesynergie). Eine andere mögliche Reaktion wäre, dass der Patient seine Kniegelenke beugt und sich an der Bankkante „einklemmt" (Hüftstreckersynergie). Diese unterschiedlichen unwillkürlichen Reaktionen auf den von außen applizierten Reiz hängen von verschiedenen extrinsischen und intrinsischen Faktoren ab: wie der Patient zu Beginn der Übung sitzt (nach vorne gebeugt oder nach hinten gelehnt), wie stark der Widerstand ist (extrinsisch) usw. Auch die Oberkörper- oder Beinlänge des Patienten sind Faktoren (intrinsisch), die die seine Reaktionen auf äußere Reize beeinflussen.

Wichtig ist, dass das Ziel der Übung zuvor definiert wird: Soll der Patient lernen, auf extrinsische destabilisierende Faktoren zu reagieren (Gleichgewichtsreaktionen)? In diesem Fall wären beide oben beschriebenen Reaktionen akzeptabel. Oder soll er die Flexion im Hüftgelenk erfahren, damit er beispielsweise seine Schuhe besser anziehen kann? Dann wäre nur die zuerst beschriebene Reaktion erwünscht und eventuell nützlich. Möglicherweise fällt es ihm durch die erlebte Bewegung in einem anderen Kontext leichter, die Flexion im Hüftgelenk für die Willkürhandlung (Schuhe anziehen) zu nutzen.

Obwohl unwillkürliche Reaktionen auf von außen applizierte Reize sehr variabel sind und sich außerdem nicht automatisch auf Willküraktivitäten übertragen lassen, kann die positiv erlebte Bewegung die Vorstellung hiervon erleichtern und somit die Bewegungsplanung fördern (Rizzolatti u. Sinigaglia 2007, Cincotta u. Ziemann 2008).

Fazit: Man nutzt die Willkürmotorik (das, was der Patient kann: Schultern nach vorne drücken gegen den Widerstand der Therapeutin), um durch die Irradiation eine unwillkürliche Aktivität hervorzurufen, die noch nicht automatisiert ist (Oberschenkel gegen die Schwerkraft anheben, um die Schuhe anzuziehen). Entscheidend ist, dass die Therapeutin vorher festlegt, welche Bewegungen für das Ausführen der Alltagsaktivität nötig sind und welche nicht.

Da diese unwillkürliche Reaktion auf den Reiz der Therapeutin sich nicht automatisch auf die Willküraktivität überträgt, bedeutet dies, dass noch kein wirklicher Lerneffekt erzielt worden ist. Erst das Üben der Alltagsaktivität selbst kann zu einem Lerneffekt führen.

2.5 Komplexbewegungen

Renata Horst

In Kapitel 1 wurde beschrieben, dass man in Deutschland PNF ursprünglich als „Komplexbewegungen nach Dr. Kabat" einführte. Die Autorin des Kapitels, Inge Berlin, ist eine der ersten PNF-Instruktoren in Europa gewesen. Sie setzte sich für den Begriff „PNF-Konzept" ein, entsprechend der Bezeichnung in den USA. In diesem Buch haben wir als Alleinstellungsmerkmal wieder den Begriff der „Komplexbewegungen" aufgenommen, jedoch mit einer veränderten Bedeutung: Er umfasst nicht nur die drei definierten Dimensionen der PNF-Muster, sondern auch die variablen alltagsbezogenen komplexen Bewegungshandlungen. Dieser Ansatz ist nicht neu: Margaret Knott betonte bereits im ersten Lehrbuch auf der ersten Seite, wie wichtig sinnvolle Bewegungen für die aktive Teilnahme am Leben sind (Knott u. Voss 1956). Wir verstehen somit den ursprünglichen Begriff der „Komplexbewegungen" als *Überbegriff*. Die definierten PNF-Muster haben einen gesonderten Stellenwert innerhalb der „Komplexbewegungen". Kapitel 2.5.1 stellt daher die Muster in den Mittelpunkt, Kapitel 2.5.2 spürt die Muster im alltäglichen Bewegungsverhalten auf.

2.5.1 Die PNF-Pattern

Marianne Heidmann

Bei den PNF-Pattern handelt es sich um definierte dreidimensionale, diagonal spiralig verlaufende Bewegungsmuster. Diese grundlegenden Muster des PNF-Konzeptes entwickelte man ursprünglich u. a. anhand der

- spiralig und diagonal angeordneten Muskulatur,
- Beobachtung von normalem Bewegungsverhalten.

Unser „musterhaftes" komplexes Bewegungsverhalten ist, aktuell untermauert (siehe Kapitel 2.4.2), Grund für die Form der Pattern, wie sie von Margaret Knott und Dr. Herman Kabat definiert wurden. „Ein Muskel allein ist nie verantwortlich für eine einzelne Bewegung. Ein Muskel wird unterstützt von anderen und umgekehrt unterstützt er die Wirkung ihm verwandter Muskeln" (Knott u. Voss 1981, S. 11).

Die PNF-Pattern stellen „Grundformen" von Bewegungsverhalten dar, die in ihrer Form allen gesunden Menschen eigen sind. Greifen, Laufen, Krabbeln sind solche Beispiele. Die Fähigkeit der Variation eines Grundmusters in der Spontanmotorik ist jedoch Voraussetzung für zielgerichtete Aktivität in einer variablen Umwelt (Schmidt u. Wrisberg 2004). Die PNF-Pattern, betrachtet als „Grundmuster", orientieren sich an zwei spiralförmigen imaginären Körperdiagonalen und deren Parallelverschiebungen. Sie durchqueren die proximalen Extremitätengelenke: Schulter- und Hüftgelenke. Zu jedem agonistischen Pattern gibt es ein antagonistisches Pattern, die beide auf einer Diagonalen (bzw. deren Parallelverschiebung) liegen. Das Bewegen in einem agonistischen Pattern ist nur so gut koordiniert, wie sein antagonistisches Pattern die „Zügelung" bzw. Kontrolle übernehmen kann.

Box 2

Der Ursprung der PNF-Muster: Die Therapie „in und mit den Pattern" fand in ihrer Anfangszeit ein großes Anwendungsgebiet bei Patienten mit Poliomyelitis. Schwache Muskeln in Ketten anzusprechen, in denen noch kräftige Muskeln vorhanden waren, erwies sich als effektiv. Die spiraligen Muster in den Körperdiagonalen und den Parallelverschiebungen der Diagonalen sprechen die Muskelketten in ihrem Verlauf optimal an. Der fazilitierende Stretch zur Aktivierung hat in den spiraligen Diagonalen die optimale Richtung.
Die Muster wurden auch damals schon zielorientiert im gesamten möglichen Bewegungsweg oder in Ausschnitten davon angewandt (siehe Kapitel 1).
Bei Patienten mit anderen Erkrankungen und einem anderen Befund des Muskelstatus wird das Bewegen im „Original-Pattern" in der Therapie befund- und zielorientiert angepasst. (siehe Kapitel 3).

Box 3

Kraftentwicklung: Innerhalb eines diagonalen Bewegungsmusters ist die Kraftentwicklung deutlich größer als außerhalb. Machen Sie folgenden Versuch: Drücken Sie die Daumen- und Zeigefingerspitze vor der Mitte Ihres Körpers (ca. auf Bauchnabelhöhe) fest zusammen. Machen Sie dasselbe neben dem Körper in Hüfthöhe. Lassen Sie eine zweite Person versuchen, Daumen und Zeigefinger auseinanderzuziehen. Vor dem Körper werden Sie mehr Kraft aufbringen können als neben dem Körper, da Sie sich bzgl. der Daumen- und Zeigefingeropposition in der Diagonalen befinden.

Die Bewegungsmuster enthalten drei Bewegungskomponenten, die zu einer dreidimensionalen, diagonalen und spiralförmigen Bewegung der beteiligten Gelenke bzw. der betreffenden Extremität führen. Es sind mehrgelenkige Bewegungen, die durch eine bestimmte Abfolge von Muskelaktivitäten aneinandergereiht oder zeitgleich durchgeführt werden. Sie enthalten ein sogenanntes „normales Timing“ das letztlich für ein harmonisches Bild der Bewegungsausführung sorgt. Knott und Voss (1956) beschreiben das „normale Timing ... als die Sequenz von Muskelkontraktionen, wie sie bei jeder motorischen Aktivität vorkommt und woraus eine koordinierte Bewegung entsteht“ (S. 85).
Unterschieden werden Kopf-, Rumpf- und Extremitätenmuster. Die drei Bewegungskomponenten der Extremitätenpattern sind entsprechend der Größe ihres Bewegungsausmaßes wie folgt geordnet:

- Flexion – Extension in der sagittalen Ebene: größter Bewegungsausschlag.
- Abduktion – Adduktion in der frontalen Ebene: mittlerer Bewegungsausschlag.
- Rotation in der transversalen Ebene: kleinster Bewegungsausschlag.

Die Bewegungsmuster verlaufen in den Diagonalen jeweils nach

- außen und kopfwärts,
- außen und fußwärts,
- innen und kopfwärts,
- innen und fußwärts.

Die definierten Muster für die obere und untere Extremität sowie die damit verbundenen Bewegungskomponenten in den proximalen und distalen Gelenken zeigen die Tab. 2.2 und die Abb. 2.3–2.6a–b. Bei diesen Mustern handelt es sich um sogenannte *gestreckte Pattern*, d. h. dass in den mittleren Gelenken, wie Ellenbogen- oder Kniegelenk, keine Bewegung stattfindet. Bewegen sich die mittleren Gelenke ebenfalls, berücksichtigt man dies in der Benennung des Pattern, z. B. Flexion/Abduktion/Außenrotation mit Ellenbogen-

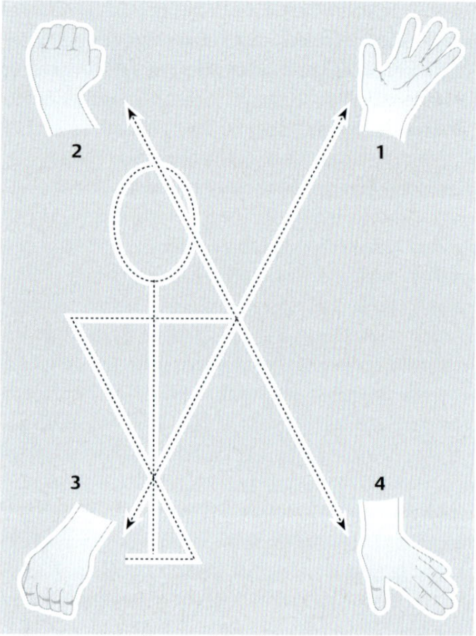

Abb. 2.3 Definierte Muster der oberen Extremität. (1–4, siehe Tab. 2.2)

Tab. 2.2 Definierte PNF-Muster und Bewegungskomponenten

Obere Extremität		
Schultergelenk (Name des Musters)	**Handgelenk**	**Finger- und Daumengelenke**
Flexion/Abduktion/Außenrotation (1)	Radiale Abduktion Dorsalextension	Extension Abduktion
Flexion/Adduktion/Außenrotation (2)	Radiale Abduktion Palmarflexion	Flexion Adduktion
Extension/Adduktion/Innenrotation (3)	Ulnare Abduktion Palmarflexion	Flexion Adduktion
Extension/Abduktion/Innenrotation (4)	Ulnare Abduktion Dorsalextension	Extension Abduktion

Tab. 2.2 (Fortsetzung)

Untere Extremität		
Hüftgelenk (Name des Musters)	**Oberes und unteres Sprunggelenk**	**Zehengelenke**
Flexion/Abduktion/Innenrotation (1)	Dorsalextension Pronation des Vorfußes Inversion des Rückfußes	Extension Abduktion
Extension/Abduktion/Innenrotation (2)	Plantarflexion Pronation des Vorfußes Inversion des Rückfußes	Flexion Adduktion
Extension/Adduktion/Außenrotation (3)	Plantarflexion Supination des Vorfußes Eversion des Rückfußes	Flexion Adduktion
Flexion/Adduktion/Außenrotation (4)	Dorsalextension Supination des Vorfußes Eversion des Rückfußes	Extension Abduktion

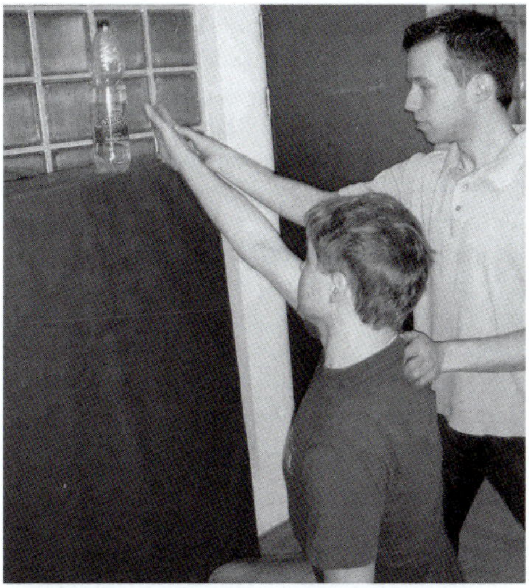

Abb. 2.4 Beispiel Flexion/Abduktion/Außenrotation des rechten Armes für zielorientiertes Greifen in ein Regal in der funktionellen Ausgangsstellung Sitz (1–4, siehe Tab. 2.2).

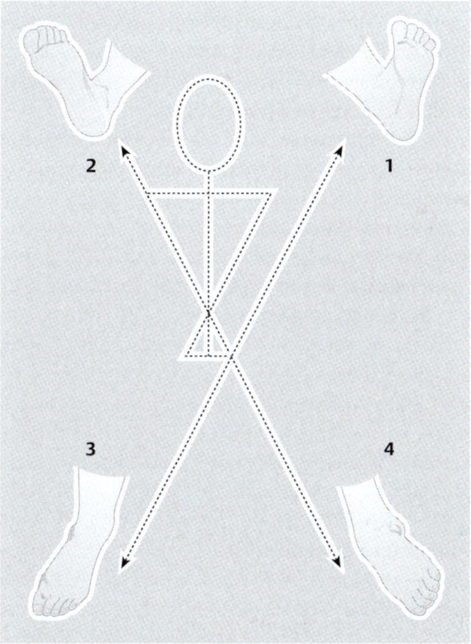

Abb. 2.5 Definierte Muster der unteren Extremität.

flexion. Im alltäglichen Bewegungsverhalten kommt es meistens zu Mitbewegungen in den mittleren Gelenken. Eine Ausnahme ist z. B. der militärische Paradeschritt.

Die Extremitäten-, Kopf- und Rumpfmuster können, je nach Behandlungsziel, vielseitig kombiniert werden: Das Bewegungsausmaß, die Ausgangsstellung und die Kontraktionsform der Muskulatur kann variiert werden. Letzteres kann durch die Anwendung verschiedener PNF-Techniken (Methoden) erzielt werden, z. B. können exzentrische, konzentrische

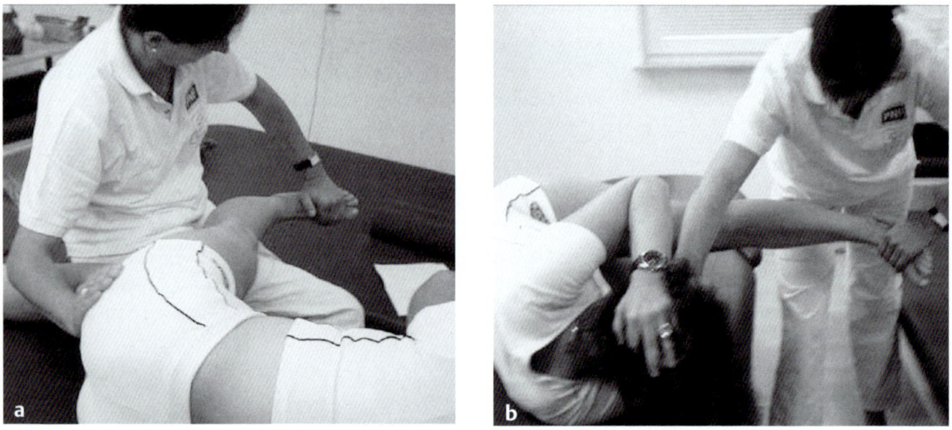

Abb. 2.6a–b Beispiel: Flexion/Adduktion/Außenrotation in Seitenlage hier für strukturelle Mobilisation. a Kombiniert mit einem Kopfmuster. b Kombiniert mit einem Beckenmuster.

und statische Muskelaktivitäten durch die Technik: „Kombination von isotonischen Bewegungen"geübt werden. Die Muster können außerdem bilateral, reziprok, unilateral, symmetrisch und asymmetrisch durchgeführt werden (Abb. 2.7a–d).

Alle Extremitätenmuster korrespondieren mit einem dazugehörigen Skapula- bzw. Beckenmuster. Die dreidimensionale Bewegung der Skapula bzw. des Beckens lassen sich durch die Referenzpunkte Angulus inferior für die Skapula und Tuber ischiadicum für das Becken veranschaulichen (Tab. 2.3). Die Fazilitation der Skapula oder des Beckens alleine verbessern weder Kraft, Haltung, Gleichgewicht noch Willkürbewegungen. Außerdem korrespondiert jedes Pattern im Sinne der komplexen Organisation von Bewegung mit dem gesamten Körper. So gibt es keine isolierte Muskelkontraktion und respektive auch kein isoliertes Pattern.

Es gibt keine isolierten Muster.

Benennung der Pattern

„Die Benennung der Pattern richtet sich nach der Endstellung des Bewegungsmusters und nach der Stellung des proximalen Gelenkes" (Hedin-Andén 1994, S. 31). So wurde bisher die Bezeichnung der Muster beschrieben. Dabei wird nicht deutlich, ob die neuromuskuläre Aktivierung oder die biomechanische Beschreibung der Bewegungskombination gemeint und beschrieben wurde. Biomechanische Tatsachen sind jedoch zu berücksichtigen, da sie der physiologischen, strukturschonenden Ausführung einer Bewegung dienen.

Bewegungsmuster können im Sinne von „Stütz- bzw. Stand"-Aktivitäten und „Spiel- bzw. Schwung"-Aktivitäten durchgeführt werden. Das bedeutet, dass es sich einmal um Aktivität in der geschlossenen Kette handelt und einmal um Aktivität in der offenen Kette. Dies führt zu unterschiedlichen neuromuskulären Antworten und biomechanischen Situationen, die in manchen Fällen nicht der Benennung der Muster entsprechen. Dies gilt besonders für die Rotation. Bezüglich der Flexion/Extension und Abduktion/Adduktion gibt es keine Unterschiede zwischen der neuromuskulären und biomechanischen Situation. Die folgenden

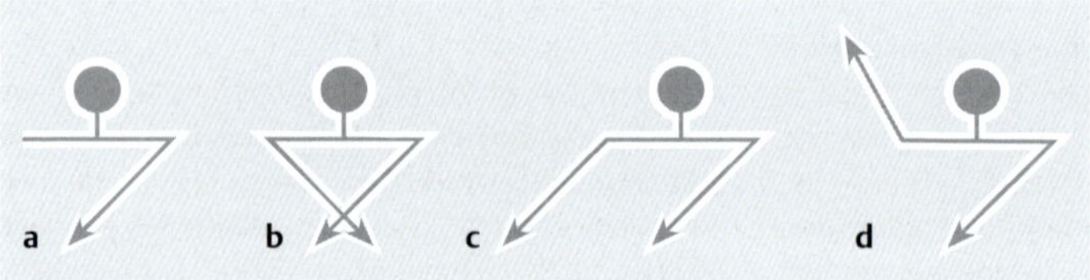

Abb. 2.7a–d Variationen.
a Unilateral.
b Bilateral symmetrisch.
c Bilateral asymmetrisch.
d Bilateral reziprok.

Tab. 2.3 Skapula- und Beckenmuster

Skapulapattern	Dazugehöriges Armpattern	Bewegung des Angulus inferior
Anteriore Elevation	Flexion/Adduktion/Außenrotation	Ventral, kranial, lateral
Anteriore Depression	Extension/Adduktion/Innenrotation	Ventral, kaudal, medial (Die mediale Zügelung des Angulus inferior sichert die Elongation der Brustwirbelsäule)
Posteriore Elevation	Flexion/Abduktion/Außenrotation	Dorsal, kranial, lateral (Aus der Vordehnungsstellung anteriore Depression kommend bewegt sich die Skapula auf den gebogenen Rippen nach dorsal)
Posteriore Depression	Extension/Abduktion/Innenrotation	Dorsal, kaudal, medial
Beckenpattern	**Dazugehöriges Beinpattern**	**Bewegung des Tuber ischiadicum**
Anteriore Elevation/ mediale Elevation	Flexion/Adduktion/Außenrotation	Ventral, kranial, medial
Anteriore Depression/mediale Depression	Extension/Adduktion/ Außenrotation	Ventral, kaudal, medial
Posteriore Elevation/ laterale Elevation	Flexion/Abduktion/Innenrotation	Dorsal, kranial, lateral
Posteriore Depression/laterale Depression	Extension/Abduktion/Innenrotation	Dorsal, kaudal, lateral

In Abhängigkeit von der Situation unterscheiden sich neuromuskuläre Aktivitäten und biomechanische Gegebenheiten bei der Anwendung von PNF-Pattern.

Beispiele verdeutlichen, dass unterschiedliche Umweltbedingungen, therapeutischer Widerstand gegen die Bewegungsrichtung oder Approximation unterschiedliche neuromuskuläre Antworten bewirken. Insbesondere die Rotationskomponente entspricht nicht konstant der Benennung der Muster.

Beispiel 1: Extension/Abduktion/Innenrotation der oberen Extremität

Für die Extension/Abduktion/Innenrotation der oberen Extremität in der geschlossenen Kette, also in einer Stützsituation, ist die Gegenaktivität der Außenrotation im Schultergelenk notwendig. Diese außenrotatorische Aktivität geht vom proximalen Gelenkpartner, der Skapula, aus, um die posturale Kontrolle aufrechtzuerhalten. Würde eine Innenrotation, wie im Muster benannt, aktiviert durch zusätzlichen Widerstand in der offenen Kette, käme es weiterlaufend zu einer Protaktion des Schultergürtels. Diese Protraktion des Schultergürtels führt jedoch zu einer Minderung des Haltungshintergrundes, der aber für eine Stützaktivität gewünscht ist: letztlich auch für die Absicherung des Gelenkes bei Gewichtsbelastung. Im Gegensatz zum Widerstand fazilitiert die Approximation (Technik) die nötige neuromuskuläre Aktivierung für die Zentrierung von gewichttragenden Gelenken – in diesem Fall durch die Außenrotation von proximal im Schultergelenk. Diese neuromuskuläre Situation generiert sich beim Gesunden automatisch in der geschlossenen Kette. Sie kann durch den Stimulus Approximation in der Therapie imitiert werden, wenn eine Stützposition nicht möglich ist, wie z. B. in Seitenlage für den Arm oder das Bein.

Beispiel 2: Extension/Abduktion/Innenrotation der unteren Extremität

Extension/Abduktion/*Innenrotation* der unteren Extremität in der offenen Kette bei z. B. der Ausholbewegung eines Fußballers ist bzgl. der muskulären Aktivierung vorstellbar. Der Fußballer könnte die Extensoren, Abduktoren und Innenrotatoren aktivieren, um anschließend eine kraftvolle Schussbewegung durchzuführen. In der geschlossenen Kette, also im Stehen (das Stehen an sich entspricht einer Approximation), müsste jedoch ebenso eine Außenrotation mit aktiviert sein. Denn die Außenrotatoren steuern zusammen mit den Abduktoren das Becken über dem Caput femoris.

Beispiel 3: Flexion/Abduktion/Außenrotation der oberen Extremität

Kapandji (1999) beschreibt folgende biomechanische Gegebenheit des Schultergelenks: „Eine Innenrotation im Anschluss an eine Anteversion entspannt die Ligg. coracohumerale und glenohumeralia, sodass eine größere Bewegungsamplitude möglich ist" (S. 32). Eine maximale Armhebung geht also zum Bewegungsende mit Innenrotation einher. Um einen Apfel von einem Baum zu pflücken, ist das sicher eine gute Möglichkeit der Bewegungsvergrößerung. Jedoch führt sie dazu, dass die Stabilisierung der Skapula auf dem Thorax nicht mehr gewährleistet ist und damit der dynamisch stabilisierte Hintergrund des Rumpfes für die Armbewegung verloren geht. Gleichgewichtsstörungen können daraus resultieren. (Vielleicht ist dies u. a. ein Grund für Stürze von der Leiter während der Obsternte.) Eben gerade diese Situation können Therapeuten häufig bei orthopädischen oder auch neurologischen Patienten mit unkoordinierter Schulter-Armbewegung sehen. Die glenohumerale Koordination in Korrespondenz mit dem Rumpf zeigt sich in der Regel defizitär.

Ein Beispiel für eine unphysiologische Armhebung mit mangelhafter Rumpfkoordination zeigt Abb. 2.8. Die aufgemalten Pfeile verdeutlichen die regelrechte Aktivierung der Rumpfkette mit ihrer Wirkrichtung nach proximal, der äußere Pfeil zeigt die deutliche Abweichung des rechten Rippenbogens nach lateral, kranial und dorsal. Die Fazilitation der Außenrotatoren und die Anbindung der Skapula auf dem Thorax sind hier zentrale therapeutische Aspekte, um das Gelenk zu zentrieren und damit zu schonen. Abb. 2.9 zeigt die proximale taktile Unterstützung für die Fazilitation der Außenrotatoren und die Anbindung der Skapula am Thorax.

Somit sind es die Methoden (wie Approximation, Widerstand, Traktion) in Verbindung mit den Mustern, die die neuromuskuläre Aktivität der gewünschten motorischen Strategie fazilitieren. Die Muster sind nur ein Teil des Ganzen – des PNF-Konzeptes!

2.5.2 Musterhaftes Verhalten – Warum sollten es Bewegungsmuster sein?

Therapie zielt ab auf die bestmögliche (Wieder-)Herstellung ökonomischen Verhaltens. Die Ethologie (biologische Forschungsrichtung) beschreibt mit naturwissenschaftlichen Methoden die Gesetzmäßigkeiten des Verhaltens von Mensch und Tier (Bertelsmann 2003). Eine Gesetzmäßigkeit zeigt immer wiederkehrende Muster, durch die sie überhaupt erst erkennbar wird. Diese Muster

Box 4

Geschlossene Kette: Bewegungen bzw. Aktivitäten, bei denen die distalen Körperteile durch die Unterstützungsfläche oder einen Widerstand an Bewegung gehindert werden, z. B. Stand- oder Stützsituationen.

Offene Kette: Bewegungen, bei denen sich die distalen Körperabschnitte im Raum frei bewegen, z. B. Spielbeinfunktion, Winken (Steindler 1955).

Die anatomische Bestimmung von Ansatz und Ursprung der Muskulatur hat hier in der koordinierten Organisation von Bewegung keine Bedeutung. Vielmehr ist die Bestimmung des sogenannten Punctum stabile bzw. mobile entscheidend.

Die motorische Aufgabe ist für die Organisation von Punctum stabile und mobile bestimmend.

Die Muskelzugrichtung ist abhängig davon, wo sich das Punctum stabile befindet. Es ist dem Muskel sozusagen „egal", wohin er den Hebel, an dem er befestigt ist, zieht. Einzig die Wahl des Punctum stabile ist entscheidend, denn es wird von Antagonisten bereitgestellt und sichert die geplante Bewegungsrichtung. Ein Beispiel: Bei fixiertem Unterarm zieht der M. biceps brachii die Skapula und damit die Cavitas glenoidale über das Caput humeri und der Oberarm bewegt in Richtung Unterarm. Dies ist gut zu beobachten, wenn ein Paraplegiker sich aus der Rückenlage aufsetzt. Er fixiert seine Daumen in der Gürtelschlaufe seiner Jeans und bewegt so seinen Schultergürtel über den distalen Stützpunkt Ellenbogen. Bei nicht fixiertem Unterarm bewegt der M. biceps brachii den Unterarm und respektive die Hand in Richtung Oberarm. Stabilisiert man dabei den Schultergürtel nicht (Punctum stabile), ist z. B. das Heben von Gegenständen unökonomisch.

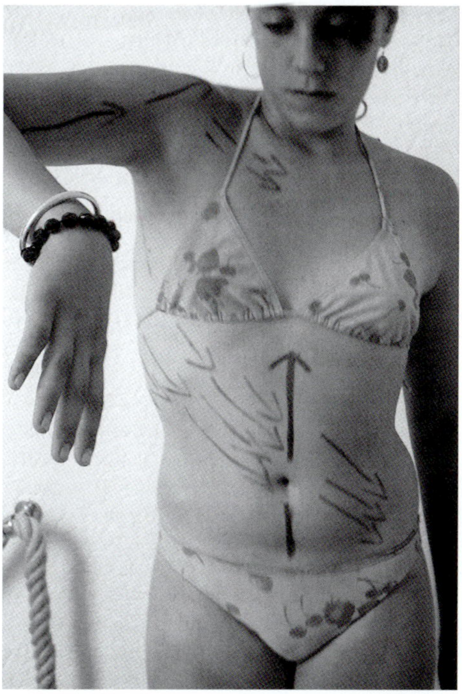

Abb. 2.8 Die Armhebung geht einher mit Innenrotation, Lateralflexion des Rumpfes nach links und Lateralflexion der HWS nach rechts, Elevation des Schultergürtels, mangelhafte Aktivierung der Rumpfrotatoren und Skapulastabilisatoren sowie Vergrößern des epigastrischen Winkels, d. h. dass die Bauchmuskulatur unzureichend aktiviert ist. Neben der Schulterarmaktivität ist also ein stabilisierter unterer Rumpf für eine Armhebung notwendig.

beinhalten wiedererkennbare Parameter. Auch im menschlichen motorischen Verhalten sind Muster mit ihren wiederkehrenden Merkmalen zu finden, wie z. B. im Gang. Diese Merkmale/Parameter sind Hilfen, um

- einerseits Abweichungen vom Muster zu erkennen und
- andererseits sie als therapeutische Mittel einzusetzen.

Die meisten therapeutischen Interventionen aktivieren *fünf* sensorische Modalitäten: auditiv, visuell, vestibulär, taktil und propriozeptiv. Während der therapeutischen Maßnahme muss beobachtet werden, wie das sensorische System auf das „Bombardement“ von Reizen reagiert. Wurde bestimmt, welche sensorischen Systeme intakt,

Box 5

Gewebespannungsrichtung versus PNF-Rotationen in den definierten Mustern: Als körperbezogenen Referenzpunkt (Distanzpunkt) für die Bewegungsrichtung kann man den Daumen für die Muster der oberen Extremität und die Großzehe für die untere Extremität als Konstanten beobachten. Sowohl die Gewebespannung als auch diese Referenzpunkte folgen der Innen- oder Außenrotationsrichtung, wie im Muster benannt.
Wir vermuten jedoch und stellen uns vor, dass die einzige, wirkliche Konstante der Rotationskomponente der Muster die Bewegungsrichtung des Bindegewebes ist. Sie folgt der Innen- oder Außenrotationsrichtung, wie im Muster benannt. Die Gelenkbewegung bzw. -stellung und die neuromuskuläre Aktivierung divergieren je nach Anwendung in der geschlossenen und offenen Kette. Bisher wurde diese Hypothese noch nicht überprüft, hier besteht Forschungsbedarf (siehe Kapitel 5).

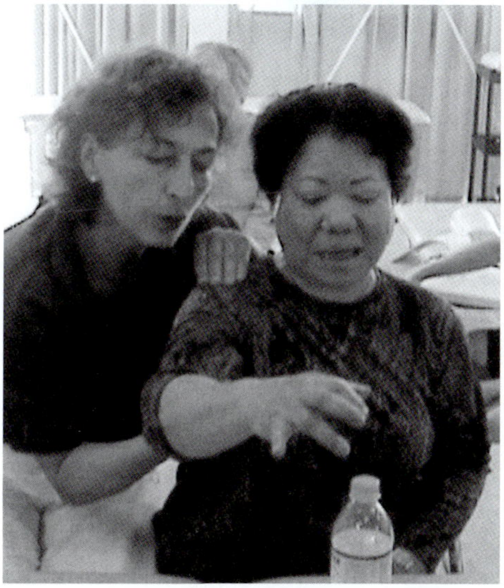

Abb. 2.9 Zielorientiertes Greifen mit proximaler Unterstützung im Muster Flexion/Adduktion/Außenrotation mit Ellenbogenextension. Die auf das Ziel orientierte Hand öffnet sich.

welche unterdrückt sind und welche anscheinend fehlerhafte Daten liefern, dann schaffen die Veränderung von Dauer und Intensität einzelner Reize und der kombinierte Input aller Reize eine ungeheure Flexibilität in der klinischen Auffälligkeit aber auch in der klinischen Lernsituation. Dies kann eine mögliche Erklärung sein, warum Therapeuten häufig einerseits unterschiedliche Verhaltensmuster bei der gleichen Diagnose beobachten können und andererseits unterschiedliche Reaktionsmuster bei derselben therapeutischen Maßnahme.

Welche/s Antwortmuster ist dann das geeignete? Warum erscheint es so und nicht anders? Im System muss es eine Organisation geben, mit Hilfe derer es sich an Rahmenbedingungen der äußeren Umgebung, des Stoffwechsels und der verschiedenen inneren physiologischen Körpersysteme (muskuloskeletal, kardiovaskulär) anpassen und auf sie reagieren kann.

„Ein koordiniertes Bewegungsmuster entwickelt sich aus der dynamischen Interaktion von Untersystemen zur Bewältigung einer Aufgabe bei Beachtung der inneren und äußeren einschränkenden Bedingungen" (Umphred 2000, S.111). „Da sich diese Bedingungen ständig ändern, diskutiert man das ‚Konzept neu entsehender Eigenschaften'. Es besagt, dass die Hirnzentren zusammenarbeiten und nicht ein einzelnes Zentrum allein ‚Bewegung' hervorruft" (Umphred 2000, S. 112). Die unendliche Variationsbreite motorischen Verhaltens könnte sonst nicht entstehen. Nicht jedes Bewegungsprogramm ist im Gehirn gespeichert, sondern eine abstrakte Darstellung des beabsichtigten Zieles. Zum Zeitpunkt der Durchführung der Bewegung benutzen verschiedene Hirnzentren aktuelle sensorische Informationen zusammen mit Erinnerungen an frühere Bewältigungen der Aufgabe, um eine entsprechende Bewegungsstrategie zu entwickeln. Das heißt, dass es wohl keine „fest verdrahteten", neuronalen Bewegungsprogramme gibt. „Wären sie fest verdrahtet, und gäbe es ein Bewegungsprogramm für jede je ausgeführte Bewegung, müsste das Gehirn eine enorme Speicherkapazität haben" (Umphred 2000, S. 113).

Muster erleichtern das Organisieren komplexer Bewegungen.

Muster und Synergien strukturieren die Vielfalt der Freiheitsgrade

Koordinierte Bewegung bedarf der Kontrolle der enormen Anzahl von Freiheitsgrade (Bernstein 1967): Bernstein forderte als einen Weg zur Verringerung der Zahl der Freiheitsgraden ein synergistisches Arbeiten von Muskeln. Muskeln und Gelenke eines Gliedes können in einem *funktionellen synergistischen Muster* gekoppelt sein.

Ein Schritt während des Gehens kann ein funktionell synergistisches Muster der unteren Extremität sein. Diese Synergien können mit funktionellen Synergien anderer Körperabschnitte verknüpft sein, sodass sich eine zwischen mehreren Körperabschnitten koordinierte Bewegung ergibt, z. B. das Gehen oder Rollen. Die Reihenfolge oder Anordnung (Timing) der Aktivierung führt ebenfalls zur Kontrolle der Freiheitsgrade. Findet eine muskuläre Aktivierung außerhalb einer geeigneten Reihenfolge statt, wirkt die erzeugte Bewegung ruckartig oder unkoordiniert. (Körperliche, strukturelle Einschränkungen sowie Einschränkungen durch die Umgebung begrenzen natürlich auch die Anzahl von Freiheitsgraden.)

Muster sind variabel

Ein Individuum benutzt *bevorzugte Bewegungsmuster*, um den ständig sich ändernden äußeren Umständen gerecht zu werden. Es sind bevorzugte, aber nicht „zwingende" Muster. Ein zwingendes, und damit stereotypes Muster bedeutet, dass das Individuum sich nicht an neue Situationen adaptieren könnte. Diese Situation entspräche dem starren Bild eines spastischen, z. B. beinbetonten Beugemusters, das in der Regel in Flexion/Abduktion/Außenrotation mit Supination des Fußes erscheint.

In der Großhirnrinde befinden sich ca. einhundert Milliarden Zellen und eine halbe Trilliarde interneuronale Verbindungen (Hanus 2006). Auch auf spinaler Ebene gibt es zahlreiche interneuronale Verbindungen, insbesondere wenn man zusätzlich die supraspinalen Regelkreise berücksichtigt. Diese Zahlen verdeutlichen, warum die Steuerung von Systemen über Muster bewerkstelligt wird und nicht über einzelne Verbindungen von Motoneuronen.

Alles Verhalten bedient sich zweckorientierter Muster

Muster sind erkennbar durch wiederkehrende, in bestimmter Ordnung ablaufende Merkmale. Das be-

zieht sich sowohl auf die Natur im Allgemeinen, z. B. ein Gewitter, als auch auf menschliches Verhalten im Besonderen. Ob es dabei um die emotionale oder sensomotorische Ebene geht, spielt keine Rolle.
Das PNF-Konzept bedient sich sogenannter komplexer bzw. dreidimensionaler Bewegungsmuster. Es sind „definierte Bewegungskombinationen" („patterns of movement"), die synergistische Muskelgruppen in ihrer gesamten Funktion optimal koordinieren. Ursprünglich wurden sie aus der sogenannten Vordehnung der entsprechenden gesamten Muskelkette initiiert, um dann in die größtmögliche Verkürzung gegen Widerstand zu bewegen. Knott und Voss (1981) beschreiben dies so: „Synergisten wurden gedehnt, um eine kräftigere propriozeptive Reizung zu erlangen" (S. 2).
Dudel et al. (1996) schreiben, dass für die Benutzung funktioneller Muskelsynergien die Rekrutierungsreihenfolge und die Frequentierung der motorischen Einheiten schon bei der Idee der Bewegung vorgeplant werden. „Die Bewegungsmuster sind biomechanisch gekoppelte Bewegungen und neuromuskulär gekoppelte Muskelaktivitäten, die je nach Alltagsaktivität und Umweltsituation variabel organisiert werden" (Horst 2005).

Muster in der Ontogenese

Die Variabilität der Muster in der Spontanmotorik erfolgt auf Grund neuronaler Vernetzungen teils reflexogen, rhythmisch und willkürlich entsprechend den drei Typen von Bewegung, die die motorischen Systeme erzeugen (Schwartz et al. 1995). Die drei verschiedenen Kategorien von Bewegung sind Reflexe (z. B. Kniesehnenreflex), rhythmische Bewegungsmuster (z. B. Laufen, Rennen, Kauen) und Willkürbewegungen (z. B. Klavierspielen).
Die Spontanmotorik entwickelt sich auf der Basis altbewährter Bewegungsengramme. Diese Basisbewegungen können als häufig benutzte motorische Programme gesehen werden, als „Autobahnen" des motorischen Systems. Geprägt durch die Phylogenese (hier der Motorik), durch die Erfahrung der „Brauchbarkeit" und des Nutzens bilden sie ein *„Grundgerüst"* für erfolgreiche Bewegungsstrategien.
Dabei gibt es weder eine isolierte Muskelkontraktion noch ein isoliertes Muster/Pattern (Beevor' Grundsatz). Unser Bewegungsverhalten ist von globalen, komplexen, sich im gesamten Körper ausbreitenden Mustern geprägt. Schon die Absicht einer Armbewegung rekrutiert die dafür notwendigen Haltungsmechanismen, die letztlich den gesamten Körper erfassen zur Sicherung der posturalen Kontrolle (Hodges u. Richardson 1996).
Faszinierend ist dabei die Tatsache, dass wir uns unbewusst dieser Programme bedienen, was darauf schließen lässt, dass sie genetisch angelegt sind. Ein Kind, und zwar weltweit, zieht sich *nicht* mit ca. 10 Monaten an Möbeln hoch in den Stand, weil es jemand dazu anspornt. Es macht dies quasi von selbst. Seine Motivation, etwas auf dem Tisch zu erreichen, führt dazu, dass sich das Kind vertikalisiert. Die entsprechende Reife und Neugierde (intrinsische Faktoren) generieren den Plan. Die motorischen Fähigkeiten, das Ziel und die Schwerkraft formen das zielorientierte Bewegungsprogramm aus. Das Bewegungsmuster des „sich an Möbeln hochziehen" erscheint mit stets wiedererkennbaren Items weltweit bei allen gesunden Kindern in diesem Alter. Gelenkstellung, Timing, phasische und tonische Kraftentwicklung orientieren sich an der entsprechenden Aufgabe (extrinsische, umweltbedingte Faktoren). Die Kombination aus genetischem Programm und Umweltfaktoren beschreibt Forssberg (1999) wie folgt: „The theory of neural group selection is appealing because it emphasises development as the result of a complex interacting between genes and environment" (S. 676). Übersetzt: „Die Theorie der neuralen Gruppierung ist ansprechend, weil sie betont, dass Entwicklung ein Ergebnis einer komplexen Interaktion zwischen Genen [intrinsisch] und Umgebung [extrinsisch] ist."

Selbst die Amöbe bewegt sich „musterhaft" zum Ziel. Ein aufziehendes Gewitter ist an seinem „Muster" zu erkennen.

So greifen wir zurück auf angelegte Programme, die der Haltung, Aufrichtung gegen die Schwerkraft, dem Gleichgewicht und der Lokomotion dienen, um sie situationsgerecht und schließlich aufgabenspezifisch modifiziert einzusetzen.
Die Existenz von endogenetischen *musterhaften* Spontanbewegungen, die nicht getriggert waren durch spezifischen sensorischen Input, ist seit über einem Jahrhundert bekannt. William Preyers (1885) Ausführungen beschrieben diese bereits, sie gerieten jedoch in Vergessenheit. Wiederentdeckt wurden sie später in Tierexperimenten von Erich von Holst (1939) sowie von der Gründern der Ethologie (Verhaltensforschung) Konrad Lorenz und Niko Tinbergen. Holst nannte sie in seinen Arbeiten

„Zentrale Automatie", heute CPG (Central Pattern Generators).

Moderne neurobiologische extensive Experimente beweisen ebenfalls die Existenz endogenetisch generierter Aktivitäten, die bereits pränatal ablaufen. Die Nutzung neuer technologischer Hilfsmittel wie die transkranielle Magnetstimulation und die Möglichkeit der Echtzeitaufnahmen bewegter Ultraschallbilder geben Einblick in die kindliche Bewegungsentwicklung und erweitern das bisherige Wissen. Scheinbar koordinierte, „musterhafte" Bewegungen erscheinen bereits ab der 7. bis 8. embryonalen Woche. Der Embryo neigt seinen Kopf zur Seite (Prechtl 1990). Eine Phase unkoordinierter und amorpher Bewegungen existiert nicht. Innerhalb weniger Wochen entwickelt sich ein reiches Repertoire, das postnatal bestehen bleibt (Prechtl 1992): Saugen, Schlucken, Kauen und für die Lokomotion Schwimmen, Strampeln, Krabbeln, Gehen.

Die Betonung des „Musterhaften" der Bewegungen der beobachteten Föten beschreibt Prechtl (1997). Dabei hält er bzgl. der fötalen Bewegungen für besonders erwähnenswert, dass sie von Beginn an musterhaft und wiedererkennbar sind. Sie erscheinen programmartig. Bis heute wurden keine fötalen Bewegungen nachgewiesen, die nicht auch postnatal in modifizierter Form übernommen werden (Prechtl 1997).

In Norditalien führten Costi et al. (1983) eine Studie mit 2382 Säuglingen zwischen der 4. und 6. Lebenswoche durch. Alle Kinder wurden bezüglich ihrer altersentsprechenden motorischen Reaktionen standardisiert untersucht (Lagereaktionen nach Vojta). 75 % der Kinder zeigten keinerlei Abweichungen, sodass von einem „gesunden" (idealen) Bewegungsverhalten ausgegangen wurde.

Muster in der Phylogenese

Laufens (2006) beschreibt bezüglich der Lokomotionsphylogenese Folgendes: „Dabei gilt der Kreuzgang zusammen mit Anderen als die älteste Form der Lokomotion. Er erscheint bereits bei den ersten Amphibienarten und ist auch bei den Reptilien und vor allem bei vielen Säugetieren weit verbreitet" (o. S.). „Die Stammesentwicklung (Phylogenese) zeigt, dass die Lokomotionsformen aufeinander aufbauen. D. h. dass sich z. B. das Kriechen aus dem Schwimmen, das Laufen aus dem Kriechen und entwickelt hat" (Laufens 2006, o. S.). Ihnen allen gemein ist das Bild der „rhythmischen Bewegung", eine der drei Arten von Bewegungsformen nach den beiden Neurobiologen Schwartz und Kandell (1995).

Wir haben also einerseits Bewegungsengramme zur Verfügung, die im Laufe der Phylogenese, der Vertikalisierung, der menschspezifischen Lokomotion und Manipulation selektiert wurden und als „Grundgerüst" oder „Autobahnen" von Bewegung gesehen werden können und automatisch als gesunde „ideale" Muster verwendet werden. Andererseits haben wir die Möglichkeit, willkürlich motorisches Geschick zu erwerben. Wir tun dies auf der Basis von endogenetischen „Autobahnen" und erreichen mit zunehmender Übung einen gewissen Grad der Automatie und Geschicklichkeit.

So scheinen die kindliche Entwicklung und das heutige Verständnis eines plastischen ZNS, i. S. eines dynamischen, reaktiven und interaktiven Systems von Neuronen und Nervenbahnen, in sehr enger Verbindung und Abhängigkeit zu stehen.

Ein sich selbst organisierendes System wird unter anderen von Ullrich (1997) wie folgt erklärt: „Multiple subsystems, intrinsic and extrinsic, contribute to behavioral outcomes. These includes, for example, neuronal organization, muscle strength, joint structures and ranges of motion, motivational and arousal levels, the support surface, and the task" (S. 324). Übersetzt: „Vielfältige Subsysteme, innere und äußere, tragen zu Verhaltensweisen bei. Dies schließt z. B. die neuronale Organisation, Muskelkraft, Gelenkstrukturen und das Bewegungsausmaß, Motivations- und Erregungsstufe, die Unterstützungsfläche und Aufgabe ein."

„Aus dieser Vielzahl von präformierten Bewegungsvarianten entwickelt sich schließlich eine von Erfahrungen geprägte selektive Bewegungsstruktur heraus, die mit einem natürlichen Verlust an Variabilität zugunsten stabiler Muskelinnervationsmuster Erwachsener einhergeht" (Forssberg 1999, S. 677).

Das Wiedererarbeiten von Bewegungsmustern, die sich in der Phylogenese bewährt haben und in weiterer Folge in ihrer Grundform relativ konstant geblieben sind, scheint deshalb sinnvoll, weil „motorische Geschicklichkeiten (Engramme), die einmal erworben wurden, erstaunlich stabil über lange Zeit erhalten bleiben" (Mauritz 1997 zit. nach Hasenhüttl 2005, S. 63).

Fazit

In der therapeutischen Arbeit mit an Poliomyelitis erkrankten Patienten erwies sich der Einsatz von Bewegungsmustern als sehr effektiv. Die Begründer des PNF-Konzeptes stellten zunächst fest, dass anscheinend innerhalb einer Muskelkette die stärkeren Muskeln die schwächeren unterstützen. Sie begründeten dies mit den damals aktuellen neurophysiologischen Erklärungsmodellen (siehe Kapitel 1).

Heute sprechen weitere Ansätze für das Training mit Mustern: „Die Existenz von Bewegungsmustern, die bereits im embryonalen/fötalen Stadium nachgewiesen wurden und von denen die allermeisten nach entsprechenden Rationalisierungsvorgängen weitgehend erhalten bleiben, scheint dem Training von ‚pattern of movement' durch PNF Recht zu geben" (Hasenhüttl 2005, S. 44).

Die Aussage, „Zellen, die gemeinsam feuern, sind miteinander vernetzt", dient dem Verständnis der neuronalen Plastizität. Sie ist genauso hilfreich bei der Einordnung der PNF-Muster in das große Netzwerk der mannigfaltigen motorischen Verbindungen in unserem täglichen Bewegungsverhalten: einzig darauf ausgerichtet, ein Ziel, eine Aufgabe zu bewältigen.

2.6 Wiederholung und Timing

Renata Horst

Bernstein hat sich schon 1967 mit der Frage beschäftigt, wie das ZNS die große Vielfalt an Kombinationsmöglichkeiten von Bewegungen bzw. Handlungen organisiert. Heute geht man davon aus, dass die Muskelaktivierungsfolge synergistisch durch die Aufgabe und Umweltbedingungen bestimmt wird. Die reziproke Innervation, d. h. die *Aktivität* der Antagonisten sowie die Aktivierungsfolge der Agonisten, wird bereits bei der Idee zu bewegen organisiert (Ghez u. Krakauer 2000). Das Timing für normale Bewegungsabläufe ist also sehr variabel. Zielmotorische Handlungen plant das Individuum im Hinblick auf die distalen Körperteile grundsätzlich bewusst. Der proximale Haltungshintergrund wird vor der Bewegungsinitiierung benötigt und unbewusst gesteuert.

Geschicklichkeit wird als „Ziel" der motorischen Entwicklung betrachtet. Nach heutigem Kenntnisstand kann und soll die Aktivität, die gelernt werden soll, direkt geübt werden. Gehen kann man nur durch Gehen lernen (Hesse 1991, 2001, 2007). Auch wenn die Rumpfstabilität noch nicht vorhanden ist, kann durch das Gehen selbst die Rumpfstabilität trainiert werden (Abb. 2.10).

Distale Aktivitäten fördern auch die proximale dynamische Stabilität.

Anatomisch gesehen versorgen unterschiedliche Bahnen des Rückenmarks die distalen und proximalen Muskeln: Der mediale Trakt innerviert die proximalen Muskeln, der laterale Trakt die distalen (Ghez u. Krakauer 2000).

Distale Körperteile werden sozusagen zielgerichtet ausgerichtet, d. h. wohin man bewegt, wird bewusst gesteuert (Brooks 1986). Während der zielorientierten Bewegung der distalen Körperteile sorgen proximale Körperteile für den dazu notwendigen Haltungshintergrund. Dieser Haltungshintergrund muss vor Beginn der distalen Bewegung vorhanden sein, um Stabilität zu gewährleisten. Somit ist die proximale Stabilität pro-aktiv (Hodges 1996). Das heißt, *wie* man bewegt, wird unbewusst gesteuert. Dies hat zur Folge, dass das bewusste Üben der proximalen Körperteile auf der Körperstrukturebene nicht automatisch zu einer Verbesserung der Geschicklichkeit auf der Aktivitäts- und Partizipationsebene führt. Auch die proximale Stabilität zu üben, bevor distal geübt wird, führt nicht zwangsläufig zu einer verbesserten motorischen

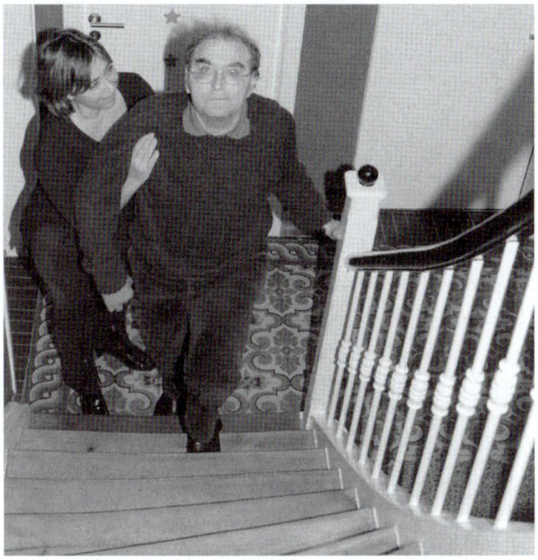

Abb. 2.10 Patient nach Schlaganfall mit einer Hemiplegie rechts, er lernt während des Treppensteigens sein Gleichgewicht zu organisieren.

Handlung. Da die Stabilität schon bei der Absicht zu bewegen aktiviert wird, erscheint es zur Förderung der Geschicklichkeit sinnvoll, distal und proximal *gleichzeitig* zu üben.

Proximale und distale muskuläre Aktivität müssen für zielmotorische Handlungen aufeinander abgestimmt werden. Kann ein Patient seinen Haltungshintergrund nicht automatisch organisieren, kann die Therapeutin ihm so viel Unterstützung wie nötig geben, sodass die motorische Aufgabe erfüllt werden kann – und er die motorische Strategie erfahren kann (siehe Kapitel 2.4 Positive Vorgehensweise).

Man lernt situationsabhängiges Bewegungsverhalten, man lernt nicht einzelne Bewegungen

2.6.1 Lernen auf der Aktivitäts- und Partizipationsebene

In den 40er-Jahren hat der kanadische Psychologe Hebb die Hypothese der Plastizität (Hebb'sche Plastizität) aufgestellt. Ein unkonditionierter Reiz wurde nahezu zeitgleich gemeinsam mit einem konditionierten Reiz appliziert, damit es zu einer synaptischen Übertragung kam. Therapeuten, die nach dem PNF-Konzept arbeiten, stimmen mehrere Inputsysteme zeitlich aufeinander ab, um die gewünschte Aktivität zu fördern bzw. zu fazilitieren (Prinzip der Fazilitation der für die motorische Aufgabe notwendigen neuromuskulären Koordination). Durch häufige Wiederholung in verschiedenen Übungssituationen bzw. unter verschiedenen Umweltkonditionen verfestigt sich das Geübte, mit dem Ziel die selbstständige Aktivität des Patienten zu erreichen (Prinzip).

Kupfermann und Kandel (1996) konnten durch das folgende Experiment zeigen, dass es *nicht einzelne, isolierte Bewegungen* sind, die auf der Ebene der Körperstrukturen und -funktionen häufig wiederholt und gelernt werden. Vielmehr erlernt man ein situationsabhängiges *Bewegungsverhalten*.

Sie applizierten bei ihren Probanden Reizstrom (unkonditionierter Stimulus) auf die volare Handfläche, die auf einem Metallrost lag. Die Probanden zogen ihre Hand mittels Aktivität der Dorsalextensoren zurück. Kupfermann und Kandel konditionierten die Probanden mit einem kurz zuvor gegebenen Lichtreiz. Nach einigen Wiederholungen lernten die Probanden, ihre Hand vom Metallrost wegzuziehen, wenn nur das Licht eingeschaltet wurde, ohne die Applikation vom Strom. Hierzu aktivierten sie wiederum die Extensoren des Handgelenks. So weit so gut, das Interessante an diesem Experiment ist, dass die Probanden, wenn sie mit der Dorsalfläche auf dem Rost platziert wurden, ihre Hand infolge des Lichtstimulus mit den entgegengesetzten Synergisten, also den Volarflexoren, vom Rost zogen. Dieses gelernte Verhalten basiert auf der neuronalen Plastizität. Hierbei führen kurzfristige funktionelle Veränderungen der synaptischen Effizienz zu langfristigen strukturellen Veränderungen. Durch Wiederholungen können neue Synapsen entstehen und bestehende Verbindungen verstärkt werden. Die strukturelle Veränderung an der synaptischen Übertragungsstelle wird von den funktionellen Erfordernissen bestimmt. Die Funktion bestimmt somit die Struktur.

Wiederholung ist elementar für das motorische Lernen. Dabei geht es nicht nur um die Wiederholung an sich, sondern wie man in diesem Experiment sehen konnte, um die Erfahrungen, die währenddessen gemacht werden.

2.6.2 Lernen durch Wiederholungen und Variabilität

Da Timing ein sehr hohes Maß an Variabilität voraussetzt, sollten Übungswiederholungen diese Variabilität berücksichtigen. Woldag et al. (2003) haben in ihren Studien gezeigt, dass das motorische Lernen nicht nur von der Häufigkeit der Übung abhängt, sondern auch vom Shaping. Der Begriff *Shaping* bedeutet, dass Wiederholungen mit Steigerungen verknüpft werden. Diese Steigerungen können durch die Anzahl der Wiederholungen, die jeweiligen Schwerkraftbedingungen oder durch die Anzahl der Freiheitsgrade, die kontrolliert werden müssen, erreicht werden. Im Kapitel 2.4 „positive Vorgehensweise" wurde bereits darauf eingegangen, dass im PNF-Konzept einzelne Charakteristika der Bewegung, wie z. B. Gewichtsverlagerung auf einem Standbein in unterschiedlichen Übungskontexten (Drehen auf der Matte, Aufstehen-Hinsetzten, Bücken, Treppensteigen, Gehen), trainiert werden. Diese Variabilität fördert das motorische Lernen. Dabei propagiert man heute ein *aufgabenspezifisches* Vorgehen. Früher verfolgte man dagegen ein stadienhaftes oder hierarchisches Vorgehen in der Therapie (z. B. im PNF-Mattenprogramm).

2.6.3 Wiederholungen und Übungskontext

Entscheidend für die Therapieplanung ist das Wissen um die nötigen biomechanischen Voraussetzungen sowie Kenntnisse über die Organisation von Bewegungen. Es kann nötig sein, diese auf der strukturellen Ebene vorzubereiten. Von einem automatischen Transfer für die Aktivitäts- und Partizipationsebene kann jedoch nicht ausgegangen werden. Biomechanische Voraussetzungen müssen ebenfalls in der Aktivität selbst geübt werden, wobei die Therapeuten die Inputsysteme zur Fazilitation sehr gezielt nutzen. Ein zentrales Behandlungsziel ist, die Repräsentation der Körperteile zu fördern, die nicht willkürlich aktiviert werden können. Nach heutigem Kenntnisstand verschwindet die Repräsentation ungenutzter bzw. schmerzhafter Körperteile. Andere benachbarte, „dominante“ Körperteile nehmen deren Raum ein (Merzenich 1983). Man spricht hier von einer Kompetition („Mitbewerbung“ bzw. Wettbewerb) der Repräsentation (Ziemann et al. 2001). Das Positive an diesem Phänomen ist, dass es das Nutzen von Ressourcen und somit Bewältigungsstrategien ermöglicht.

Seit 1982, als Merzenich in seinen Studien zeigen konnte, dass die Repräsentation von einzelnen Körperteilen vom peripheren Input abhängt, gilt es als erwiesen, dass selbst nach vollständigen, länger bestehenden Funktionsverlusten, die Repräsentation wiederhergestellt werden kann. Die Repräsentation von verschiedenen Körperteilen ist im Kortex in Funktionsverbänden mosaikartig verteilt (Graziano 2002). Es gibt verschieden Kortexbereiche, in denen beispielsweise nicht *nur die* Hand repräsentiert ist, sondern sie ist in einem Bereich zusammen mit dem Arm und in einem anderen zusammen mit dem Mund repräsentiert (Abb. 2.11). Streckt man das Handgelenk isoliert, ohne Ziel, wird der primär motorische Kortex aktiviert. Wird die Extension im Handgelenk zur Ausführung einer ziel-motorischen Aufgabe benötigt, werden zudem primär motorische Areale und das supplementär motorische Areal aktiviert. Dieser zentrale Unterschied hat wichtige Konsequenzen für die Therapie. Wird die Hand isoliert geübt, ohne situativen oder aufgabenspezifischen Kontext, entsteht eine „Karikatur“ der Bewegung. Das Üben im Kontext fördert dagegen flüssige, koordinierte Bewegungen (Abb. 2.12a–c). Nicht nur das Üben ohne Kontext kann kontraproduktiv sein, sondern auch zu viel Übung kann negative Auswirkungen haben. Professionelle Klavierspieler, die mehrere Stunden am Tag üben, entwickeln oft eine spastische Dystonie der Hand. Dies wird auf eine Verschmelzung der Areale zurückgeführt (Altenmüller 1996).

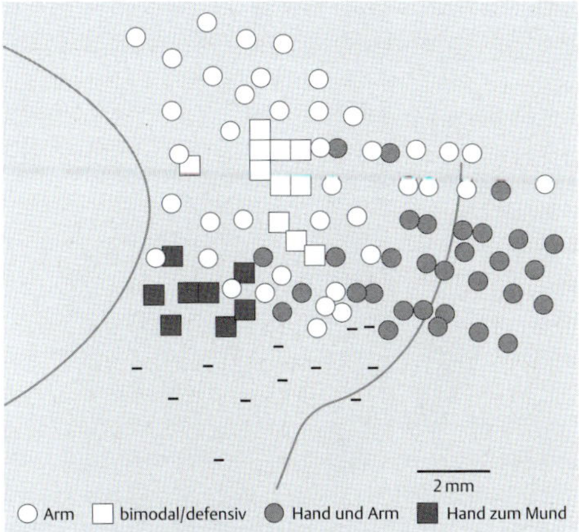

Abb. 2.11 Gemeinsame Repräsentation von Hand und Arm sowie Hand und Mund.

Ab welchem Zeitpunkt ist es sinnvoll, bei Patienten nach zentralen Läsionen mit dem Üben zu beginnen? Bis heute existieren keine wissenschaftlichen Nachweise dazu. Es gibt lediglich Ergebnisse durch Untersuchungen mit Ratten, die nach experimentell erzeugtem Schlaganfall häufige Übungswiederholungen durchführten. Die Ratten, die in der ersten Woche nach der Läsion übten, zeigten langfristig schlechtere Ergebnisse als diejenigen, die mit dem Üben erst nach einer Woche

Box 6

Supplementär motorische Rinde: Sie spielt sowohl bei der Initiierung von komplexen Bewegungen eine Rolle als auch beim Erlernen von Bewegungen. Bereits einige Sekunden bevor man eine Bewegung beobachten kann, ist in der supplementär motorischen Rinde eine erhöhte elektrophysiologische Aktivität messbar. Diese erhöhte Aktivität bezeichnet man als Bereitschaftspotenzial (Plautz et al. 2000). In Versuchen mit Affen blockierten schweizerische Physiologen für einen begrenzten Zeitraum dieses Areal. Die Affen waren während der Blockade nicht in der Lage, Bewegungen zu initiieren (Kermadi et al. 1997).

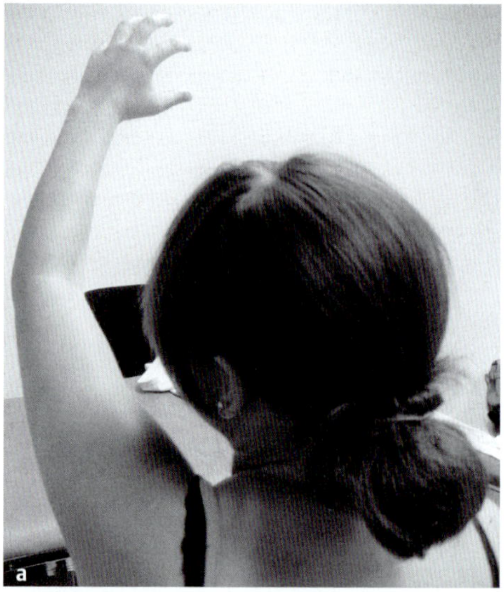

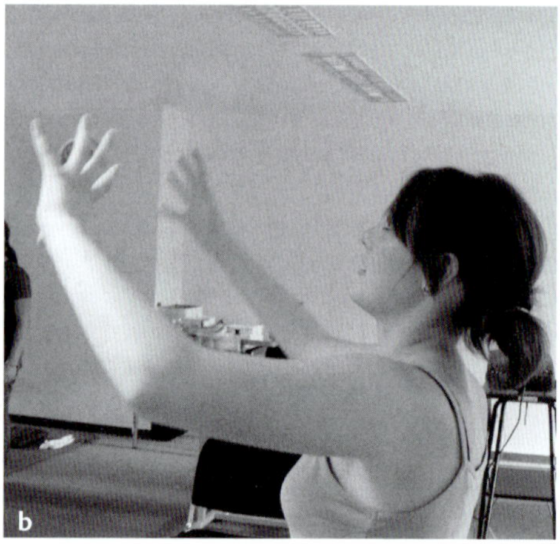

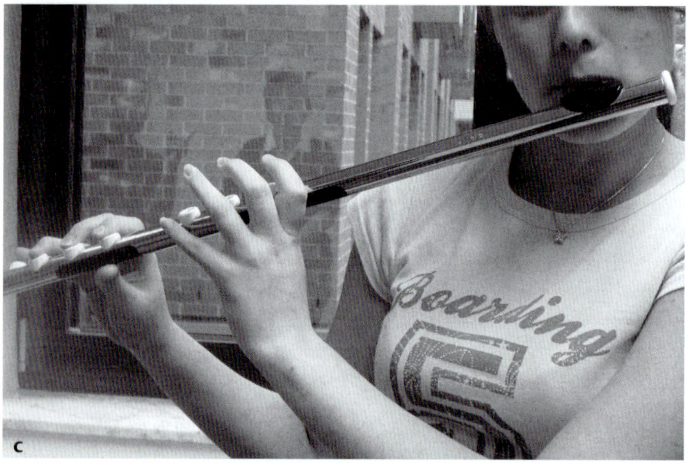

Abb. 2.12a–c 16-jährige Patientin. a Ohne Kontext ist ihre Hand- und Fingerstreckung unnatürlich b Während des Übens von Handbewegungen innerhalb zielmotorischer Aufgaben, Bsp. einen Ball prellen, lassen sich situationsangepasste koordinierte Bewegungsabfolgen beobachten. c Bsp. beim Flöte spielen sind sogar selektive Fingerbewegungen zu beobachten.

begannen (Barbay et al. 2005). Inwieweit sich die Ergebnisse auf Menschen übertragen lassen, ist fraglich. Heute wird jedoch grundsätzlich die Ansicht vertreten, in der ersten Woche nicht zu starke Übungsreize zu setzen.

2.6.4 Timing for Emphasis – betonte Bewegungsfolge

Das Verständnis der biomechanischen Vorgänge während der Ausführung verschiedener Aktivitäten ermöglicht es Therapeuten zu analysieren, warum ein Patient zur Lösung einer motorischen Aufgabe bestimmte Bewältigungsstrategien nutzt. Beispiel: Während der Fortbewegung sind die plantarflexorische Abstoßaktivität des Fußes und die darausfolgende Extension im Hüftgelenk, die exzentrisch stabilisiert wird, Voraussetzungen für die Reaktivität des Spielbeins. Bringt ein Patient sein Bein mit einer Anhebung des Beckens nach vorne, anstatt mit seinen Plantarflexoren die Abstoßaktivität auszuführen, ist die Spielbeinaktivität zu verbessern. Die Therapeutin erarbeitet dazu mit dem Patienten eine verbesserte Fußbeweglichkeit und Kraft der Plantarflexoren sowie die verbesserte aktive Dehnfähigkeit der Flexoren im Hüftgelenk. Das isolierte Üben des Beckens oder Kräftigen der Hüftgelenkflexoren würde dieses motorische Problem nicht lösen.

Beim Nicht-Gebrauch eines Körperteils, wie z. B. des Fußes im eben beschriebenen Beispiel, übernehmen umliegende Körperareale diesen Raum in der kortikalen Repräsentation. Da es bei Funktionsverlust des Fußes zu einer Repräsentationsverschiebung zu den proximalen Körperteilen kommt, würde ein isoliertes Üben des Beckens sogar die Veränderung der Repräsentation fördern. Auf der Aktivitäts- und Partizipationsebene kann das Anheben des Beckens unter Umständen eine notwendige Strategie sein, um möglichst sicher vorwärts zu kommen. Wenn auf der Körperfunktionsebene geübt wird, müsste das Becken jedoch eher „zurückgehalten" werden, um die Repräsentation des Fußes zu fördern.

Im PNF-Konzept wird zur Förderung einer schwachen Bewegungskomponente eine Methode angewendet, die als „Timing for Emphasis" (betonte Bewegungsfolge) bezeichnet wird. Kann ein Patient innerhalb einer Bewegungsfolge eine Bewegungskomponente nicht aktivieren, wird diese betont bzw. isoliert geübt, wobei die Therapeutin die anderen Bewegungskomponenten gleichzeitig stabilisiert. Zur Stabilisation setzt die Therapeutin je nach Potenzial des Patienten die Techniken Approximation oder Haltewiderstand ein, um die starken Bewegungskomponenten zurückzuhalten. Mittels der zeitlichen Summation können mehr Motoneurone rekrutiert werden, sodass die schwache Bewegungskomponente verstärkt aktiviert werden kann (Prinzip der Fazilitation).

2.6.5 Gerätegestützte Wiederholungen – Beispiel Laufband

Gehen wird gelernt durch Gehen (Hesse 1999, 2001). Allerdings beeinflusst der Übungskontext den Lernprozess. Man kann nicht erwarten, dass das Trainieren auf einem Laufband das Gehen auf unbewegtem Untergrund schult. Jeder, der schon mal auf einem Laufband gelaufen ist, kennt das unsichere Gefühl, wenn er anschließend auf dem normalen Boden weitergeht. Das Laufbandtraining ist jedoch sehr wichtig, um für das Gehen notwendige Parameter zu erarbeiten, wie z. B. die Verbesserung der Ausdauer durch eine konkrete Tempovorgabe, die man steigern kann und muss (Shaping). Auch die biomechanischen Voraussetzungen der einzelnen Gelenke können durch das Laufbandtraining erhalten werden, z. B. die Extension im Hüftgelenk am Ende der Standbeinphase, die für die Initiierung der reaktiven Schwungbeinphase notwendig ist. Diese Voraussetzungen auf der Ebene der Körperstrukturen und -funktionen können auch in anderen Übungskontexten geübt werden, z. B. im PNF-Mattenprogramm. Wenn ein Patient auf der Matte das Rollen trainiert, wird er zwar auf diesem Weg nicht das Gehen erlernen. Er kann aber möglicherweise in dieser niedrigen Position, in der er keine Angst hat hinzufallen, das Hüftgelenk extendieren, z. B. beim Wechsel von der Seitenlage in die Bauchlage. Im Stehen ist dagegen die Extension im Hüftgelenk nicht möglich. Um sich gegen die Schwerkraft zu stabilisieren, flektiert, adduziert und innenrotiert er sein Hüftgelenk. Beim Rollen und Rotieren des Kopfes im Raum wird das vestibuläre System stimuliert. Ein weiterer Vorteil des Mattenprogramms ist, dass die vestibulären Härchen (Mechanorezeptoren) angesprochen werden. Sie sind mit den Antischwerkraftmuskeln verknüpft. Dynamische Rollsequenzen auf der Matte beeinflussen daher die posturale Kontrolle, sprich die *Stabilität* des Individuums gegen die Schwerkraft, positiv (Umphred 2001).

Hieraus ergibt sich die Schlussfolgerung, dass für ein effektives Gangtraining es sinnvoll ist sowohl Mattensequenzen als auch das Laufbandtraining und das Gehen in realen Situationen und Umweltkontexten zu üben. Letzteres beinhaltet sowohl das Üben von kognitiven Aufgaben während des Gehens (z. B. Reden und Gehen) als auch das gleichzeitige Üben von zwei verschiedenen motorischen Aufgaben: das Tragen von Gegenständen während des Gehens, Gehen durch große Menschenmengen und das Gehen auf unterschiedlichen Böden.

Zum Einsatz von technischen Geräten in der Therapie noch ein Zitat: „Zukünftige technische Innovationen sind eine Steigerung der zu übenden Freiheitsgrade, ggf. unter Einbeziehung des gesamten Körpers, der Einsatz ausgefeilter Sensorik und die Kombination mit virtueller Realität. Explizit sei jedoch darauf hingewiesen, dass diese Therapieform *nicht* auf einen Ersatz der Therapeuten zielt, sondern vielmehr auf deren Entlastung und Bereicherung des beruflichen Umfeldes" (Hesse 2005).

Das nächste Kapitel erläutert die Prinzipien, Methoden und Techniken des Konzeptes anhand von Fallbeispielen. Die klinischen Beispiele verdeutlichen, wie PNF-Therapeuten Prinzipien methodisch und technisch umsetzen, um die definierten Behandlungsziele zu erreichen.

Zusammenfassung

Kapitel 2 stellt das aktuelle PNF-Konzept anhand seiner Alleinstellungsmerkmale vor.
Fazilitation: PNF-Therapeuten gestalten Therapiesituationen, die den Patienten zielgerichtete Bewegungen erleichtern sollen. Zur Fazilitation setzen sie verbale, taktile und visuelle Informationen gezielt ein.
Nutzen der Aspekte der *motorischen Kontrolle*: In der Arbeit nach dem PNF-Konzept werden sie gezielt beobachtet, ihre Entwicklung wird im therapeutischen Lernprozess gefördert. Bewegungsstrategien basieren auf dem Modell der motorischen Kontrolle. Bewegungsziele und die Merkmale der motorischen Kontrolle sind im Säuglingsalter bereits frühzeitig erkennbar.
Positive Vorgehensweise: Voraussetzungen für positive Bewegungserfahrungen sind, dass der Patient ein Motiv für eine bestimmte Bewegung hat und die Therapeutin sein Potenzial richtig einschätzen kann. Positive Erfahrungen ermöglichen motorisches Lernen und das Entwickeln von Bewegungsstrategien.
Komplexbewegungen: Die dreidimensionalen PNF-Muster sind Teil der variablen, alltäglichen Bewegungshandlungen (Komplexbewegungen). Sie orientieren sich an den Körperdiagonalen und deren Parallelverschiebungen. Man unterscheidet zwischen Kopf-, Rumpf- und Extremitätenmustern, die in der Therapie zielorientiert eingesetzt werden. Bewegungsmuster sind phylogenetisch verankert und treten in der Ontogenese auf. Einmal unter dem Einfluss der Schwerkraft, also postnatal während der ersten 15–18 Lebensmonate erarbeitet, stellen sie das „Grundgerüst“ dar für die weitere individuelle Entwicklung von spezifischen Geschicklichkeiten in Sport, Bedienung eines Instrumentes oder Ausdruckstanz etc.
Je besser dieses Grundgerüst entwickelt ist, desto besser kann jede weitere motorische Fähigkeit ausgebaut werden.
Wiederholung und Timing: Motorisches Lernen basiert auf Wiederholungen. Dabei sind die während der wiederholten Bewegungen gemachten Erfahrungen und die Variabilität entscheidend für erfolgreiches Lernen. Exaktes Timing fördert z. B. schwache Bewegungskomponenten.

Literatur

Kapitel 2.1–2.4, 2.6

Adams JA. A closed-loop theory of motor learning. Journal of Motor Behaviour. 1971;3: 111–150.

Adkins DL, Boychuk J, Remple MS, Kleim JA. Motor Training induces experience-specific patterns of plasticity across motor cortex and spinal cord. J appl physiol. 2006;101: 1776–1782.

Altenmüller E. Fokale Dystonien bei Musikern: Eine Herausforderung für die Musiker-Medizin. In: Zeitschrift für Musikphysiologie und Musikermedizin. 1996;3: 29–40.

Barbay S, Plautz EJ, Friel KM, Frost SB, Dancause N, Stowe AM, Nudo RJ. Behavioural and neurophysiological effects of delayed training following a small ischemic infarct in primary motor cortex of squirrel monkeys. Exp Brain Res. 2006; 169 (1): 106–116.

Benecke R, Rothwell JC, Day BL, Dick JP, Marsden CD. Motor strategies involved in the performance of sequential movements. Exp. Brain Res. 1986;63 (3): 585–595.

Bernstein N. The coordination and regulation of movement. London: Pergamon; 1967.

Brooks VB. The neural basis of motor control. New York: Oxford University Press; 1986.

Buck M, Beckers D, Adler S. PNF in der Praxis. Heidelberg: Springer; 2001.

Carson RG. Changes in muscle coordination with training. J Appl Physiol: 2006;101: 1506–1513.

Cincotta M, Ziemann U. Neurophysiology of unimanual motor control and mirror movements. Clin Neurophysiol. 2008; Jan (8).

Daly JJ, Ruff RL. Construction of effcacious gait and upper limb functional interventions based on brain plasticity evidence and model-based measures for stroke patients. Scientific Word Journal. 2007; 20(7): 2031–2045.

Damasio A. The Feeling of What Happens. New York: Harcourt Brace + Co.; 1999.

Dum RP, Strick PL. Frontal Lobe Inputs to the Digit representations of the Motor Areas on the lateral Surface of the hemisphere. Journal of neuroscience. 2005; 25(6): 1375–1386.

Duschenne GBA. Léctrisation localisee. Paris: 1872.

Einspieler C, Prechtl HF. Prechtl's assessment of general movements: a diagnostic tool for the functional assessment of the young nervous system. Ment Retard Dev Disabil Res Rev. 2005;11(1): 61–67

Fitts PM, Posner MI. Human Performance. Belmont, CA: Brooks/Cole; 1967.

Ghez C, Krakauer J. The Organisation of movement. In: Kandel E, Schwarz JH, Jessell TM, eds. Principles of Neural Science. New York: Mc Graw-Hill; 2000.

Gramsbergen A, Ijkema-Paassen J, Nikkels PG, Hadders-Algra M. Regression of polyneural innervation in the human psoas muscle. Early Hum Dev. 1997; Jul 24;49(1):49–61.

Gramsbergen A, Hadders-Algra M. Development of postural control, a basic aspect of neuro-ontogeny. Neurosci Biobehav Rev. 1998; Jul;22(4): 463–464.

Graziano MS, Taylor CS, Moore T. Complex Movements evoked by microstimulation of precentral cortex. Neuron. 2002;34: 841.

Grzebellus M, Schäfer C. Irradiation aus biomechanischer Sicht. Krankengymnastik-Zeitschrift für Physiotherapeuten. Sonderdruck. 1998;9: 1489–1494.

Hadders-Algra M. Development of postural control during the first 18 months of life. Neural Plast. 2005;12(2–3): 99–108.

Hebb D. The Organisation of Behaviour. New York: Wiley; 1949.

Hedin S. PNF-Grundverfahren und funktionelles Training. München, Jena: Urban & Fischer; 2001.

Hesse S, Uhlenbrock D, Sarkodie-Gyan T. Gait pattern of severely disabled hemiparetic subjects on a new controlled gait trainer as compared to assisted treadmill walking with patial body weight support. Clin Rehabil. 1999;13; 5; 8:401–410.

Hesse S, Werner C, Paul T, Bardleben A, Charler J. Influence of Walking Speed on Lower Limb Muscle Activity and Energy Consumption during treadmill walking of hemiparetic patients. Arch Phys Med Rehabilitation. 2001;82: 9.

Horst R. Motorisches Strategietraining und PNF. Stuttgart: Thieme; 2005.

IPNFA. Ergebnis des Instruktorentreffens. Tokio: 2005.

IPNFA. Ergebnis des Instruktorentreffens Ljubljana: 2006.

Keele SW, Summers JJ. The structure of motor programs. In: Stelmach GE, eds. 1976.

Knott M, Voss D. Proprioceptive Neuromuscular Facilitation. New York: Hoeber-Harper; 1956.

Kupfermann I, Kandel E. In: Kandel E, Schwartz JH, Jessell TM, Hrsg. Neurowissenschaften. Heidelberg: Spektrum Akademischer Verlag GmbH; 1996.

Lee DN. A theory of visual control of braking based on information about time-to-collision. Perception. 1976;5: 437–459.

Lee DN, Young DS. Visual timing in interseptive actions In: Ingle DJ et al., eds. Brain Mechanisms and Spatial Vision. Dordrecht: Martinus Nijhoff; 1985.

Lee DN, Aronson E. Visual proprioceptive control of stance in human infants. Perception and Psychophysics. 1974;15: 527–532.

Lee DN, Lishman R. Visual proprioceptive control of stance. J Human Mov Studies. 1975;1: 87–95.

Lee DN, Reddish PE. Plummeting gannets: a paradigm for ecological optics. Nature. 1981;5830: 293–294.

Lurija AR. Das Gehirn in Aktion. Hamburg: Rowohlt; 1992.

Merzenich MM, Kaas JH. Reorganisation of mammalian somatosensory cortex following peripheral nerve injury. Trends neurosci. 1982;5: 434–436.

Merzenich MM, Kaas JH, Wall JT, Sur M, Nelson RJ, Felleman DJ. Progression of change following median nerve section in the cortical representation of the hand in areas 3b and 1 in adult owl and squirrel monkeys. Neuroscience. 1983; 10: 639–665.

Michaelis R. Überlegungen zur motorischen und neurologischen Entwicklung des Kindes. Monatsschr Kinderheilkd. 1985;133: 417–421.

Michaelis R, Kahle H, Michaelis US. Variabilität in der frühen motorischen Entwicklung. In: Kindheit und Entwicklung. 1993;2: 215–221.

Michaelis R, Niemann G. Entwicklungsneurologie und Neuropädiatrie. Stuttgart: Hippokrates; 1995.

Mulder T. Das Adaptive Gehirn. Stuttgart; Thieme; 2006.

Pflüger ED. Die sensor. Funkt. Rückenm. Berlin: 1853.

Remple MS, Bruneau RM, Van den Berg PM, Goertzen C, Kleim JA. Sensitivity of cortical movement representations to motor experience: evidence that skill learning but not strength training induces cortical reorganization. Behav Brain Res. 2001;123: 133–141.

Rizzolatti G, Sinigaglia C. Mirror neurons and motor intentionality. Funct Neurol. 2007; Oct–Dec;22(4):205–210.

Sherrington C. The Integrative Action of the Nervous system. Cambridge: Cambridge University Press; 1947.

Stockmeyer SA. An interpretation of the approach to the treatment of neuromuscular dysfunction. American Journal of Physical Medicine. 1966;46: 900–956.

Strick PL. Anatomical organization of multiple motor areas in the frontal lobe: implications for recovery of function. Adv Neurol. 1988;47: 293–312.

Sullivan PE, Markos PD, Minor MA. PNF – Ein Weg zum therapeutischen Üben. Stuttgart: Fischer Verlag; 1985.

Taub E, Miller NE, Novack TA, Cook EW, Fleming WC, Nepomuceno CS, Connell JS, Crago JE. Technique to improve chronic motor deficit after stroke. Arch Phys Med Rehab. 1993;74: 347–354.

Umphred D. Neurological Rehabilitation. 4th ed. Missouri: Mosby Inc.; 2001.

Von Hofsten C. Catching skills in infancy. J Exp Psychol Hum Percept Perform. 1983;9(1): 75–85.

WHO. Internationale Klassifikation der Funktionsfähigkeit, Behinderung und Gesundheit. DIMDI, Hrsg. Genf: 2005.

Woldag H, Waldmann G, Heuschkel G, Hummelsheim H. Is the repetitive training of complex hand and arm movements beneficial for motor recovery in stroke patients? Clin Rehabil. 2003;17(9): 723–730.

Ziemann U, Muellbacher W, Hallett M, Cohen LG. Modulation of practice-dependent plasticity in human motor cortex. Brain. 2001; Jun 124(6): 1171–81.

Kapitel 2.5

Bernstein N. The coordination and regulation of movement. London: Pergamon; 1967.

Bertelsmann Universallexikon. Gütersloh, München: Wissen Media Verlag; 2002.

Dudel JR, Menzel R, Schmidt RF. Neurowissenschaft. Heidelberg: Springer Verlag; 1996.

Forssberg HH. Neuronal control of human motor development. Current option in Neurobiology. 1999;6 : 676.

Hasenhüttl C. Bedürfnisorientierte PT in der Neurorehabilitation durch PNF – Möglichkeiten und Grenzen. Unveröffentlichte Masterthese Heiligenkreuz/W. Donau-Universität Krems: 2005.

Hedin-Andén S. PNF – Grundverfahren und funktionelles Training: Bank- und Mattentraining, Gangschule, Stuttgart; Jena; New York: Gustav Fischer Verlag, 1994

Hodges PW, Richardson CA. Inefficient muscular stabilizationof the lumbar spine. Associated with low back pain. A motor control evaluation of transverses abdominis. Spine. 1996;21 : 2640.

Horst R. Motorisches Strategietraining und PNF. Stuttgart, New York: Georg Thieme Verlag; 2005.

Kandel ER, Schwartz JH, Jesell TM. Neurowissenschaften. Heidelberg, Berlin, Oxford: Spektrum Akademischer Verlag;1995.

Kapandji IA. Funktionelle Anatomie der Gelenke. Band 1 obere Extremität. 3. Auflage. Stuttgart: Hippokrates; 1999.

Knott M, Voss DE. Komplexbewegungen. Bewegungsbahnung nach Dr. Kabat. Übersetzung nach der 2. amerikanischen Originalausgabe Proprioceptive Neuromuscular Facilitation. 3. Auflage. Stuttgart, New York: Springer Verlag; 1981.

Knott M, Voss DE. Proprioceptive Neuromuscular Facilitation – Patterns and Techniques. New York: Harper and Brothers; 1956.

Laufens G. Vergleichende biologische Grundlagen zur angeborenen Lokomotion. Vortrag zum Kurs für angewandte Entwicklungskinesiologie bei bewegungsgestörten Erwachsenen und Jugendlichen nach Vojta. München, 2006.

Mauritz KH. Plastizität des sensomotorischen Cortex. In: Deutscher Verband der Ergotherapeuten, Hrsg. 1997.

Prechtl HFR. Qualitative changes in spontaneous movements in fetus and preterm infant are a marker of neurological dysfunction. Early Hum Dev. 1990;23: 47.

Prechtl HFR. Some remarks on the neonate. In: Nijhuis JG., editor. Fetal Behaviour: Developmental and Perinatal Aspects. Oxford: Medical Publications; 1992.

Prechtl HFR. The Importance of Fetal Movement. In: Conolly KJ, Forssberg H, Hrsg. Neurophysiology & Neuropsychology of Motor Development. Cambridge: Mac Keith Press, Cambridge University Press; 1997.

Prechtl HFR. Fetal Behaviour. In: Hill A, Volpe J, editors. Fetal Neurology. New York: Raven Press; 1989.

Prechtl HFR. Prenatal and early postnatal development of human motor behaviour. In: Kalverboer AF, Gramsbergen A, editors. Handbook of Brain and Behaviour in Human Development. Amsterdam: Kluwer; 2001.

Preyer W. Die spezielle Physiologie des Embryos. Leipzig: Grieben; 1885.

Schmidt RA, Wrisberg CA. Motor learning and performance, a problem based learning approach, 3. ed. Champaign: Human Kinetics; 2004.

Steindler A. Kinesiology of the human body under normal and pathological conditions. Springfield: CC Thomas; 1955.

Ullrich BD. Dynamic Systems Theory and Skill Development in Infants and Children. In: Conolly KJ, Forssberg H, Hrsg. Neurophysiology & Neuropsychology of Motor Development. Cambridge: Mac Keith Press, Cambridge University Press; 1997.

Umphred D. Neurologische Rehabilitation. Bewegungskontrolle und Bewegungslernen in Theorie und Praxis. Berlin, Heidelberg, New York. Springer; 2000.

Voss DE, Ionta M, Myers BT. Proprioceptive neuromuscular facilitation. 3. ed. Philadelphia: Lippincott; 1985.

Kapitel 3

Kapitel 3

3 Praxisrealisation: Anwendung des Konzeptes

Renata Horst

Einführung

In Kapitel 2 wurden die Merkmale der motorischen Kontrolle beschrieben: *Mobilität, (dynamische) Stabilität, (kontrollierte) Mobilität* und *Geschicklichkeit*. Die Analyse dieser Merkmale während der Ausführung von verschiedenen motorischen Aktivitäten ermöglicht es Therapeuten Arbeitshypothesen zu formulieren, die anhand von Parametern getestet werden müssen. Bestätigen sich die Hypothesen, bilden sie die Grundlage für die therapeutischen Zielsetzungen. Bestätigen sie sich nicht, müssen neue Hypothesen entwickelt werden. Im Folgenden wird dieser Prozess erläutert anhand klinischer Beispiele mit neurologischen, orthopädischen und pädiatrischen Patienten.

3.1 Therapie nach dem PNF-Konzept

Renata Horst

Grundlage für die Befunderhebung und Behandlung nach dem PNF-Konzept ist die internationale Klassifikation der Funktionsfähigkeit, Behinderung und Gesundheit (ICF) der Weltgesundheitsorganisation (WHO 2005). Obwohl diese Klassifizierung zum Zeitpunkt der anfänglichen Entwicklung des PNF-Konzeptes nicht existierte, haben Knott und Voss den Grundgedanken der ICF im Grunde genommen in ihrem ersten Buch beschrieben. Sie schrieben, dass „Fähigkeiten, Kraft und Ausdauer durch aktive *Teilnahme* am Leben entwickelt werden“ (Knott u. Voss 1956, S. 1). Ferner schrieben sie, dass „bedeutungsvolle Bewegungen die Grundlage für ein erfolgreiches Leben und auf ein ultimatives Ziel ausgerichtet sind“ (Knott u. Voss 1956, S. 1) (siehe Kapitel 1.3).

Den oben genannten Grundlagen und dem Prolog dieses Buches folgend sind im PNF-Konzept *sechs Prinzipien* verankert:

- Ermöglichen positiver Bewegungserfahrung mittels Motivation und Erleichtern des Bewegungslernens.
- Fördern des motorischen Lernens.
- Reserven/funktionelle Ressourcen mobilisieren mittels räumlicher und zeitlicher Summation der Reize und Nutzen des Dehnungsverkürzungszyklus.
- Fazilitation mittels extero- und propriozeptiver Stimuli (Bahnung).
- Kontinuierliche Orientierung am Leistungsniveau/Lernfortschritt mittels zielorientierter Gestaltung der Therapiesituation.
- Analyse der Koordination der dreidimensionalen Haltungs- und Bewegungsorganisation (Alleinstellungsmerkmal Timing) mittels Beobachtung zum Erstellen der Arbeitshypothese.

Die Prinzipien bestimmen die Methoden und Techniken in der therapeutischen Arbeit nach dem PNF-Konzept. Die Techniken sind am variabelsten und richten sich nach der jeweiligen Situation des Patienten, die durch die folgenden dynamischen Faktoren bestimmt wird (Abb. 3.1):

- Pathologie und die damit einhergehenden Defizite sowie die Ressourcen des Patienten,
- zu bewältigende motorische Aufgaben,
- Umweltbedingungen, die den Rahmen für die Aufgabenbewältigung bilden (Shumway-Cook u. Woollacott 2001).

Verknüpfen von Prinzipien, Methoden und Techniken in der Praxis

Ein Patient kann sein Hüftgelenk in der Standbeinphase nicht stabilisieren. Nach dem PNF-Konzept arbeitende Therapeuten betrachten den ganzen Menschen, um seine Potenziale zu erkennen, die

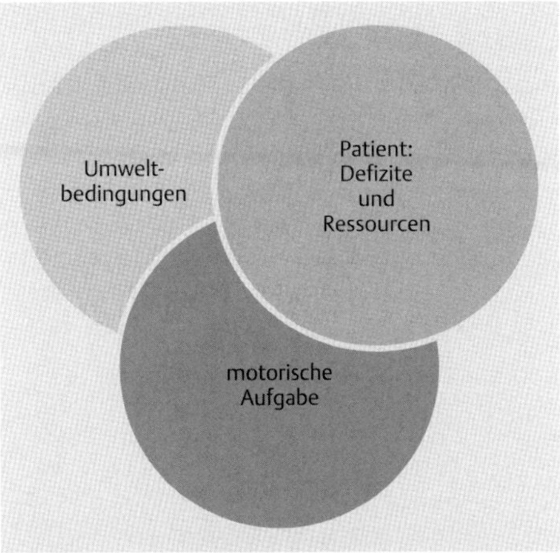

Abb. 3.1 Dynamische Faktoren der individuellen Situation des Patienten (modifiziert nach Shumway-Cook u. Woollacott 2001).

genutzt werden können, um Reserven zu mobilisieren. Hier wird das Prinzip Fazilitation mittels spezifischer extero- und propriozeptiver Stimuli verfolgt. Auch biomechanische Prinzipien und Kenntnisse der funktionellen Anatomie bilden die Grundlage für die methodische Vorgehensweise und den Einsatz bestimmter Techniken. Um das Hüftgelenk zu stabilisieren, wird die Methode der Approximation genutzt (Tab. 3.1). Die Potenziale des Patienten, z. B. seine Fähigkeit propriozeptive Informationen zu nutzen und die anatomischen Gegebenheiten, bestimmen die manuelle Grifftechnik. In der mittleren Standbeinphase richtet die pelvitrochantäre Muskulatur das Becken auf dem Hüftkopf nach dorsal auf. Da sich die Propriozeptoren in den Sehnen, auf den Gelenkflächen und im Bereich der Muskelspindeln befinden, muss die Therapeutin ihre Finger oberhalb dieser Strukturen platzieren und Druck (Approximation) in Richtung Hüftpfanne applizieren, um die für diese Aktivität notwendige propriozeptive Information zu erteilen. Werden die unteren Rumpfmuskeln nicht im Sinne der erforderlichen posturalen Kontrolle aktiviert, muss die Therapeutin möglicherweise mit ihrer zweiten Hand zusätzliche taktile Information für die Muskelspindeln der unteren Rumpfflexoren geben (Abb. 3.2a–b). Da die Position des Kniegelenkes und die des Fußes ebenfalls für die Standbeinstabilität entscheidend sind, müssen diese Gelenke

Box 1

„PNF-Technik“: Der Begriff „PNF-Technik“ hat sich im Sprachgebrauch der Physiotherapie etabliert und wird daher beibehalten. Jede „PNF-Technik“ stellt eine Methode dar, die mittels beschriebener Techniken umgesetzt wird. PNF-Techniken können spezifisch eingesetzt werden, um Ziele auf den Ebenen Körperstruktur/-funktion, Aktivität und Partizipation zu fördern. PNF-Muster sind Techniken, die also spezifisch eingesetzt werden, um Ziele sowohl auf den Ebenen Körperstruktur/-funktion als auch auf Aktivitäts- und Partizipationsebene zu fördern.

Beispiel 1:

Warum? Ziel: Fußball nach vorne zu beschleunigen.
Wo? Ausgangsstellung: z. B. Seitenlage.
Was? Technik: Beinmuster: Flexion/Adduktion/Außenrotation mit Knieextension
Wie? Methoden: Zug, Dynamische Umkehr (starten mit Extension/Abduktion/In-nenrotation mit Knieflexion).
Prinzipien: Nutzen des Dehnungsverkürzungszyklus in der offenen Kette, Analyse der Koordination der dreidimensionalen Haltungs- und Bewegungsabläufe (Timing) mittels Beobachtung zum Erstellen der Arbeitshypothese.
Alternativ:
Warum? Ziel: Standbeinstabilität im Übergang von der Stoßdämpferphase in die mittlere Standbeinphase.
Wo? Ausgangsstellung: z. B. Rückenlage, Stand.
Was? Technik: Beinmuster: Extension/Abduktion/Innenrotation mit Knieextension.
Wie? Methoden: Approximation, Kombination von isotonischen Bewegungen.
Prinzip: Nutzen des Dehnungsverkürzungszyklus in der geschlossenen Kette, Analyse der Koordination der dreidimensionalen Haltungs- und Bewegungsabläufe (Timing) mittels Beobachtung zum Erstellen der Arbeitshypothese.

Beispiel 2:

Warum? Ziel: Beckenmobilität, Schmerzlinderung.
Wo? Ausgangsstellung: z. B. Seitenlage.
Was? Technik: Beckenmuster: Posteriore Depression (Abb. 3.3a).
Wie? Methoden: rhythmische Bewegungseinleitung, Führungswiderstand.
Prinzip: reziproke Hemmung, ermöglichen positiver Bewegungserfahrungen.
Alternativ:
Warum? Ziel: Rumpfstabilität und Hüftgelenkzentrierung in der mittleren Standbeinphase.
Wo? Ausgangsstellung: z. B. Seitenlage.
Was? Technik: Beckenmuster: Posteriore Depression (Abb. 3.3b).
Wie? Methoden: Kombination von isotonischen Bewegungen, proximalem Zug, verbaler und visueller Information für distales Körperteil (Fuß).
Prinzip: Fazilitation mittels extero- und propriozeptiver Stimuli, Analyse der Koordination der dreidimensionalen Haltungs- und Bewegungsabläufe (Timing) mittels Beobachtung zum Erstellen der Arbeitshypothese.

Tab. 3.1 Methoden und Techniken des PNF-Konzeptes

Methoden	Techniken	Ausführungsbeispiele
1. Gezieltes Nutzen extero- und propriozeptiver Stimuli		
– 1.1 Taktile Stimulation	– Lumbrikale Griffe – Flächige Griffe – Körperkontakt – Eis	– Griffe korrekt platzieren – Eigene Gelenke stabilisieren und damit Griffe stabil bzw. anpassungsfähig halten – Griffstärke anpassend modulieren – ...
– 1.2 Auditive Stimulation	– Instruktionen geben – Kommandos nutzen – Akustische Taktgeber einsetzen – Musik einsetzen – Hände klatschen	– Den richtigen Zeitpunkt wählen – Patienten-, therapieziel- und situationsgerechten akustischen Reiz auswählen – Lautstärke modulieren, – Inhalt der Instruktion anpassen – Art der Anweisung (abgezielt auf intrinsisches/extrinsches Feedback) – ...
– 1.3 Visuelle Stimulation	– Räumliche Zielvorgaben machen – Spiegel nutzen – Videos zeigen – Visuelles Feedback geben – Vormachen – ...	– Patienten-, therapieziel- und situationsgerechten visuellen Reiz auswählen – ...
– 1.4 Stimulation durch Traktion	– Applizieren von Zug auf Strukturen	– Zugrichtung bestimmen – Zugstärke anpassen – Zug in der Bewegung beibehalten – ...
– 1.5 Stimulation durch Approximation	– Applizieren von kurzzeitigem Druck – Applizieren von konstantem Druck – Applizieren von intermittierendem Druck	– Anatomie des/der Zielgelenk/e beachten – Druckrichtung bestimmen – Druckstärke anpassen – Druck in der Bewegung beibehalten – ...
– 1.6 Stimulation durch Stretch	– Schnelles Elongieren der Muskelsynergie	– Kurzes, schnelles Bewegen (Dehnen) im Verlauf der Muskelfasern – ...
– 1.7 Gezieltes Nutzen von Widerstand	– Statischer Widerstand – Konzentrischer dynamischer Widerstand – Exzentrischer dynamischer Widerstand – Angepasster Führungswiderstand	– Muskelsynergie bestimmen – Richtung festlegen – Richtung in der Bewegung beibehalten – ...
2. Gezieltes Nutzen der PNF-Muster	– Die einzelnen Pattern	– Von der Ausgangs- in die Endstellung – Von der End- in die Ausgangsstellung – Teilabschnitte des Musters – Anwendung in unterschiedlichen Ausgangsstellungen – ...

Tab. 3.1 (Fortsetzung)

Methoden	Techniken	Ausführungsbeispiele
3. Gezieltes Nutzen der Körpermechanik des Therapeuten	– Positionierung des Therapeuten – Bewegungsrichtung des Therapeuten	– Position in Bezug auf geplanten Bewegungsablauf planen und einnehmen – Ergonomische Aspekte beachten – Gezielt Körperkontakt einsetzen, um taktile, stabilisierende, sichernde Hilfen zu geben – …
4. Gezielte Betonung einzelner Bewegungskomponenten	– Isoliertes Beüben einer Bewegungskomponente in einer Bewegungsfolge	– Verbaler Auftrag für statische Aktivität der starken Synergien bei gleichzeitigen zielmotorischen Anweisungen für die schwachen Synergien, die isoliert, mit oder unter manueller Unterstützung oder gegen angepassten Widerstand bewegen
5. Zielorientiertes Verbinden der genannten Methoden zu den definierten „PNF-Techniken" (Box 1)		
– 5.1 Replikation		– Verbale Anweisung und Haltewiderstand am Bewegungsende, gefolgt von verbale Anweisung ein Ziel zu erreichen
– 5.2 Kombination von isotonischen Bewegungen		– Wechsel zwischen statischen, exzentrischen und konzentrischen Muskelaktivitäten mit den entsprechenden verbalen Anweisungen und angepassten Widerständen
– 5.3 Rhythmische Bewegungseinleitung		– Verbale Anweisung und angepasste Widerstände für wiederholte, rhythmische, konzentrische Bewegungen
– 5.4 wiederholter Stretch		– Richtung und Geschwindigkeit planen und beibehalten
– 5.5 Dynamische Umkehr		– Griffwechsel zwischen Agonisten und Antagonisten, Widerstand so dosieren, dass eine fließende dynamische Bewegung zustande kommt
– 5.6 Stabilisierende Umkehr		– Verbaler Auftrag für wechselnde statische Muskelaktivitäten zwischen Agonisten und Antagonisten mit wechselnder Grifftechnik
– 5.7 Rhythmische Stabilisation		– Wechselnde statische Muskelaktivitäten zwischen Agonisten und Antagonisten ohne wechselnde Grifftechnik

Tab. 3.1 (Fortsetzung)

Methoden	Techniken	Ausführungsbeispiele
– 5.8 Halten-Entspannen		– Verbaler Auftrag für statische Halteaktivität gefolgt von entsprechender Grifftechnik und angepasste Widerstände für dynamische Aktivität
– 5.9 Kontrahieren-Entspannen		– Verbaler Auftrag für dynamische Aktivität mit maximalem Widerstand, sodass kaum Bewegung stattfinden kann, gefolgt von entsprechender Grifftechnik und angepasstem Widerstand für dynamische Aktivität

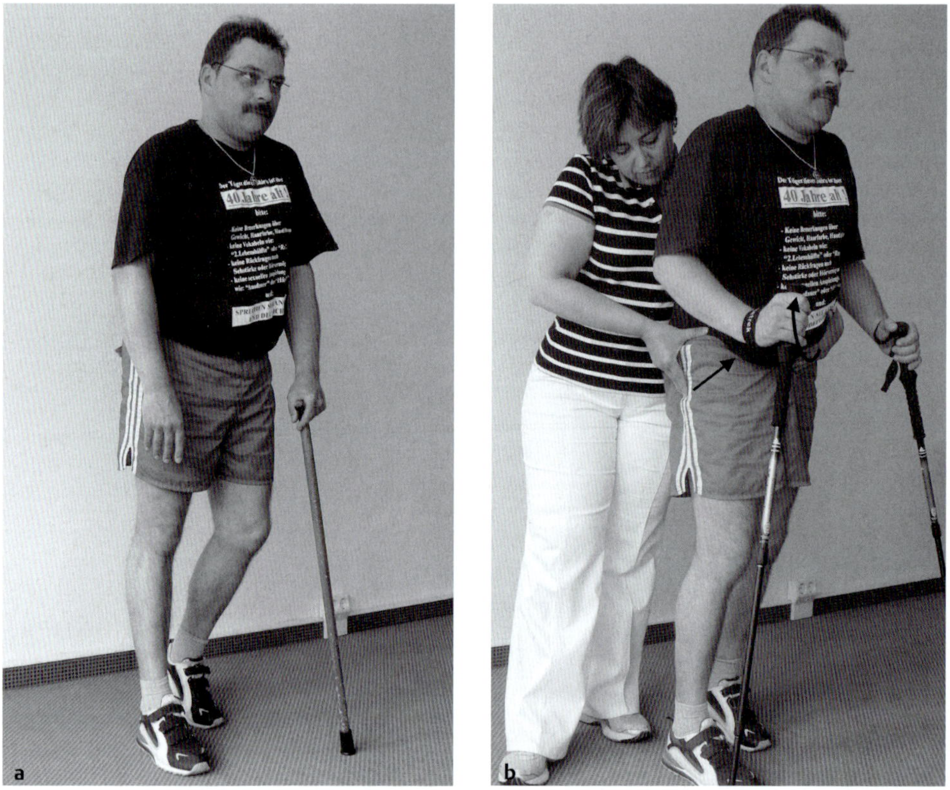

Abb. 3.2a–b Patient mit Multipler Sklerose.
a Er hat Schwierigkeiten sein Standbein zu stabilisieren und überstreckt sein Kniegelenk, um die fehlende exzentrische Kontrolle zu kompensieren.
b Die Therapeutin erteilt Approximation mit ihrer rechten Hand in Richtung Hüftpfanne, ihre linke Hand fazilitiert die abdominale Muskulatur.

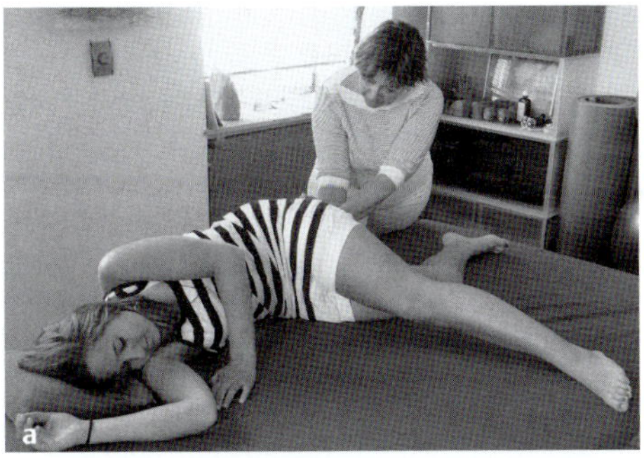

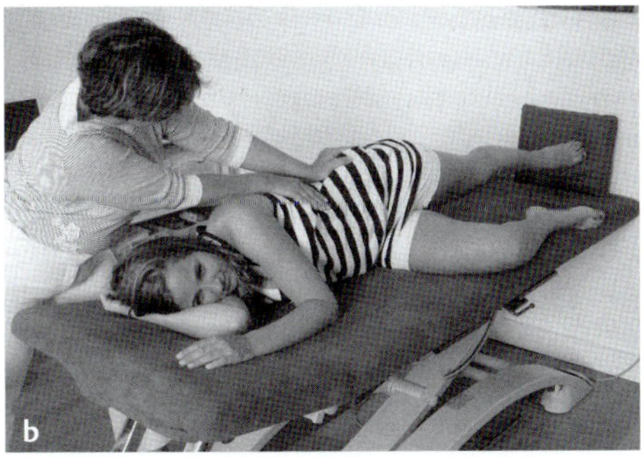

Abb. 3.3a–b Beckenpattern Posteriore Depression. a Das linke Bein der Patientin wird in Flexion/Adduktion/Außenrotation mit Knieextension vorpositioniert. Die Patientin bewegt ihren Tuber ischiadicum nach hinten, unten gegen den Führungswiderstand der Therapeutin. Der rechte Quadratus lumborum wird hierdurch konzentrisch aktiviert. Hierdurch kommt es zu einer reziproken Hemmung der linken, schmerzhaften Seite.
b Die Patientin wird dazu aufgefordert ihre Ferse gegen das Kissen zu drücken (distale Willkürmotorik). Währenddessen erteilt die Therapeutin mit ihrer linken Hand Approximation in Richtung Kalkaneus. Durch die Fixation des Rippenbogens mit der rechten Hand entsteht Zug, der auf den Quadratus lumborum und die langen Rückenstrecker (proximale Unwillkürmotorik) wirkt.

unter Umständen ebenfalls approximiert werden. Die Schwerkraftinformation kann durch die Körpermechanik der Therapeutin (Methode) verstärkt werden. Hierfür ist die Ausrichtung ihres Körpers entscheidend (Technik).

3.2 Befunderhebung

Renata Horst

Wenn ein Patient propriozeptives Feedback nicht nützen kann, z. B. nach einer schweren Fraktur, müssen andere Informationen genützt werden. Hierfür kommen z. B. die Methoden akustische oder visuelle Stimulation in Betracht. Das folgende Beispiel verdeutlicht dies:
Eine 35-jährige Patientin erlitt durch einen Sturz mit ihrem Fahrrad eine schwere Trümmerfraktur des Oberschenkelhalses, die operativ versorgt wurde. Ihre Gangstrategie beinhaltete viel Rotation der Lendenwirbelsäule bei fixierter Flexion im Hüftgelenk, da sie sich schnell fortbewegen wollte. D. h. sie erreichte am Ende der Standbeinphase keine vollständige Extension im Hüftgelenk. Nach einem Jahr ambulanter Rehabilitation von ca. 2–4 Stunden Therapie 4-mal wöchentlich hatte sich ihre Extension im Hüftgelenk während des Gehens kaum verbessert, sodass ihre Chirurgen entschieden eine Iliopsoas-Z-Plastik durchzuführen. Ein halbes Jahr nach dieser Operation war ihre Gangstrategie immer noch unverändert. Interessanterweise konnte die Patientin in Bauchlage ihr Hüftgelenk vollständig extendieren. Dies war ohne eine weiterlaufende Extension in der Lendenwirbelsäule möglich. Dies konnte man feststellen, als sie das kontralaterale Bein flektierte (Amphibienstellung). Ihre Hüftabduktoren und -extensoren waren auch kräftig. Sie erreichte sowohl in Seitenlage als auch in Bauchlage volle Kraftwerte gegen die Schwerkraft. Trotz dieser Potenziale auf strukturell funktioneller Ebene (ausreichende Extension im Hüftgelenk und ausreichende Kraft der Abduktoren und Extensoren) konnte sie die Extension im Hüftgelenk im Stehen nicht durchführen. Dies gelang auch nicht, als man versuchte, mittels des oben geschilderten propriozeptiven Input, ihre Hüftstreckung im Stehen zu fazilitieren.
Erst als per Videokamera ihr Hüftgelenk von lateral aufgenommen wurde und sie in einem vor ihr stehenden Fernsehmonitor die Streifen ihrer Turnhose beobachten konnte, gelang es ihr, die Streifen vertikal auszurichten und das Hüftgelenk vollständig zu extendieren. Das Ergebnis dieser therapeutischen Erfahrung ist, dass sowohl ein wesentlicher

biomechanischer als auch ein wichtiger neurophysiologischer Aspekt nicht genügend beachtet wurden. Die Tatsache, dass die Flexoren des Hüftgelenks am Ende der Standbeinphase exzentrisch arbeiten müssen und dass diese Art der Muskelaktivierung von Propriozeption abhängig ist, erlaubte es dieser Patientin nicht, die Position aktiv zu stabilisieren. Der Trümmerbruch und die anschließende Z-Plastik haben ihre Propriozeption beeinträchtigt, sodass sie die oben beschriebene Kompensationsstrategie benötigte. Propriozeptiver Input blieb wirkungslos. Erst das visuelle System ermöglichte es ihr, die gewünschte Erfahrung zu machen: Strecken des Hüftgelenks im Stehen. Dieses Beispiel zeigt außerdem, dass ein ausführlicher Befund und dessen ständige Aktualisierung im Verlaufe der Therapie notwendig sind.

Befund: Den adäquaten Input bzw. Stimulus finden.

Folgendes Schema ermöglicht es Therapeuten, auf der Basis des Befundes einen individuellen Behandlungsplan zu erstellen, der die Wünsche und Bedürfnisse des Patienten und seiner Angehörigen berücksichtigt (Tab. 3.2).

3.3 Therapeutisches Vorgehen

Renata Horst

Das folgende Beispiel zeigt, wie in der Therapie nach dem PNF-Konzept verschiedene Prinzipien zusammenwirken. Bei einem an Multipler Sklerose erkrankten Patienten soll die Initiierung der Spielbeinphase gefördert werden – unter Berücksichtigung der biomechanischen Aspekte, die zur Initiierung der Spielbeinphase notwendig sind: Vordehnung der Flexoren des Hüftgelenkes und Plantarflexionsaktivität. Die ausgewählten Methoden und Techniken (Tab. 3.1) basieren auf folgenden der in Kapitel 3.1 genannten *Prinzipien*:

- Analyse der Koordination der dreidimensionalen Haltungs- und Bewegungsorganisation (Alleinstellungsmerkmal Timing) mittels Beobachtung zum Erstellen der Arbeitshypothese.
- Fazilitation mittels extero- und propriozeptiver Stimuli (Bahnung).
- Reserven/funktionelle Ressourcen mobilisieren mittels räumlicher und zeitlicher Summation der Reize und Nutzen des Dehnungsverkürzungszyklus.
- Kontinuierliche Orientierung am Leistungsniveau/Lernfortschritt mittels zielorientierter Gestaltung der Therapiesituation.

Geschicklichkeit wurde in Kapitel 2 definiert als zielgerichtetes Bewegen der distalen Körperteile, wobei die Stabilität des Rumpfes und der proximalen Gelenke proaktiv gewährleistet wird. Wenn die Unterschenkelmuskulatur für das Abstoßen des Fußes zu schwach ist, hebt der Patient gewöhnlich das Bein durch eine Elevation des Beckens an. Er vertauscht sozusagen Punktum fixum (Rumpf) und mobile (Fuß). Folglich muss die Aktivität der Plantarflexoren gefördert werden. (Prinzip der Analyse der Koordination der dreidimensionalen Haltungs- und Bewegungsorganisation, Timing, mittels Beobachtung zum Erstellen der Arbeitshypothese.)
Ist die Plantarflexionsaktivität noch nicht ausreichend, muss unter Umständen zu diesem Zeitpunkt die Bewältigungsstrategie des Patienten auf der Aktivitätsebene toleriert werden. Das heißt, wenn dies für den Patienten die sicherste Fortbewegungsstrategie ist, ist nichts dagegen einzuwenden. Wird jedoch auf der Ebene Körperstrukturen/-funktionen trainiert, sollte die bestmögliche Bewegungsqualität angestrebt werden. Dies ist notwendig, damit der Patient auf der Partizipationsebene Sicherheit gewinnt, d. h. dass er an den unterschiedlichsten Lebenssituationen mit ihren unterschiedlichen Anforderungen teilhaben kann. Umso variabler seine Muskelsynergien sich organisieren lassen, um so sicherer ist er. (Darauf, dass diese Variabilität die Voraussetzung für posturale Kontrolle ist, wurde in Kapitel 2 eingegangen.) Dies ist auch wichtig, um mögliche Kontrakturen seiner Plantarflexoren und Hüftflexoren zu verhindern, solange er diese Bewältigungsstrategie für seinen Alltag benötigt. (Eine entsprechende Hilfsmittelversorgung gewährleisten die Mitarbeiter des interdisziplinären Teams.)
Ist beispielsweise die intramuskuläre Koordination der abdominalen Muskulatur und exzentrische Kontrolle des langen Rückenstreckers nicht automatisch zu organisieren, dann kann die Therapeutin die Muskelspindeln der adominalen Muskulatur mit ihrer lumbrikalen Grifftechnik fazilitieren, entsprechend dem Alleinstellungsmerkmal Fazilitation. Ihre Hand komprimiert die Muskelfasern (Methode: Approximation). Längszug des Rückenstreckers wird ebenfalls durch ihren lumbrikalen

Tab. 3.2 Befund und Behandlungsplanung

Befund	
1	Anamnese und Pathologie des Patienten.
2	Was möchte Ihr Patient verändern bzw. was sind seine Erwartungen an die Therapie? Was erachten seine Angehörigen/Betreuer als notwendig?
3	Beschreiben Sie Aktivitäten des täglichen Lebens und im sozialen Umfeld, die vom Patienten selbstständig durchgeführt werden können (Aktivitäts- und Partizipationsebene nach der ICF der WHO 2005).
4	Beschreiben Sie Aktivitäten, die nicht ohne fremde Hilfe ausgeführt werden können (Aktivitäts- und Partizipationsebene nach der ICF der WHO 2005).
5	Welche Aktivitäten werden mit unökonomischen und/oder unsicheren Strategien durchgeführt? Erläutern Sie die Bewältigungsstrategien, die Ihr Patient nutzt.
6	Erläutern Sie Hypothesen (sensomotorische Defizite), weshalb Aktivitäten nicht selbstständig oder mit ungenügender Qualität durchgeführt werden. Vermuten Sie strukturelle Folgeschäden bei Anwendung der jetzigen Bewältigungsstrategien?
7	Welche Tests und Parameter unterstützen Ihre Hypothesen? Erläutern Sie die Ergebnisse der Dokumentation. Haben sich Hypothesen bestätigt oder neue ergeben?
Behandlungsplanung	
8	Benötigt Ihr Patient Bewältigungsstrategien, über die er zu diesem Zeitpunkt noch nicht verfügt, um die bestmögliche Selbstständigkeit und Sicherheit auf der Aktivitäts-/Partizipationsebene zu erzielen? Wenn ja, die Nutzung welcher Körperregionen und Inputsysteme könnte der Patient erlernen, um eine bestmögliche Lebensqualität zu erreichen?
9	Verfügt Ihr Patient über Potenziale auf der Ebene der Körperstrukturen/-funktionen, deren Nutzung er erlernen könnte, um seine Bewegungsstrategien zu optimieren? Wenn ja, welche? Wie lautet Ihre Prognose zu seiner Fähigkeit, diese automatisieren zu können?
10	Erläutern Sie Therapieziele auf den Ebenen Körperstruktur/-funktion und/oder Aktivität/Partizipation.
11	Wie wählen Sie den positiven Behandlungseinstieg?
Nach der therapeutischen Intervention (Rehabilitationsaufenthalt, ambulant verordnete Anwendungen)	
12	Verfügt Ihr Patient über motorische Strategien, um seinen Alltag zu bewältigen, die er vorher nicht nutzen konnte?
13	Konnte er lernen, ökonomischere und sichere Strategien zu nutzen?
14	Haben sich neue Behandlungsziele ergeben, oder ist zu diesem Zeitpunkt die Therapie aus physiotherapeutischer Sicht abgeschlossen?

Griff erreicht, der am Tuber ischiadicum in ventraler Richtung Druck ausübt (Methode: Zug) (Abb. 3.4). Die notwendige proximale Stabilität, die für die Mobilität des Fußes als Haltungshintergrund dienen muss, ist so gewährleistet.

Da distale Körperteile bewusst gesteuert werden und eine größere kortikale Repräsentationsfläche einnehmen, wird der Patient verbal dazu aufgefordert, seine Ferse hochzudrücken (Technik). Aufgrund ihrer Körpermechanik erteilt die Therapeutin

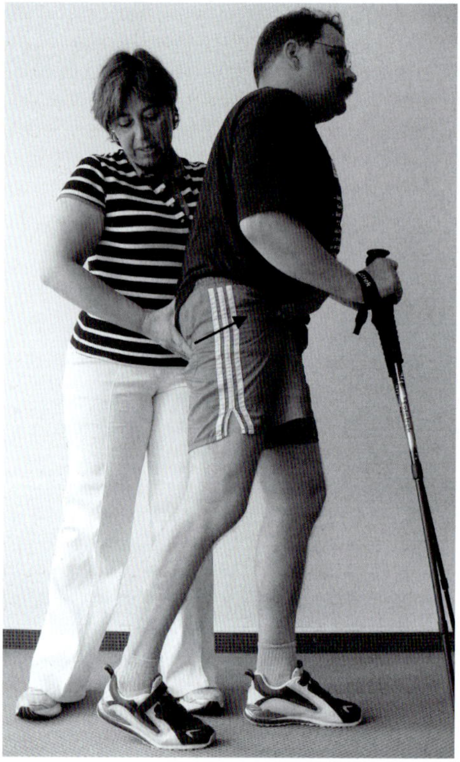

Abb. 3.4 Die Hände der Therapeutin werden als Werkzeug genutzt, um dem Patienten eine Idee zu vermitteln für die Aktivität, eigentlich automatisch erfolgen sollte. Der Patient hat Schwierigkeiten mit der Abdruckaktivität seines rechten Fußes. Sein Gehstock ermöglicht ihm, sich über die obere Rumpfflexion zu stabilisieren. Die Therapeutin appliziert mit ihrer rechten Hand Druck am Tuber ischiadicum nach ventral und fazilitiert die abdominale Muskulatur mit ihrer linken Hand. Diese Stimuli ermöglichen dem Patienten proximale Stabilität, sodass er seinen rechten Fuß in die Abdruckphase bewegen kann. Hierdurch entsteht die für die Initiierung des Spielbeines notwendige Vordehnung bzw. Zug für die Flexoren des Hüftgelenks.

„Schwerkraftinformation" und approximiert (Methoden) die Grundgelenke der Zehen, sodass die Vorfußstabilität gewährleistet wird. Wenn der Patient sich proximal stabilisieren kann, ist diese Grifftechnik nicht notwendig. Die Therapeutin kann in

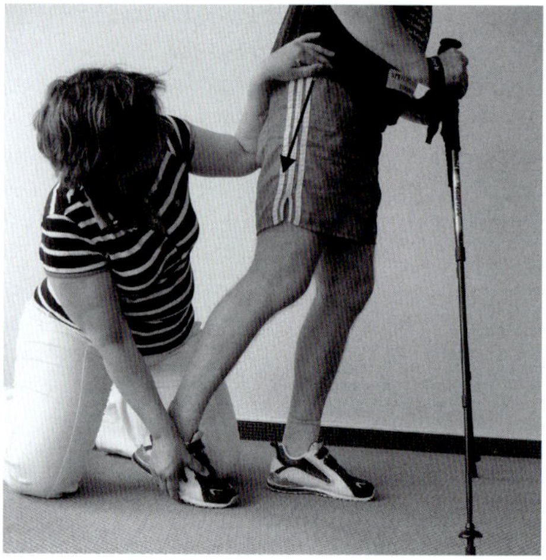

Abb. 3.5 Mit ihrer linken Hand erteilt die Therapeutin Approximation am Beckenkamm. Die rechte Hand verschraubt den Vorfuß entlang der Lisfranc-Gelenklinie, um die Pronation einzustellen, sodass der Approximationsstimulus die Großzehe erreicht.

diesem Fall Approximation für die Abdruckaktivität des Fußes am Beckenkamm applizieren. In dem Moment, in dem die Ferse den Boden verlässt, kommt es zu einer weiterlaufenden Bewegung des Tubers nach hinten, oben. Diese weiterlaufende Bewegung entspricht dem Beckenpattern posteriore Elevation (Technik), die Therapeutin analysiert die Koordination der Bewegungsabläufe (Timing) mittels Beobachtung (Prinzip). Die weiterlaufende Bewegung des Beckens so lange mit Widerstand (Methode) zurückzuhalten, bis die Ferse sich ablöst, berücksichtigt das Prinzip des Förderns des motorischen Lernens. Die Methode, ein Körperteil in der Synergie mit Widerstand zurückzuhalten und die schwache Komponente zu betonen (Timing for Emphasis), erleichtert das Bewegungslernen. Methode und Prinzip beruhen auf dem Wissen, dass distale Bewegungen kortikal organisiert werden und proximale Bewegungen subkortikal.
Wenn der Patient seinen Vorfuß nicht pronatorisch für die Abdruckphase aktivieren kann, muss die Therapeutin gleichzeitig proximal für die notwendige Stabilität sorgen und distal die biomechanisch notwendigen Voraussetzungen herstellen, damit die Approximation tatsächlich das Großzehengrundgelenk erreicht (Abb. 3.5).

Wenn sich der Tuber der Hand bzw. dem Unterarm der Therapeutin nähert, entsteht eine Vordehnung bzw. ein Stretch-Stimulus (Methode) für die Flexoren des Hüftgelenks, die sich anschließend verstärkt kontrahieren (Prinzip funktionelle Ressourcen mobilisieren mittels Nutzen des Dehnungsverkürzungszyklus). Die Initiierung des Schwungbeines erfolgt somit reaktiv. Daraus kann geschlossen werden, dass nach mehreren Therapieeinheiten die Sturzgefahr des Patienten vermindert werden kann. Die aktuelle neurowissenschaftliche Literatur untermauert diese Vermutung (Kerrigan 2001, Jöbges et al. 2004, Pohl et al. 2007).
Entscheidet man sich, je nach Leistungsniveau des Patienten, die Hüftflexionssynergie zunächst auf Körperstrukturebene zu üben, kann das Beinmuster Flexion/Adduktion/Außenrotation mit Knieextension (Technik) in Seitenlage trainiert werden. Dem Prinzip des Dehnungsverkürzungszyklus folgend kann die „PNF-Technik“ (Methode): „Wiederholter Stretch“ angewendet werden. Die Hüftflexoren werden von der Therapeutin in Elongation (Extension/Abduktion/Innenrotation mit Knieflexion) gebracht. Ein kurzer, schneller Dehnreiz (Stretch) wird appliziert, um die Kontraktion der Flexionssynergie zu verstärken. Die Therapeutin muss darauf achten, dass der Stretch-Stimulus ausschließlich die Hüftflexoren erreicht und es zu keiner weiterlaufenden Bewegung in die Lendenlordose kommt. Manche Autoren beschreiben, dass die entspannte Muskulatur von den Therapeuten passiv gedehnt werden soll (Hedin-Anden, 1994, S. 44). Andere beschreiben, dass der Patient versuchen soll, die gedehnte Muskulatur „... bewusst anzuspannen, um so die Reflexantwort mit einer bewussten Muskelkontraktion zu verbinden“ (Buck et al. 2001, S. 40). Horst (2005, S. 11) schreibt, dass sensorischer Input dem ZNS als Information für den Lernprozess nur in Verbindung mit einer zielmotorischen Aufgabe dient. Somit sollte dem Patienten zuerst das Ziel bzw. die Position, die der Fuß erreichen soll, vermittelt werden (verbale, visuelle Information), damit er einen Bewegungsplan entwickeln kann. Danach kann er bewusst seinen Fuß anheben (distale Willkürmotorik, Timing for Emphasis), um eine Spannung in der gesamten Synergie zu ermöglichen. Erst wenn die Muskulatur spürbar angesteuert worden ist, erteilt die Therapeutin einen schnellen Dehnreiz in Richtung Extension/Abduktion/Innenrotation. Durch diese Vorgehensweise wird der Stretch-Stimulus genutzt, um am Anfang der Bewegung die selbstinitiierte Aktivität des Patienten zu unterstützen und nicht *um* die Bewegung zu initiieren. Vor allem gewährleistet diese Vorgehensweise den Schutz der nicht-kontraktilen Strukturen, die beim Stretch auf die passiv vorgedehnten Strukturen eher erreicht werden als die kontraktilen.

3.4 Dokumentation

Ob diese Methoden und Techniken letztendlich zu einer Übertragung für das Gehen auf Partizipationsebene führen bzw. ob der Patient sie in seinem Leben realisieren kann, lässt sich bei Langzeitpatienten anhand der Dokumentation nachvollziehen. Hierfür werden international standardisierte Testverfahren verwendet. Ein seit 20 Jahren an Multipler Sklerose erkrankter Patient hat den „Timed-Up-and-Go“-Test vor der Intervention, die aus drei Behandlungseinheiten von jeweils einer Stunde bestand, in einer Zeit von 15 sec absolviert. Nach drei Behandlungen hat er die Teststrecke innerhalb von 8 sec zurückgelegt. Das Risiko zu stürzen liegt bei über 10 sec. Somit war er zu Beginn der Behandlung sturzgefährdet. Beim Test der „Funktionellen Reichweite“ hat er 22 cm vor der Intervention erreicht. Nach drei Behandlungseinheiten hat er zwar eine Verbesserung von 7 cm auf 29 cm erzielt, aber dieser Wert liegt immer noch im Bereich der Sturzgefahr für seine Altersklasse und sein Geschlecht (Duncan 1990). Anhand einer *Fotodokumentation* kann man feststellen, dass er nach den drei Behandlungen pronatorische Abdruckaktivität aufweist und die vollständige Extension im Hüftgelenk am Ende der Standbeinphase (TST) erreicht, die sich in einer vergrößerten Schrittlänge zeigt. Zuvor konnte er seinen Fuß nur supinatorisch abrollen und hat sein Schwungbein mit der oben beschriebenen Zirkumduktion eingeleitet (Abb. 3.6a–b).
Diese Dokumentation war für den Patienten im Hinblick auf die ärztlichen Verordnungen von Bedeutung, da man trotz seiner langjährigen Erkrankung beim Gehen kaum eine Beeinträchtigung sehen konnte. Er ist vollkommen selbstständig im Alltag und kann längere Strecken in seinem alltäglichen Bereich gehen. Sobald die Situation sich ändert (andere Lichtverhältnisse, Unebenheiten,

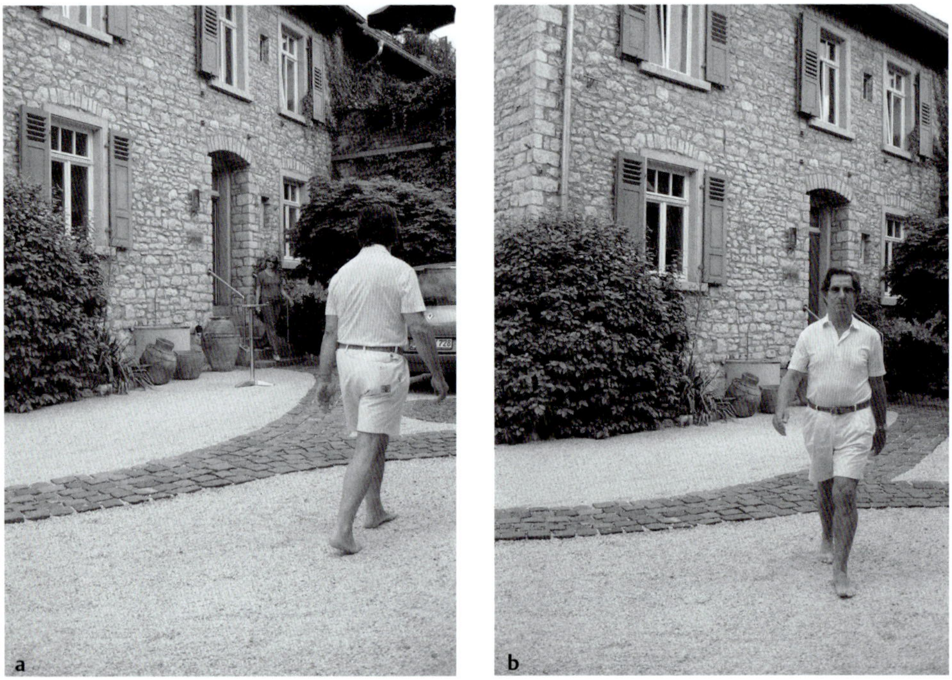

Abb. 3.6a–b Abdruckaktivität. a An Multipler Sklerose erkrankter Patient, der zunächst nur supinatorisch abrollen kann. b Pronatorische Abdruckaktivität nach drei Behandlungen und mit verstärktem sensorischem Input.

Eine sorgfältige Dokumentation kann die Basis für ärztliche Verordnungen sein.

Doppelaufgaben), ist er jedoch sturzgefährdet. Möglicherweise würde er keine physiotherapeutische Behandlung erhalten, wenn man seinen Gangablauf ohne Berücksichtigung dieser spezifischen Parameter beobachten würde.

3.5 Fallbeispiele

PNF kann in fast allen klinischen Fachgebieten eingesetzt werden. Die folgenden Fallbeispiele stellen Patienten verschiedener klinischer Bereiche vor, die Therapeuten nach dem PNF-Konzept behandeln.

3.5.1 Fallbeispiel: Patient mit Hemiplegie

Renata Horst

Das Fallbeispiel zeigt u. a., wie PNF-Therapeuten im diagnostischen Prozess mittels zielorientierter Gestaltung der Therapiesituation sich kontinuierlich am Leistungsniveau/Lernfortschritt des Patienten orientieren und wie funktionelle Ressourcen mittels räumlicher und zeitlicher Summation der Reize mobilisiert werden unter Verwendung gezielter extero- und propriozeptiver Stimuli zur Bahnung (Prinzipien). Dazu gehört auch das Formulieren der therapeutischen Hypothesen, die die Basis für die relevanten Behandlungsziele bilden. Sie werden für den Patienten und mit ihm gemeinsam festgelegt.

Pathologie, Leitsymptom, primäres Defizit auf Aktivitäts-/Partizipationsebene

Ein 46-jähriger hemiplegischer Patient erlitt vor 4 Jahren eine rechtsseitige Thalamuseinblutung. Sein Leitsymptom ist die eingeschränkte Gehgeschwindigkeit. Im häuslichen Umfeld ist seine Gehfähigkeit kaum beeinträchtigt. Im Freien stürzt er jedoch häufig (Defizit auf der Partizipationsebene). Autofahren ist aus seiner Sicht nicht zu verantworten, da er von Beruf Jurist ist und weiß, dass ihm im Falle eines Unfalls immer eine Mitschuld zugesprochen würde. Öffentliche Verkehrsmittel kann er aufgrund der Sturzgefahr nicht nutzen (Defizit auf der Partizipationsebene), er ist somit auf Taxen angewiesen. Der Patient wünscht sich, wieder alleine zu verreisen und möchte nicht mehr auf die Unterstützung durch andere angewiesen sein.

Untersuchung, Hypothesen und Parameter auf Körperstruktur-/Körperfunktionsebene

Die Therapeutin erfährt, dass der Patient für seine „hypertone" Wadenmuskulatur eine Botuxtherapie erhalten soll und oral einzunehmende, spastikhemmende Medikamente verschrieben bekommen soll. Bei der genauen Analyse seiner Gangstrategie beobachtet sie, dass er während der Standbeinphase seinen Körperschwerpunkt nicht über seinen Vorfuß verlagern kann. Sein oberes Sprunggelenk bleibt plantarflektiert, sein Kniegelenk hyperextendiert und sein Hüftgelenk flektiert. Die Initiierung des Spielbeins erfolgt über eine Zirkumduktionsbewegung des Beckens unter Beibehaltung der in der Standbeinphase beschriebenen Gelenkstellungen: Plantarflexion im oberen Sprunggelenk, Hyperextension im Kniegelenk und Flexion im Hüftgelenk. Es kommen mehrere mögliche Ursachen für diese Gangstrategie in Betracht:

- Hypothese 1: eingeschränkte Gelenkbeweglichkeit im oberen Sprung-, Knie- und Hüftgelenk.
- Hypothese 2: Steifigkeit der Plantarflexoren.
- Hypothese 3: schwache Dorsalextensoren.
- Hypothese 4: Hypertonie der Plantarflexoren, des Quadrizeps und des Quadratus lumborum.
- Hypothese 5: Verlust der Tiefensensibilität und die damit einhergehende Angst, Gewicht auf das Bein zu verlagern.
- Hypothese 6: Verlust der exzentrischen Kontrolle der Plantarflexoren und Hüftflexoren (Tiefensensibilität ist die Voraussetzung, um Gravitationskräfte zu verarbeiten und um die reaktive exzentrische Muskelaktivität zu organisieren).
- Hypothese 7: fehlende Schnellkraftentfaltung der Plantarflexoren nach deren Vordehnung am Ende der mittleren Standbeinphase, die die Vorwärtsbewegung des Körpers und die notwendige Vordehnung der Hüftbeuger ermöglicht.
- Hypothese 8: Wenn die Hypothesen 6 und 7 zutreffen, bedeutet dies, dass das Spielbein nicht reaktiv initiiert werden kann und eine kognitive Bewältigungsstrategie benötigt wird, um das Spielbein nach vorne zu bringen, indem der Patient das Becken als mobilen Körperteil und seinen Fuß als stabilen Körperteil einsetzt.

Der Vorschlag, spastikreduzierende Mittel einzunehmen, resultierte aus der Vermutung, dass die vierte Hypothese zutrifft: Hypertonie der Plantarflexoren, des Quadrizeps und des Quadratus lumborum. Da ein neurophysiologischer Hypertonus, der nur im EMG messbar ist bzw. festgestellt werden kann, nur bei ca. 32 % der Patienten mit einem Schlaganfall auftritt, ist diese Hypothese eher unwahrscheinlich (O'Dwyer 1996). Wenn kein EMG als Messinstrument zur Verfügung steht, muss differenzialdiagnostisch festgestellt werden, ob eine der anderen Hypothesen eventuell zutrifft. Vermutet man Steifigkeit und/oder Einschränkungen der Gelenkbeweglichkeit, kann man diese in anderen Situationen beurteilen, z. B. beim Treppensteigen (Abb. 3.7). Auch in diesem Fall stellt die Therapeutin fest, dass der Patient über ausreichend Beweglichkeit im oberen Sprung- und Kniegelenk verfügt und dass seine Plantarflexoren keineswegs kontrakt sind. Die Extension im Hüftgelenk ist ebenfalls vorhanden. Da der Patient nicht sagen kann, wo sich seine Ferse im Raum befindet, geht die Therapeutin von einer Tiefensensibilitätsstörung aus. Daraus resultiert, dass die Hypothesen 5–8 als wahrscheinliche Ursachen für die fehlende Gewichtsverlagerung und Abstoßaktivität in Betracht kommen. Letztere führen wiederum dazu, dass der Patient sein Spielbein nicht reaktiv initiieren kann und daher auf eine kognitive Strategie zurückgreifen muss. Dadurch wird sein Gang unsicherer. Sogenannte Doppelaufgaben sind erschwert. Der Verlust dieser Fähigkeit ist ein deutlicher Hinweis auf eine erhöhte Sturzgefahr (Kerrigan 2006).

Nach der klinischen Differenzialdiagnostik ergibt sich die Möglichkeit, EMG-Messungen durchzuführen. Hier bestätigt sich die klinische Hypothese, dass sowohl die Dorsalextensoren als auch die Plantarflexoren des Patienten schwach waren (Horst 2005).

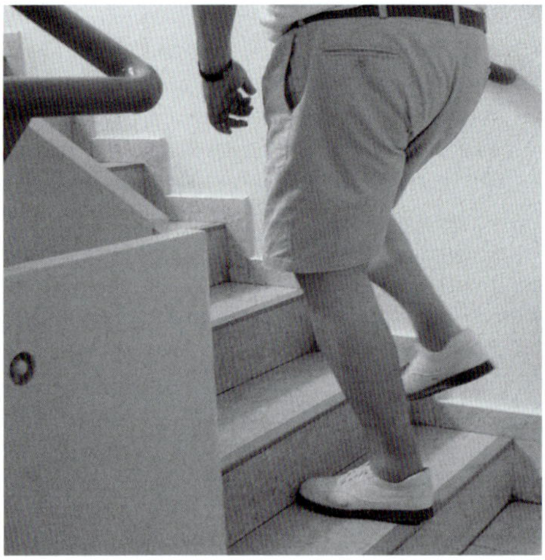

Abb. 3.7 Patient mit Hemiplegie links, der sein oberes Sprunggelenk ausreichend dorsalextendieren kann, während des Treppensteigens.

Therapieziele und Behandlungsplanung
Auf der Körperstrukturebene müssen die Plantarflexoren und Dorsalextensoren gekräftigt werden, um eine aktive Kontrakturprophylaxe zu gewährleisten und die Gewichtsübernahme zu ermöglichen. Auf der Aktivitätsebene ist schnelles und sicheres Gehen zu erzielen, damit der Patient auf der Partizipationsebene in unterschiedlichen Kontexten und unter unterschiedlichen sensorischen Konditionen sicher gehen kann. Da er wieder alleine verreisen möchte, muss er in der Lage sein, in einem fahrenden Zug gehen zu können.

Therapeutisches Vorgehen – Was, wie geübt wird
Für die aufgabenspezifische Kräftigung der Plantarflexoren sowohl für schnelles und sicheres Gehen als auch für Kontrakturprophylaxe nützt der Patient das Potenzial seines starken Armes. Hierfür stützt er sich im PNF-Muster Extension/Abduktion/Innenrotation mit Ellenbogenextension auf das Treppengeländer. Diese Aktivität verstärkt die Kontraktionsfähigkeit seiner schwachen kontralateralen Plantarflexoren (Prinzip individuelle Ressourcen mobilisieren). Wenn nötig kann die Therapeutin ihn mit ihren Händen unterstützen und die für die motorische Aufgabe notwendige neuromuskuläre Koordination fazilitieren (Prinzip des Förderns des motorischen Lernens). Sobald er eine Vorstellung von der Bewegung gewonnen hat und sie erfahren hat, kann eine Steigerung erfolgen. Diese Steigerung kann zum einen durch vermehrte Approximation (Methode) durch die Applikation von mehr Widerstand gegen die Bewegungsrichtung und die Bodymechanik der Therapeutin erreicht werden. Letztendlich kann er versuchen, die Ferse hochzudrücken ohne sich festzuhalten. Die Therapeutin nutzt so die Effekte der Wiederholung (Alleinstellungsmerkmal) und des Shapings (Prinzip der kontinuierlichen Orientierung am Lernfortschritt mittels zielorientierter Therapiegestaltung), (Abb. 3.8).

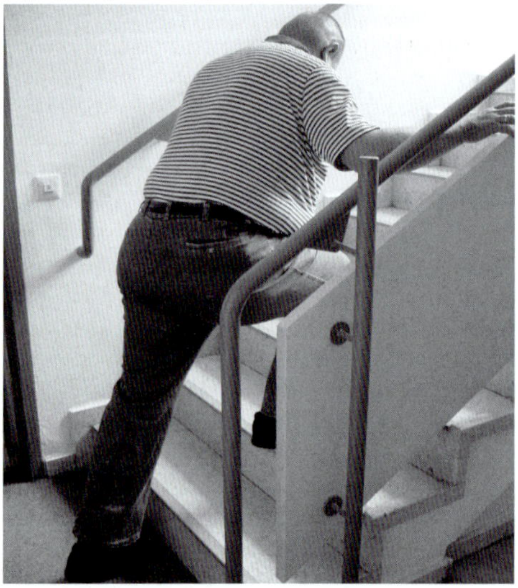

Abb. 3.8 Patient mit Hemiplegie links, er nutzt das Potenzial seines rechten Armes im PNF-Muster Extension/Abduktion/Innenrotation mit Ellbogenextension, um die Abstoßaktivität seines linken Fußes zu verstärken.

3.5.2 Fallbeispiel: Patient nach Schädel-Hirn-Trauma

Renata Horst

Wie PNF-Therapeuten das Prinzip der kontinuierlichen Orientierung am Leistungsniveau/Lernfortschritt mittels zielorientierter Gestaltung der Therapiesituation umsetzen und das Prinzip der

Fazilitation mittels extero- und propriozeptiver Stimuli (Bahnung), zeigt dieses Fallbeispiel. In der therapeutischen Arbeit nach dem PNF-Konzept mit dem im Folgenden vorgestellten Patienten nutzt die Therapeutin die Merkmale der motorischen Kontrolle und Komplexbewegungen (Alleinstellungsmerkmal) auf allen Ebenen der ICF für die Bewegungsanalyse und Therapieplanung.

Pathologie und Leitsymptom

Ein 32-jähriger Patient nach Schädelhirntrauma (SHT) mit Schwäche der rechten oberen Extremität. Obwohl er über Potenziale der motorischen Aktivität und Sensorik verfügt, setzt er seine rechte Hand für Alltagsaktivitäten nur selten ein.

Primäres Defizit auf Aktivitätsebene

Der Patient kann sein T-Shirt nicht selbstständig an- und ausziehen. Er ist auf die Unterstützung seiner Frau angewiesen, die ihn an- und auszieht. Seine Schuhe kann er dagegen selbstständig anziehen. Diese Tatsache schließt eine Apraxie aus.

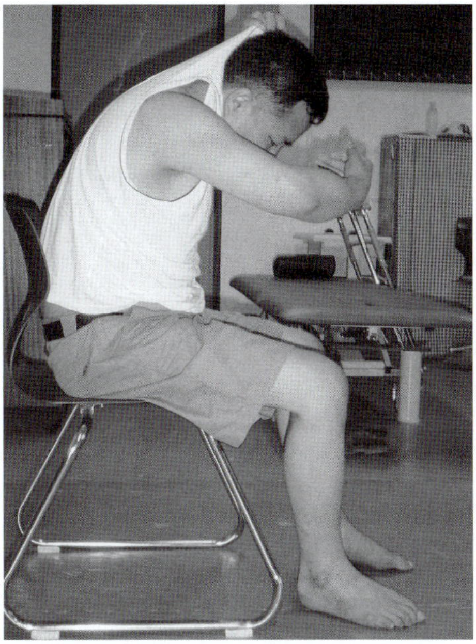

Abb. 3.9 Patient nach Schädelhirntrauma (SHT), er kann seinen Rumpf nicht aufrichten während des Ausziehens.

Untersuchung, Hypothesen und Parameter auf Körperstruktur-/Körperfunktionsebene

Beim Analysieren des Bewegungsablaufes sieht man zunächst, dass der Patient seinen Rumpf nicht aufrichtet und seinen Arm nicht ausreichend anheben kann, um nach seinem Hemd zu greifen (Abb. 3.9). Seine reduzierte *Geschicklichkeit* reicht für diese Alltagsaktivität nicht aus. Zunächst muss analysiert werden, ob er über ausreichend *Mobilität* für eine aktive Rumpfaufrichtung verfügt. Die erste Hypothese lautet: Möglicherweise kann der Patient seine Brustwirbelsäule nicht ausreichend extendieren und die oberen Kopfgelenke nicht ausreichend flektieren, um sich aufzurichten. Er wird aufgefordert, sich so aufrecht wie möglich hinzusetzen. Die Tatsache, dass ihm dies gelingt, bestätigt die erste Hypothese nicht (Abb. 3.10). Als Nächstes vermutet die Therapeutin, dass er möglicherweise nicht über genügend Ausdauer verfügt, um diese Position zu halten. Die zweite Hypothese lautet: Er verfügt nicht über ausreichend

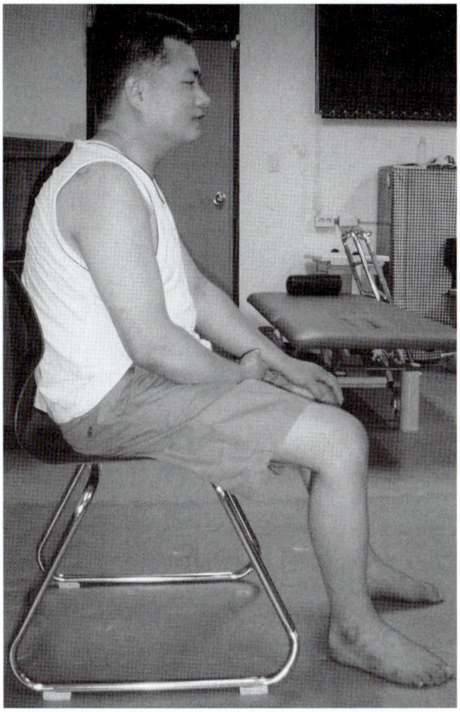

Abb. 3.10 Aufrechtes Sitzen ist auf Aufforderung möglich.

Rumpfstabilität, um die aufrechte Position zu halten. Auch diese Hypothese bestätigt sich nicht. Er kann die Position länger als 10 sec halten. Diese Fähigkeit wird laut der Motor Assessment Scale (MAS) von Carr und Shepherd (1986) mit der Stufe 3 bewertet (Tab. 3.3).

Anschließend prüft die Therapeutin, ob der Patient seinen Kopf, der als (kleiner) Hebel wirkt, unter gleichzeitiger Beibehaltung seiner Rumpfstabilität drehen kann (*kontrollierte Mobilität*). Hier lautet die Hypothese: Er verfügt nicht über die nötige proaktive Rumpfstabilität, um seinen Kopf kontrolliert bewegen zu können (Abb. 3.11). Diese Hypothese bestätigt sich ebenfalls nicht. Er erreicht somit die Stufe 4 der MAS. Stufe 5 der MAS beinhaltet die Fähigkeit, den Rumpf dynamisch zu stabilisieren

Tab. 3.3 Teilausschnitt der Motor Assessment Scale (MAS) für die Beurteilung der Sitzbalance (Carr u. Shepherd 1986)

Nr.	Beurteilungskriterien	Beschreibung
1	Der Patient kann nur mit Unterstützung sitzen	Therapeutische Unterstützung ist notwendig
2	Der Patient sitzt ohne Unterstützung für 10 sec	– Er hält sich nicht fest – Knie und Füße stehen nebeneinander – Die Füße dürfen auf dem Boden stehen
3	Sitzt ohne Unterstützung mit aufrechtem Rumpf und das Körpergewicht ist gleichmäßig verteilt	– Der Körperschwerpunkt liegt über den Hüftgelenken – Hals- und Brustwirbelsäule sind aufgerichtet – Das Gewicht ist gleichmäßig auf beide Körperhälften verteilt
4	Sitzt ohne Unterstützung, dreht seinen Kopf und Rumpf, um nach hinten zu schauen	– Die Füße stehen nebeneinander auf dem Boden – Die Beine sind nicht abduziert und die Füße bewegen sich nicht – Die Hände sind auf den Oberschenkeln platziert
5	Sitzt ohne Unterstützung, greift nach vorne, um den Boden zu berühren und kehrt in die Ausgangsposition zurück	– Die Füße sind auf dem Boden aufgestellt – Der Patient hält sich nicht fest – Beine und Füße bewegen sich nicht – Falls nötig, darf der betroffene Arm unterstützt werden – Die Hand sollte den Boden mindestens 10 cm vor den Füßen berühren
6	Sitz ohne Unterstützung auf einem Hocker, der Patient greift zur Seite, um den Boden zu berühren und kehrt in die Ausgangsposition zurück	– Die Füße stehen auf dem Boden – Der Patient hält sich nicht fest – Beine und Füße bewegen sich nicht – Der betroffene Arm darf ggf. unterstützt werden – Der Patient muss seitlich greifen, nicht nach vorne

Anmerkung: Diese Skala kann im Sinne des aufgabenspezifischen Trainings um Alltagsaktivitäten wie das Überkopfgreifen erweitert werden. Das Überkopfgreifen kann z. B. beim Anziehen beurteilt werden. Alltagsaktivitäten, bei denen sich die Unterstützungsfläche verändert, wie z. B. das Anziehen von Schuhen und Socken, sollten ebenfalls berücksichtigt werden. Weitere alltagsrelevante Variationen sollten ebenfalls einbezogen werden. Bsp.: Veränderungen der Sitzflächenbeschaffenheit und Sitzhöhe, labile Unterstützungsflächen und die Beurteilung der Aktivitäten unter unterschiedlichen sensorischen Konditionen.

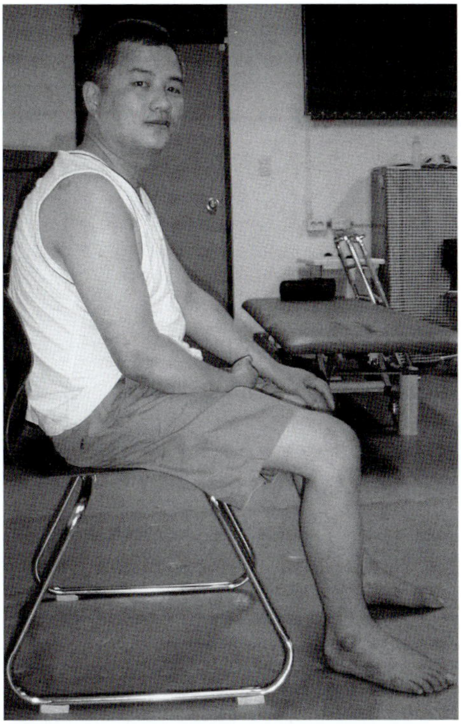

Abb. 3.11 Proaktive Rumpfstabilität für Kopfbewegungen.

und die Beine gleichzeitig statisch zu stabilisieren bei gleichzeitiger Mobilität eines Armes, um vorne einen Gegenstand vom Boden aufzuheben (Abb. 3.12). Die Rumpfextensoren müssen exzentrisch arbeiten. Stufe 6 erreicht der Patient, wenn er etwas seitlich vom Boden aufheben kann, ohne seine symmetrische Beinstabilität und seine exzentrische Kontrolle der seitlichen Rumpfmuskulatur zu verlieren (Abb. 3.13). Stufe 6 ist die höchste Stufe der MAS.

Da die Aktivität etwas oberhalb des Kopfes zu greifen mit dieser Skala nicht berücksichtigt wird, müssen andere Dokumentationsmethoden hinzugezogen werden. Die nächste Hypothese ist, dass die Flexion im Schultergelenk eingeschränkt ist (*Mobilität*). Die passive Beweglichkeit der Arme kann mittels der spezifischen PNF-Technik *Replikation* überprüft werden (Abb. 3.14). Die Therapeutin bringt die Arme in die Endposition und überprüft dabei das passive Endgefühl. Zudem wird seine Kraft der angenäherten Muskulatur beurteilt. Er wird aufgefordert, diese Position gegen ihren Widerstand zu halten (MFT 5). Anschließend führt sie seine Arme wieder herunter und fordert ihn auf, sein Hemd wieder auszuziehen. Hierbei wird nicht nur die Bewegungsquantität, also ob ausreichende Mobilität vorhanden ist, sondern auch die Bewegungsqualität beurteilt. Die Fertigkeit, den Arm endgradig gegen die Schwerkraft anheben zu können, entspricht den MFT 3. Erteilt die Therapeutin Widerstand während der Armhebung, wird beurteilt, ob die MFT Stufe 4 erreicht werden kann. Die Therapeutin beobachtet seine Bewegungsstrategie, um Hypothesen über die Ursache seiner eingeschränkten Beweglichkeit entwickeln zu können. Da die passive Beweglichkeit eines Gelenkes sowohl von der Elastizität der kontraktilen als auch der nicht kontraktilen Strukturen abhängt und die Tonuslage der Muskulatur von der Ausgangsstellung abhängig ist, können andere Ausgangsstellungen gewählt werden, um die nicht

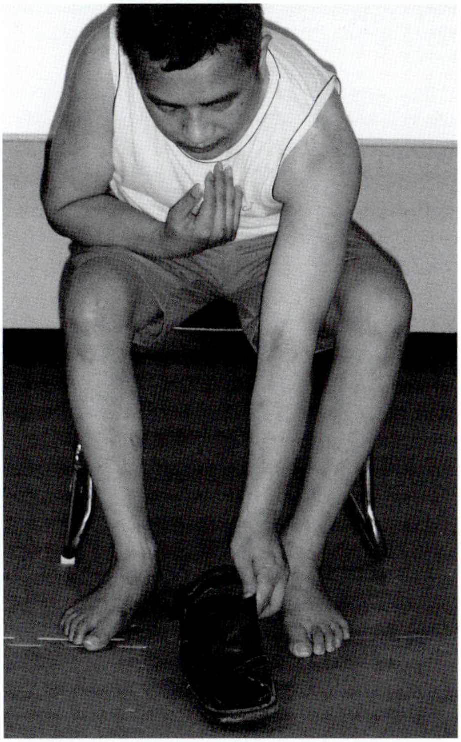

Abb. 3.12 Aufheben eines Gegenstandes.

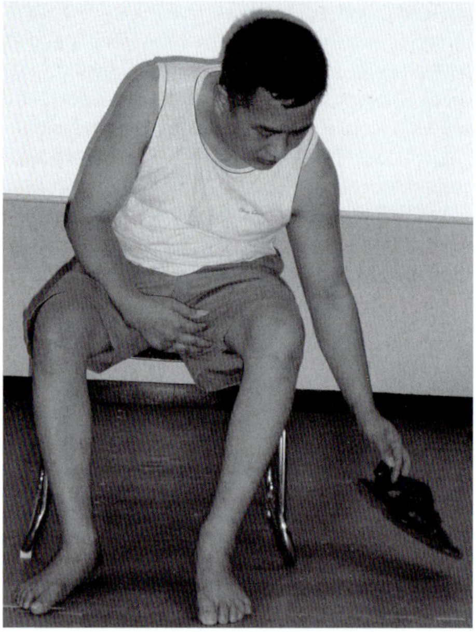

Abb. 3.13 Seitliches Aufheben eines Gegenstandes.

kontraktilen Strukturen zu beurteilen. Klassisch für das PNF-Konzept ist, dass die Therapeutin unterschiedliche funktionelle Aktivitäten analysiert. Sie tut dies einerseits, um die Funktion selbst zu beurteilen und andererseits, um sich ein Bild über die strukturellen Potenziale des Patienten zu machen. Für das PNF-Konzept ist es spezifisch, dazu eine andere Funktion zu wählen. Die Therapeutin kann z. B. beim Wechsel aus der Bauchlage in den Vierfüßlerstand beobachten und fühlen, dass der Arm des Patienten eine fast vollständige Flexionsbeweglichkeit aufweist (Abb. 3.15). Die Mobilität der Fingergelenke und des Handgelenks können z. B. beim Anziehen der Schuhe beobachtet werden. Der Patient greift spontan mit der betroffenen Hand nach seinem Schuh. Hierbei öffnet er die Finger, sein Handgelenk bleibt dabei jedoch volarflektiert (Abb. 3.16). Für diese Alltagsaktivität weist der Patient ausreichend Geschicklichkeit auf. Er verfügt sowohl über genügend Rumpfstabilität, um sein Bein anheben zu können, als auch über ausreichend Mobilität im Bein und in der betroffenen Hand.

Zusammenfassend kann festgestellt werden, dass jede Bewegung für sich passiv möglich ist, außer der Dorsalflexion im Handgelenk. Die Hand ist jedoch

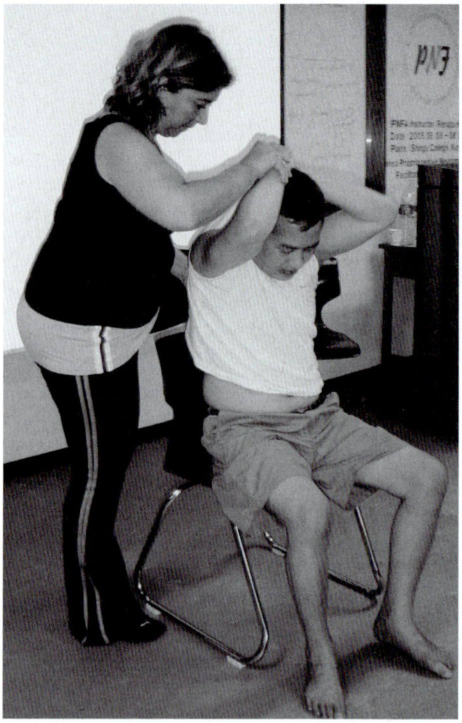

Abb. 3.14 Feststellen der Armbeweglichkeit mittels der PNF-Technik Replikation.

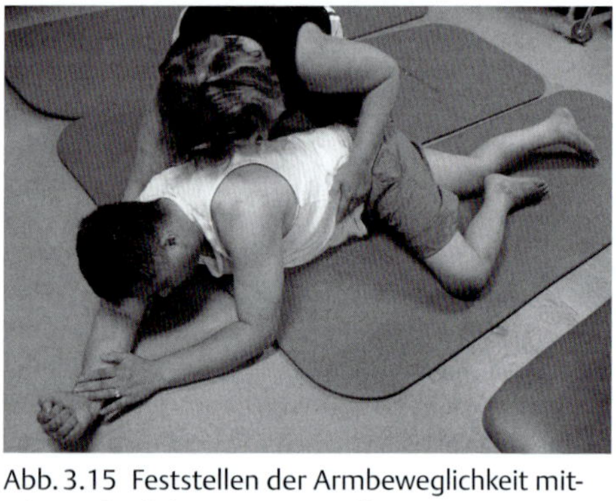

Abb. 3.15 Feststellen der Armbeweglichkeit mittels Wechsel der Ausgangsstellung.

ausreichend mobil, um die Aktivität des Anziehens auszuführen. Die Annahme, dass die dazu notwendige Geschicklichkeit gestört ist, ist somit bestätigt. Da er sowohl beim Rotieren seines Kopfes als auch beim Anheben seines Beines zum Schuheanziehen

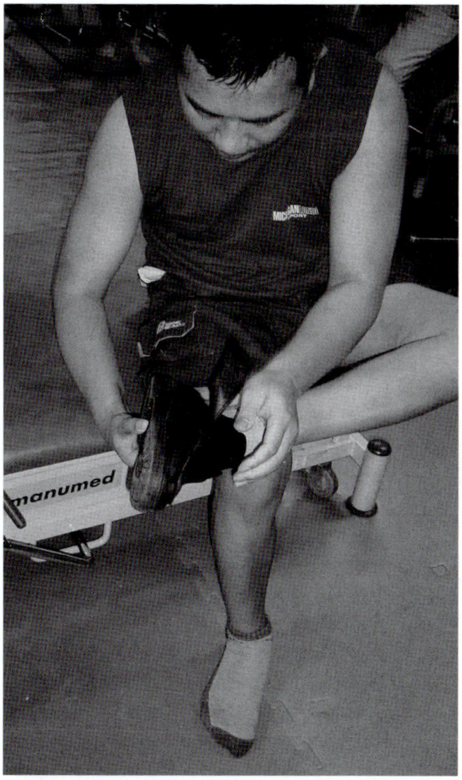

Abb. 3.16 Beurteilen der Beweglichkeit von Fingergelenken und Handgelenk während einer Alltagsaktivität.

die proaktive Rumpfstabilität organisieren kann, ist davon auszugehen, dass seine antizipatorische Haltungskontrolle nicht gestört ist. Somit kristallisiert sich die Hypothese heraus, dass die Kraft der Flexionssynergisten seines Armes fehlt. Das primäre Therapieziel steht fest – der Arm muss gekräftigt und die distale Zielmotorik gefördert werden.

Um eine Hypothese über die Behandlungsprognose stellen zu können, wird die Therapeutin zudem das soziale Umfeld des Patienten evaluieren. Kann der Patient lernen, die Aktivität selbstständig auszuführen? Die Tatsache, dass seine Ehefrau ihn an- und auszieht, verhindert eventuelle Fortschritte, die er diesbezüglich in der Therapie macht. Somit steht ein weiteres Therapieziel fest: Aufklärung und Beratung der Angehörigen.

Behandlungsziele

Die strukturellen und funktionellen Behandlungsziele stehen fest: Kräftigen der Flexionssynergie des Arms und die Beweglichkeit des Handgelenkes so weit wie möglich zu verbessern bzw. zu verhindern, dass die Volarflexoren kontrakt werden. Für die Alltagsaktivität selbstständiges An- und Ausziehen ist es das Ziel, die Rumpfstabilität und Armmobilität so zeitlich aufeinander abzustimmen, dass dies selbstständig gelingt. Zur Erreichung der Therapieziele auf der Ebene Körperstrukturen/-funktionen und Aktivität ist für die Therapieplanung interdisziplinäre Kommunikation notwendig sowie die Einbeziehung der Angehörigen.

Behandlungsplanung

Die erste grundlegende Überlegung der Therapeutin ist, *warum* die Übung durchgeführt werden soll. Sie orientiert sich zunächst daran, *was* der Patient lernen möchte. Die Therapeutin kommuniziert mit dem Patienten, was er lernen muss bzw. möchte, um seinen Alltag möglichst selbstständig gestalten zu können. In diesen Überlegungen müssen die Ressourcen des Patienten berücksichtigt werden, dass heißt, was er nach Möglichkeit lernen kann. Nicht zuletzt, da Variabilität für das Leben nötig ist, gibt es verschiedene Möglichkeiten, *wie* der Patient lernen kann, seinen Alltag zu bewältigen.

In seiner Hand verfügt der Patient über Potenziale. Er kann sie für grobmotorische Greiffunktionen benützen, wie Schuhe- und Sockenanziehen. Er verfügt auch über Potenziale in seinem Arm und könnte lernen, sie mehr zu nutzen. Die Therapeutin muss dem Patienten seine Potenziale bewusst

Box 2

Schuheanziehen: Das Therapieziel ist es, die Aktivität „Schuheanziehen" zu fördern. Zunächst wird auf Grundlage der Hypothese gearbeitet, dass die Hüftflexionssynergie zu schwach ist. Das PNF-Beinmuster: Flexion/Adduktion/Außenrotation mit Knieflexion wird gewählt (Technik). Methodisch wird mit Zug, Kombination von isotonischen Bewegungen und Re-Stretch gearbeitet. Hiermit werden die Prinzipien der zeitlichen und räumlichen Summation und des Dehnungsverkürzungszyklus verfolgt. Sobald Potenziale in der Synergie erarbeitet werden (Körperstrukturebene), wird die Aktivität „Schuheanziehen" geübt. Hierfür wird die Methode Timing for Emphasis genützt (Abb. 3.17a–b).

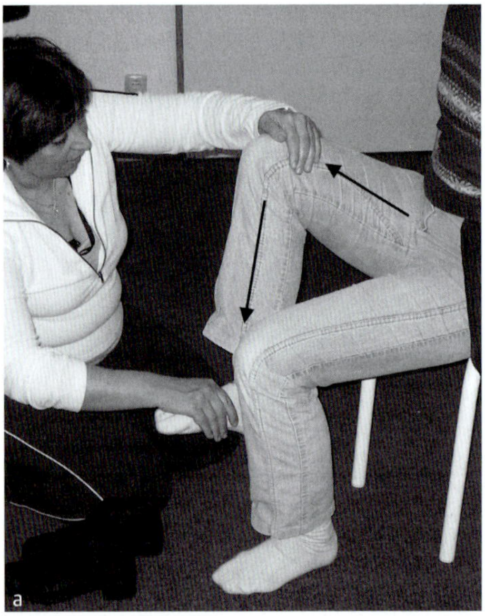
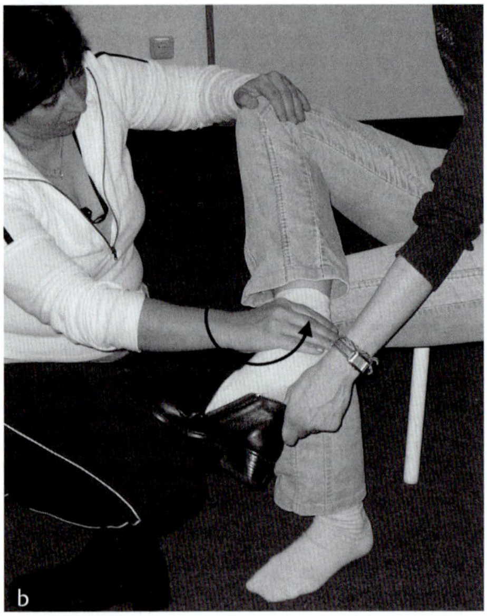

Abb. 3.17a–b Fördern der Aktivität „Schuheanziehen" mittels Timing for Emphasis.

machen und ihm zeigen, wie er sie einsetzen kann. Feinmotorische Tätigkeiten, wie Schreiben oder Essen, müssen umgelernt werden.

Therapeutisches Vorgehen – Was, wie geübt wird

Schwerpunkte der Therapie für die rechte obere Extremität des Patienten sind: das Kräftigen der Muskulatur für Alltagsaktivitäten, die der Patient oberhalb des Kopfes ausführt und die Kontrakturprophylaxe.

Armkräftigung

Die Kräftigung der Flexorensynergie des Armes kann zum einen indirekt über die Aktivität anderer Körperteile (positiver Einstieg) und zum anderen direkt durch die Anwendung spezifischer „PNF-Techniken" (Methoden) am Arm erreicht werden.

Die Aktivierung seines besseren Armes in der Flexionssynergie fördert zunächst die visuelle Vorstellung der Bewegung, die der Patient mit seinem betroffenen Arm ausführen soll (Abb. 3.18). Durch die zielorientierte Bewegung seines besseren Armes werden die prämotorischen Areale aktiviert, in denen sich Spiegelneurone befinden. Die Aktivierung dieser Neurone ermöglicht es dem Patienten, sich die Bewegung mit seinem betroffenen Arm besser vorzustellen und zu planen.

Im Kapitel 2.4.3 wurde erläutert, dass das Anwenden spezifischer PNF-Muster zu einer verstärkten Aktivität anderer Körperteile führen kann. Dieses Phänomen wird als „Irradiation" bezeichnet (siehe Kapitel 2). Zum Beispiel kann der Patient beim Rollen von der Rückenlage in die Seitenlage seine ventrale Rumpfmuskulatur aktivieren. Hierfür werden das Becken- und Skapulapattern in anteriore Elevation fazilitiert (Abb. 3.19).

Taktile Informationen der Therapeutin können diese Rollaktivität verstärken. Wenn der Patient die Seitenlage erreicht, wird auf seinen betroffenen, unten liegenden Oberarm Druck ausgeübt. Der Arm erhält also extero- und propriozeptive Informationen. Beim Zurückrollen auf dem Rücken müssen die etwas steifen Innenrotatoren seines rechten Schultergelenks exzentrisch nachlassen. Durch die Abdruckaktivität seines Oberarmes werden die Abduktoren und Außenrotatoren seines Schultergelenks fazilitiert.

Als Steigerung kann der Patient seinen schwachen Arm mit seinem stärkeren Arm unterstützen, indem er das Lifting Muster ausführt (Abb. 3.20). Um die

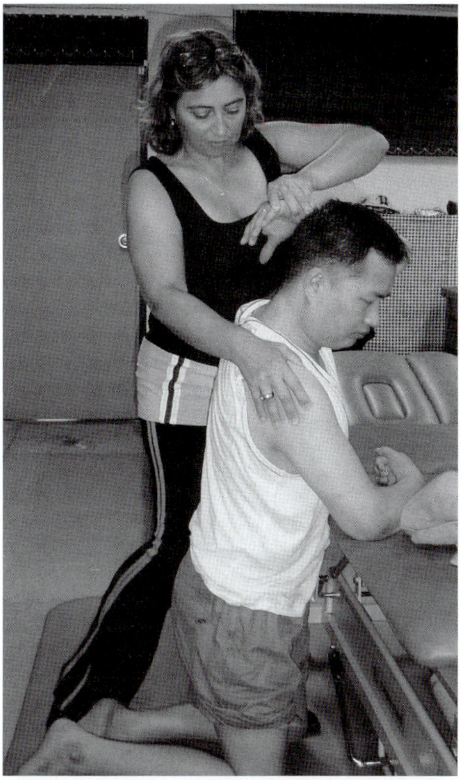

Abb. 3.18 Aktivieren des kontralateralen Armes.

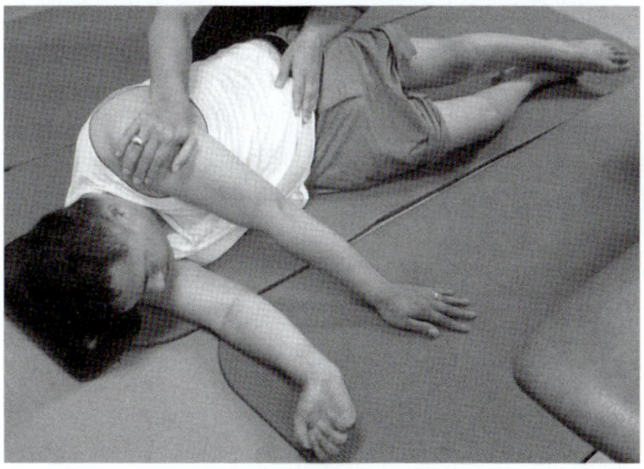

Abb. 3.19 Aktivieren der ventralen Rumpfmusklatur.

Box 3

Direkte Behandlungen: Willküraktivität und betroffenes Körperteil oder betroffener Muskel sind identisch. Die motorische Handlung, die gelernt werden soll, wird direkt am betroffenen Körperteil geübt.
Indirekte Behandlung: Willküraktivität und betroffenes Körperteil oder betroffener Muskel sind nicht identisch. Die Willküraktivität des nicht betroffenen Körperteils verursacht eine unwillkürliche Aktivierung des betroffenen Körperteils oder Muskels. Die motorische Handlung, die gelernt werden soll, wird zunächst strukturell funktionell vorbereitet.

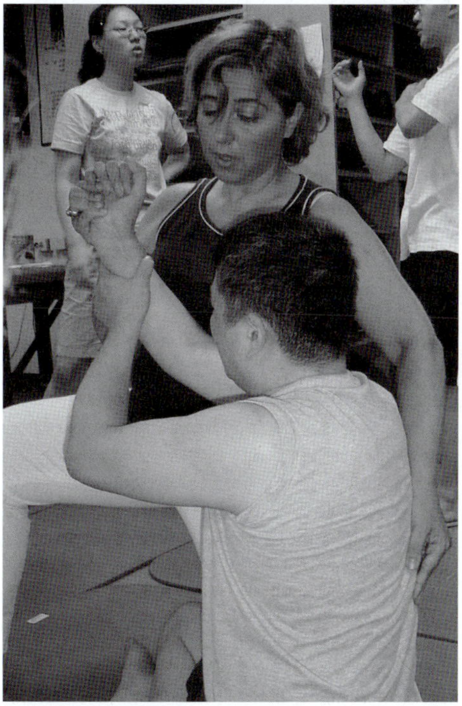

Abb. 3.20 Steigern durch Lifting.

schwache Muskelsynergie zu fazilitieren, kann eine spezifische PNF-Technik: „Kombination von isotonischen Bewegungen“ (Methode) angewendet werden. Hierbei wird die Muskelkette in Annäherung mit Unterstützung der Therapeutin gebracht. Es wird ein Haltewiderstand für die Flexionssynergie appliziert, um eine zeitliche Summation zu erzielen. Danach wird die Muskelkette exzentrisch aktiviert. Zum Schluss wird der Patient so viel wie nötig unterstützt, damit er den Arm wieder flexorisch anheben kann.

Zur Automatisierung dieser Bewegung kann die Therapeutin im Anschluss die PNF-Technik „Rhythmische Bewegungseinleitung“ (Methode) einsetzen. Hierbei wird der Patient aus der Vordehnung zunächst passiv an das Bewegungsende gebracht. Mit zunehmender Aktivität baut die Therapeutin ihre Hilfe ab und unterstützt ihn nur so viel wie nötig (assistiv). Wenn genügend Eigenaktivität des Patienten vorhanden ist, kann sie einen Widerstand gegen die Flexion im Schultergelenk geben (Alleinstellungsmerkmal, siehe Kapitel 2.6 Timing und Wiederholung). Die gleichzeitige Anwendung von Traktion erleichtert dem Patienten das Bewegen gegen die Schwerkraft. Bei zunehmender Aktivität kann Approximation erteilt werden, um die Schwerkraftinformation zu verstärken. Dies fördert zudem die posturale Kontrolle: Der Rumpf wird vor der Flexion im Schultergelenk aktiviert. Die „Rhythmische Bewegungseinleitung“ endet mit der selbstständigen Bewegungsausführung des Patienten. Erst wenn dies möglich ist, ist die Bewegung gelernt. Eine Überprüfung der Alltagsaktivität dient als funktioneller Parameter (Abb. 3.21).

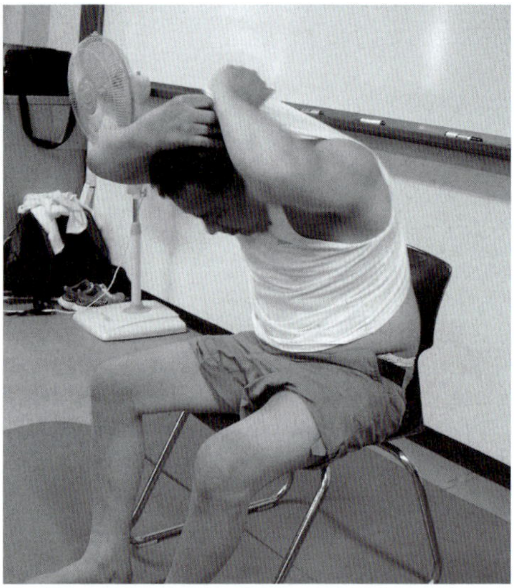

Abb. 3.21 Jetzt setzt der Patient seine betroffene Extremität zum Anziehen ein.

Box 4

Lifting: Ein Patient mit Steifigkeit im Rumpf (z. B. mit Morbus Parkinson) kann nicht von einem Stuhl aufstehen. Die therapeutische Arbeitshypothese ist, dass er sein Becken nicht weit genug nach ventral kippen kann, um seinen Oberkörper nach vorne zu verlagern. Das Therapieziel ist es, die Mobilität des Beckens in der Ventralkippung (Körperstrukturebene) zu fördern, damit der Patient selbstständig aufstehen kann.
Als vorbereitende Übung wird das Lifting-Pattern gewählt. Die Arme werden genützt, um eine weiterlaufende Ventralkippung des Beckens zu fazilitieren. Hierbei ist die weiterlaufende Lendenlordose erwünscht.
Bei der Ausführung des PNF-Musters Lifting (Technik) wird mit Zug und der Rhythmischen Bewegungseinleitung gearbeitet (Abb. 3.22a).
Ein Patient mit chronischen Rückenschmerzen kann seinen Rumpf beim Anheben eines Gegenstands über den Kopf nicht stabilisieren. Die therapeutische Arbeitshypothese ist, dass die pro-aktive Rumpfstabilität (bevor die Arme bewegt werden) nicht organisiert werden kann. Das Therapieziel ist es, die kontrollierte Mobilität im Rumpf (unterer Rumpf stabil und oberer Rumpf extensorisch mobil) und die Geschicklichkeit zu fazilitieren, z. B. die posturale Kontrolle zu fördern. Als Übung wird das Lifting-Pattern gewählt. Die weiterlaufende Lendenlordose ist in diesem Falle unerwünscht. Bei der Ausführung des PNF-Musters Lifting (Technik) wird (methodisch) mit Approximation und Kombination von isotonischen Bewegungen gearbeitet. Da die Aktivität einen Gegenstand über den Kopf anzuheben mit extensorischer muskulärer Aktivität für das Ellenbogengelenk einhergeht, wird ein verändertes Timing für das Gelenk gewählt (Methode: Timing for Emphasis) (Abb. 3.22b).

Kontrakturprophylaxe

Durch Stützaktivitäten kann die Mobilität des Handgelenkes erarbeitet bzw. erhalten werden. Hier kann die Ausführung eines Kopfmusters (Alleinstellungsmerkmale *positive Vorgehensweise* bzw. Einstieg, *Fazilitation* durch exterozeptive und propriozeptive Information, *Komplexbewegungen*) die Gewichtsverlagerung des Patienten nach links unterstützen, sodass die Ellenbogenstreckung seines rechten betroffenen Armes fazilitiert wird. Hierfür werden visuelle Informationen genutzt, indem der Patient dazu aufgefordert wird, die Therapeutin anzuschauen. Es entsteht eine Lateralflexion der Halswirbelsäule nach links, gekoppelt mit einer Rechtsrotation des Kopfes. Diese Handlung wird begleitet durch einen Führungswiderstand am Kopf. Approximation der Handwurzelknochen verstärkt die Stützaktivität (Alleinstellungsmerkmal Timing und Wiederholung) (Abb. 3.23).

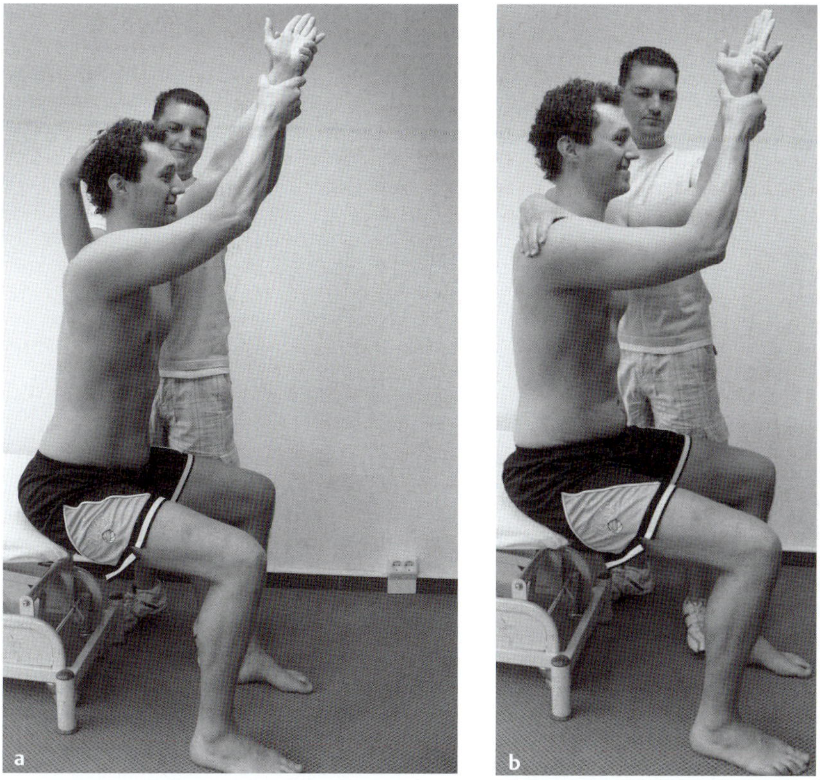

Abb. 3.22a–b Lifting-Pattern. a Mit Zug und Rhythmischer Bewegungseinleitung, um den Aspekt der motorischen Kontrolle (Mobilität) zu fördern. b Mit verändertem Timing im Ellenbogengelenk, Approximation und Kombination von isotonischen Bewegungen, um den Aspekt der motorischen Kontrolle (kontrollierte Mobilität und Geschicklichkeit) zu fördern. Der Therapeut approximiert die rechte Schulter des Patienten, um die Außenrotation im Schultergelenk zu fazilitieren. Dies fördert die posturalen Reflexe.

3.5.3 Fallbeispiel: Patient mit Plexusparese

Renata Horst

Die Therapeutin dieses Fallbeispiels fazilitiert mittels extero- und propriozeptiver Stimuli. Sie orientiert sich kontinuierlich am Leistungsniveau/Lernfortschritt mittels zielorientierter Gestaltung der Therapiesituation (Prinzipien). Sie nutzt insbesondere variables situationsbezogenes Timing und betontes aufgabenspezifisches Timing zur Förderung der kortikalen Repräsentation. Die kortikale Repräsentation kann aufgrund der neuronalen Plastizität gefördert werden (siehe Kapitel 2.3.2).

Pathologie und Leitsymptom

Ein 36-jähriger Zahnarzt mit einer Plexusparese seines rechten dominanten Armes, die durch einen Verkehrsunfall verursacht wurde. Der Unfall passierte vor drei Monaten. Durch die fehlende Ellenbogenflexions- und Supinationsaktivität sowie die eingeschränkte Beweglichkeit dieser Bewegungen ist der Patient motorisch besonders beeinträchtigt.

Primäres Defizit auf Aktivitäts-/Partizipationsebene

Die Fingerfertigkeit sowie das Gefühl in den Fingern und in der Hand sind erhalten. Die Beweglichkeit im Schultergelenk ist sowohl passiv als auch aktiv

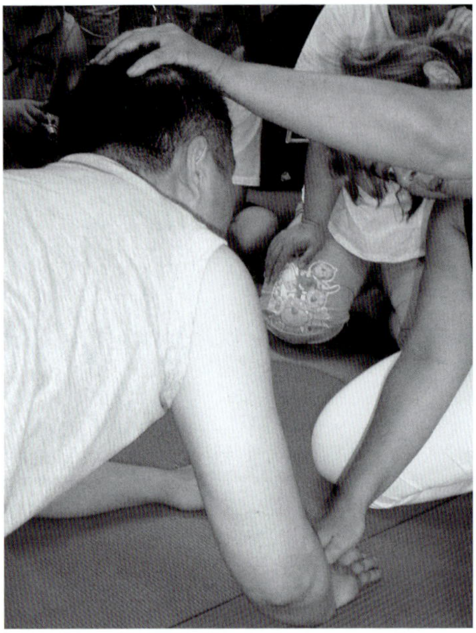

Abb. 3.23 Stützaktivität fördert die Beweglichkeit des Handgelenks.

eingeschränkt, sodass bimanuelles Überkopfgreifen nicht möglich war, z. B. während des Ausziehens. Flexion und Supination im Ellenbogengelenk sind sowohl passiv als auch aktiv nicht möglich. Diese Bewegungen sind für den Patienten wichtig, um seine zahnärztlichen Instrumente einsetzen zu können. Er hat sich kurz vor dem Unfall als Parodontologe niedergelassen.

Erfolgreiches Lernen durch motorische Aufgaben im Kontext.

Untersuchung, Hypothese und Parameter auf Körperstrukturebene

Die Therapeutin geht von folgender Hypothese aus:

- Wundheilungsstörungen nach der Erstversorgung in Afrika haben zu Vernarbungen im Bereich des N. musculocutaneus geführt.
- Der Patient wird seine berufsspezifische Bewegungen in Supination und Flexion nur durch das Üben im sinnvollen Kontext lernen.

Als Parameter wählt die Therapeutin die Muskelkraft, die sie mittels Muskelfunktionstest nach Janda (siehe S. 86) prüft. Die Therapeutin achtet darauf, dass die Testbewegungen, Flexion im Ellenbogengelenk und Supination, in einem sinnvollen, alltagsorientierten Kontext ausgeführt werden. Denn das langfristige Ziel ist, dass der Patient seinen Beruf wieder ausüben kann (siehe unten).

Therapieziele und Behandlungsplanung

Zunächst ist es für den Patienten vorrangig, zu lernen seinen Alltag mit größtmöglicher Selbstständigkeit zu bewältigen. Der Einsatz von Bewältigungsstrategien ist in diesem Stadium sinnvoll (vermehrter Einsatz seines linken, nicht betroffenen Armes). Als im Verlauf der Therapie mehr Potenziale festzustellen sind, soll er versuchen, diese zu nutzen.

Die Elastizität der Extensorensynergie sowie die der Pronatoren muss gefördert werden, um Kontrakturen zu vermeiden und um die Ernährung im peripheren Nervensystem zu gewährleisten. Dies ist insbesondere für den N. musculocutaneus wichtig, um die synaptische Effizienz für den M. biceps brachii zu gewährleisten. EMG-Ableitungen bestätigen, dass die Innervation vorhanden ist und der Nerv unverletzt ist. Trotz dieser erfreulichen Testergebnisse ist vermutlich aufgrund von Vernarbungen die Ellenbogenflexion und Supination 9 Monate nach Unfall immer noch nicht aktiv möglich.

Solange die Willküraktivität des Armes nicht vollständig möglich ist, muss diese Aktivität von der Therapeutin unterstützt werden, damit die kortikale Repräsentation erhalten bleibt. Die Unterstützung der Armfunktion erfolgt in sinnvollen Kontexten, damit langfristige Lernergebnisse möglich sind.

Therapeutisches Vorgehen – Was, wie geübt wurde

Da die Aktivierung des M. biceps brachii vom distalen Hebel (Unterarm) nicht möglich ist, wird sie zunächst vom proximalen Hebelarm geübt. Der Patient kann sein Potenzial im linken Arm nutzen, um sich hochzustoßen (radiales Stoßmuster). Gegen diese Willkürbewegung setzt die Therapeutin Widerstand. Gleichzeitig stabilisiert sie die Schulter des betroffenen Armes mittels Approximation (Abb. 3.24).

Am Arm selbst kann das Potenzial der Extensorensynergie im ulnaren Zugmuster genutzt werden, um die Ellenbogenflexion und Unterarmsupination mit der Schwerkraft zu üben. Dazu appliziert die

Therapeutin Widerstand für die starken Extensoren des Schultergelenks und Zug für die Ellenbogenflexion (Abb. 3.25), wodurch sowohl die Gelenkbeweglichkeit als auch die Kraft geübt werden kann.

Behandlungsverlauf und -ergebnisse

Der Patient kann 3 Monate nach seinem Unfall sein Hemd nur mit seinem nicht betroffenen Arm ausziehen (Abb. 3.26). Ein halbes Jahr nach seinem Unfall kann er bereits beide Arme überkopf anheben, um sein Hemd auszuziehen (Abb. 3.27). Es sind erste sichtbare und palpable Muskelzuckungen im Bereich des M. biceps brachii festzustellen (Muskelfunktionswert 1). Er kann seinen Unterarm jedoch weder gegen die Schwerkraft anheben, noch in flektierter Ellbogenposition halten (Abb. 3.28a–b).
7 Monate nach seinem Unfall kann der Patient sein Glas gegen die Schwerkraft zum Mund führen. Diese Aktivität kann er lediglich dreimal wiederholen und sie erfolgt ausschließlich mit proniertem Unterarm. Weitere 4 Wochen später, also insgesamt 8 Monate nach dem Unfall, kann er sein Glas zehnmal hintereinander zum Mund führen. Diese Aktivität ist jedoch immer noch nur mittels Pronation möglich (Abb. 3.29).
9 Monate nach seinem Unfall gelingt es ihm erstmalig, sein Ellenbogengelenk mit etwas Supination zu bewegen, als er sein Zahnarztinstrument für die Zahnreinigung nutzt. Also während einer berufstypischen Bewegung (Abb. 3.30). Ohne Instrument und „Patient" kann er jedoch die Ellbogenflexion mit Supination nicht willkürlich ausführen. Diese Tatsache lässt sich durch die aufgabenspezifische Repräsentation der Körperareale im Kortex erklären (Graziano et al. 2002). Für das Ausführen einer isolierten Bewegung *ohne* Kontext werden andere Neurone rekrutiert als für das Ausführen der gleichen Bewegung *im* Kontext (Dudel et al. 1996).
Insgesamt 11 Monate nach seinem Unfall kann der Patient sein Ellbogengelenk gegen die Schwerkraft

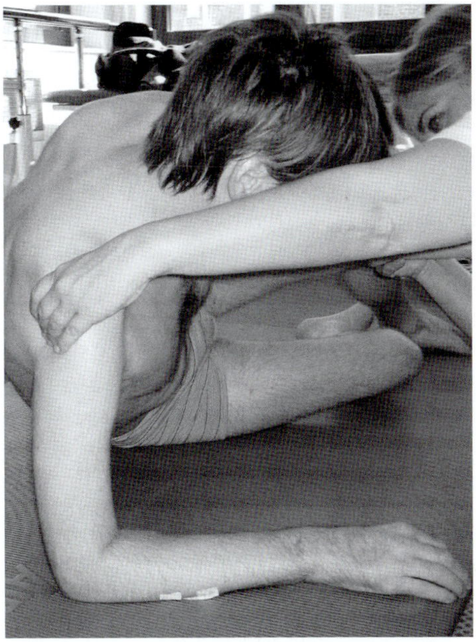

Abb. 3.24 Die Therapeutin fordert den Patienten auf, sich auf seinen Unterarm zu stützen. Er erhält Widerstand für seinen linken nicht betroffenen Arm im radialen Stoßmuster. Gleichzeitig fazilitiert die Therapeutin mit ihrer linken Hand die außenrotatorische Stabilität seiner rechten Schulter.

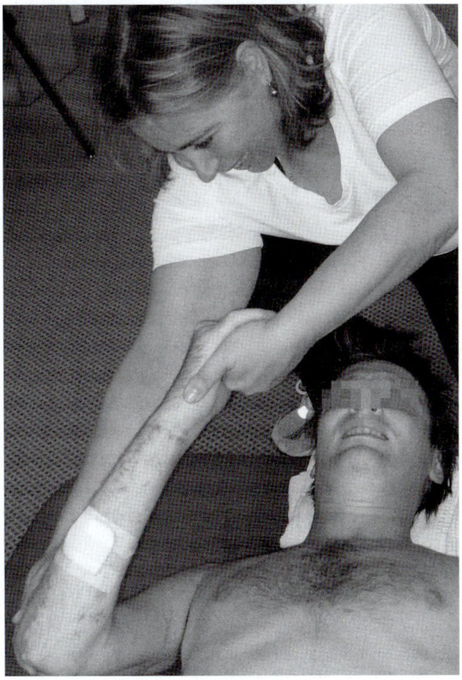

Abb. 3.25 Der Patient zieht seinen rechten Arm im Sinne einer Klimmzugbewegung in das ulnare Zugmuster.

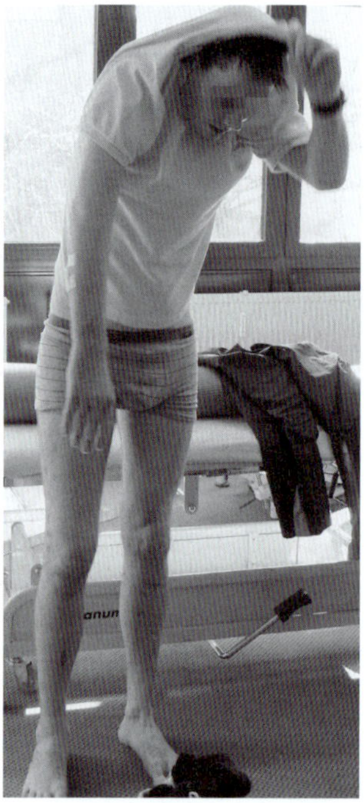

Abb. 3.26 Patient nach Verkehrsunfall und linksseitiger Plexusparese, er kann nur mittels Bewältigungsstrategie sein Shirt ausziehen.

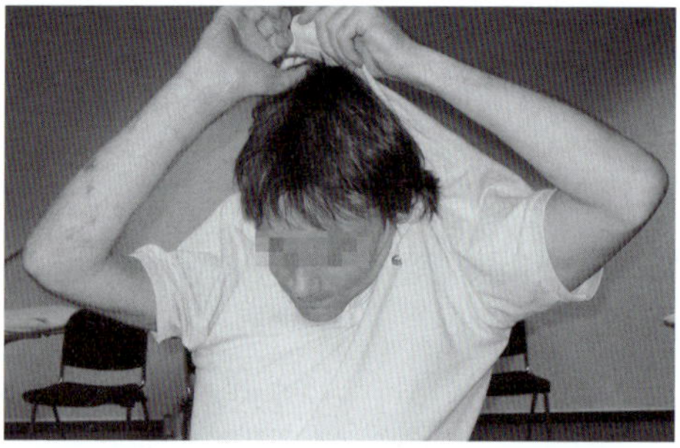

Abb. 3.27 6 Monate nach Unfall kann er den betroffenen Arm für Überkopfaktivitäten einsetzen.

Abb. 3.28a–b 6 Monate nach dem Unfall. a Passive Flexion im Ellbogengelenk ist bis ca. 90° möglich, es sind zu diesem Zeitpunkt jedoch nur palpable und sichtbare Zuckungen des M. biceps brachii festzustellen (MFT 1). b Er kann die Flexion im Ellbogengelenk noch nicht stabilisieren.

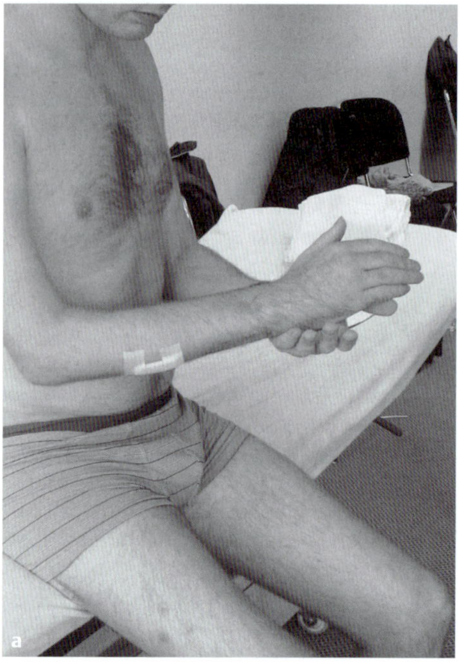

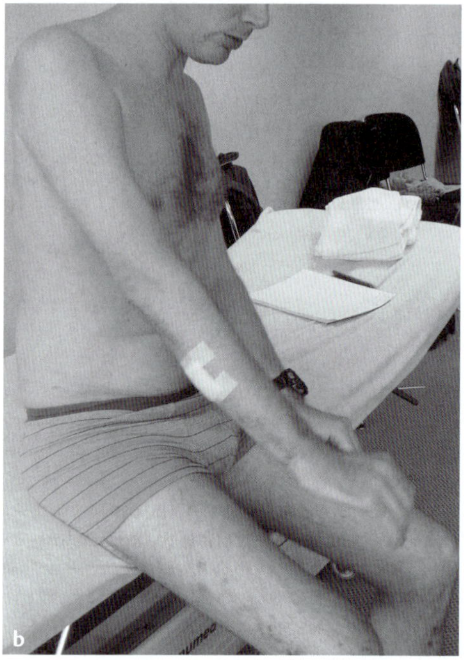

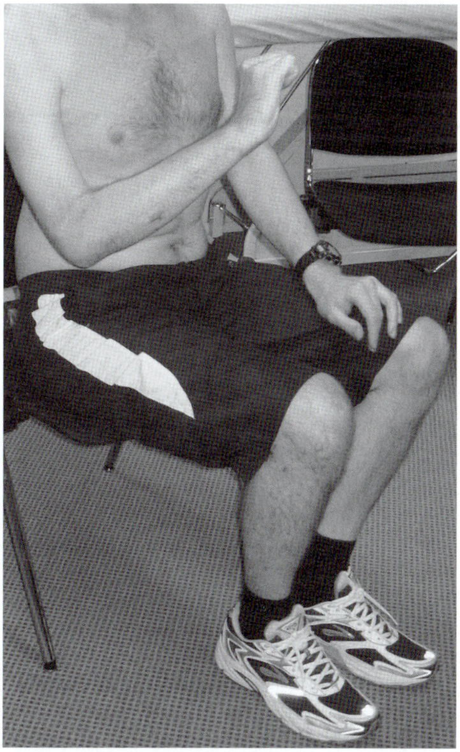

Abb. 3.29 Ellbogenflexion ist lediglich kombiniert mit Pronation möglich. Die Aktivität, Glas zum Mund führen, kann 10-mal durchgeführt werden.

flektieren und eine gefüllte Wasserflasche halten. In dieser Position kann er auch schnelle Supinationsbewegungen seines Unterarmes aktiv ausführen (Abb. 3.31a–b).

Der Patient kann seine ersten Patienten 11 Monate nach seinem Unfall wieder behandeln. Weitere 2 Monate später bewältigt er einen Umzug alleine und ist wieder vollkommen berufsfähig. Dieses Ergebnis ist sehr erfreulich, da ihm im Verlaufe seines Rehabilitationsprozesses sowohl von anderen Therapeuten als auch von Vertretern anderer Professionen geraten wurde, eine Umschulung in Erwägung zu ziehen.

3.5.4 Fallbeispiel: Mädchen mit Zerebralparese

Nicola Fischer

In diesem Fallbeispiel setzt die Therapeutin u. a. folgende Prinzipien um: Fördern des motorischen

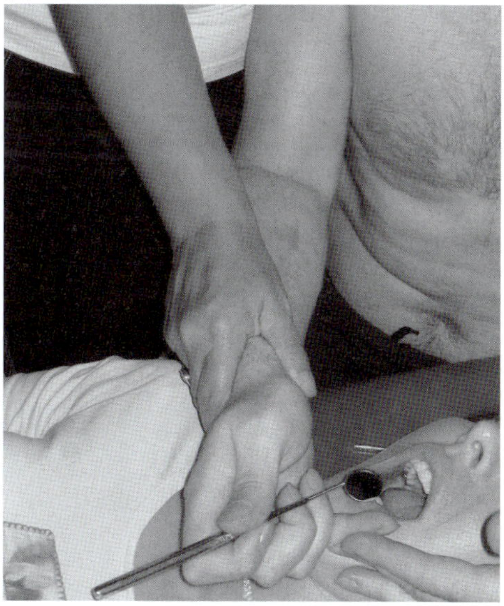

Abb. 3.30 Als der Patient, Zahnarzt, seine berufsspezifische Aktivität übt, gelingt es erstmalig eine Supinationsbewegung aktiv auszuführen.

Lernens sowie Ermöglichen positiver Bewegungserfahrung mittels Motivation und Erleichtern des Bewegungslernens.

Pathologie und Leitsymptom

Laura, ein 3½-jähriges Mädchen – ehemals Frühgeborenes – mit beinbetonter spastischer Zerebralparese weist eine milde Spastizität im Bereich der rechten und linken unteren Extremität auf, die sich im (gehaltenen) Stehen und Gehen massiv verstärkt. Aufgrund der daraus resultierenden Spitzfußstellung ist keine Balance im Stehen möglich – und somit auch kein freies Gehen.

Beobachtungen auf Aktivitätsebene

Während die Therapeutin Lauras verschiedene Aktivitäten beobachtet, fallen ihr insbesondere folgende Punkte auf:

- *Qualitativ mangelhafte posturale Kontrolle im gehaltenen Gang*: mit Becken-Beuge-Haltung und Flexion/Adduktion/Innenrotation (Muster beider Hüftgelenke), mit Hyperextension in den Kniegelenken und Spitzfußstellung.
- *Dominierende Beugehaltung des Rumpfes:* Sie zeigt sich bei fast allen Bewegungsübergängen

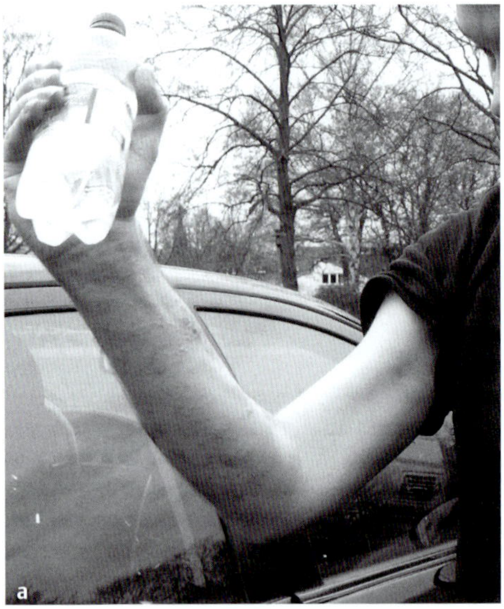

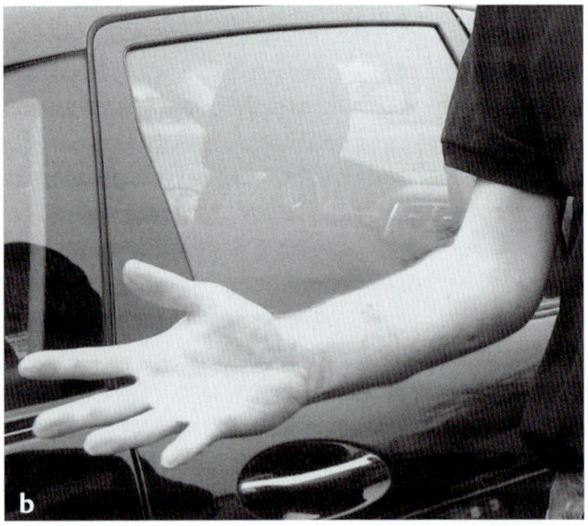

Abb. 3.31a–b Insgesamt 11 Monate nach seinem Unfall kann der Patient schnelle aktive Supinationsbewegungen mit flektiertem Ellbogengelenk ausführen.

(Rückenlage – Seitenlage – Bauchlage – Sitz – Vierfüßlerstand – Bärenstand – Einbeinkniestand).

- *Sitzpositionen*: Spontan benutzt Laura am liebsten den Zwischenfersensitz. In dieser Position erreicht Laura eine so gute Stabilität des Beckens, dass sie mit den Armen und Händen frei wird für Manipulationen und geschickte Hantierfunktionen, z. B. malen, ausschneiden, Puppen anziehen etc. (motorisches Stadium der Geschicklichkeit der rechten und linken oberen Extremität). Der Zwischenfersensitz ist therapeutisch nicht erwünscht, da er mit sehr viel Innenrotation in den Hüftgelenken einhergeht und die Sitzstabilität in erster Linie durch passive Strukturen erreicht wird, die sekundär geschädigt werden könnten. Im Kindergarten hat Laura deshalb einen Sitzkeil für diese Position. Im Langsitz sitzt sie mit rundem Rücken und flektierten Kniegelenken. Der Seitsitz kann zu beiden Seiten eingenommen und gehalten werden. Beim Sitz auf einem Stuhl bleibt das Becken in vermehrter posteriorer Position, die Wirbelsäule leicht kyphotisch.
- *Aufstehen*: Zwischenfersensitz – Kniestand – Stand (mittels Hochziehen an Möbeln) ist Lauras vorherrschende Strategie, um aufzustehen. Rechte und linke untere Extremität zeigen dabei starke Innenrotation/Adduktion/Plantarflexion. Das Aufstehen ist auch möglich über den Einbeinkniestand mit Hochziehen an Möbeln auf beiden Seiten.
- *Fortbewegung:* Zur schnellen Fortbewegung krabbelt Laura reziprok, hierbei sind auch schnelle Richtungs- und Geschwindigkeitswechsel möglich, auch Treppen werden durch Vorwärtskrabbeln (hinauf) und Rückwärtskrabbeln (hinunter) überwunden.
- *GMFM* (Gross Motor Function Measure): Die Therapeutin und Laura führen den GMFM durch. Die Ergebnisse vor der Intervention zeigt Tab. 3.4.

Primäres Defizit auf Aktivitätsebene

Die Entwicklung bzw. Zunahme einer Spitzfußstellung rechts/links bei gehaltenem Stehen/Gehen ist Lauras Hauptproblem. Die Therapeutin führt deshalb einen *Pre-Test* auf der Aktivitätsebene durch: Wie viele Sekunden kann Laura frei stehen – ohne sich mit den Händen festzuhalten? Dieser Test entspricht dem Item 53/56 des GMFM. Lauras Ergebnis vor der Intervention beträgt: 2 sec.

Partizipationsebene

Laura besucht einen Regelkindergarten – sie hat eine Integrationshelferin für 2,5 h täglich. Dort ist sie selbstständig in allen Bereichen – Lokomotion fand bisher hauptsächlich durch Krabbeln statt

Tab. 3.4 GMFM-Score vor der Intervention – Laura

Item	Prozent (%)
A: Liegen und Rollen	100
B: Sitzen	100
C: Krabbeln und Knien	78
D: Stehen	53*
E: Gehen, Laufen und Springen	22*
Total Score	**70,6**

*mit Nancy-Hilton-Orthesen

– nur beim Toilettengang braucht sie noch eine Person, die sie begleitet. Für längere Strecken außerhalb von Gebäuden benutzt sie ihren Rollstuhl, in dem sie geschoben wird.

Sie ist (altersentsprechend) selbstständig in allen Bereichen des täglichen Lebens (Essen, Sichanziehen, Waschen etc.), sie benötigt nur mehr Zeit als Gleichaltrige. Laura spielt am liebsten mit Puppen, aber auch gerne mit dem Nachbarskind im Garten. Aktuell hat sie die vertikale Position entdeckt und möchte sich jetzt verstärkt an Möbeln entlang gehend fortbewegen sowie in bestimmten Spielsituationen stehen.

Bedeutsame Kontextfaktoren

Durch die Mitarbeiter eines Sozialpädiatrischen Zentrums wird Laura ambulant behandelt und interdisziplinär betreut – auch physiotherapeutisch. Sie besucht einen Regelkindergarten, in dem sie ihrem Alter entsprechend gefordert und gefördert wird – auf ihre Körperbehinderung wird dort nicht explizit eingegangen. Da sie ein sehr aufgewecktes, aktives Mädchen ist, knüpft sie schnell soziale Kontakte mit anderen Kindern und hat ein gutes Selbstbewusstsein entwickelt.

Als Hilfsmittel benutzt sie den Rollstuhl für weitere Strecken außerhalb des Hauses sowie Nancy-Hilton-Orthesen. Aus therapeutischen Überlegungen wurde das Gehen in der Vergangenheit eher vermieden, da Laura noch nicht selbstständig aufstehen konnte. Nun ist dieses Vorgehen hinfällig, da Laura alleine aufsteht und sich durch Verbote nicht bremsen lässt.

Hypothesen auf Körperstruktur-/Körperfunktionsebene

Aufgrund ihrer Beobachtungen bildet die Therapeutin folgende Hypothesen:

- Hypothese 1: Einschränkung der Mobilität in beiden oberen Sprung- und Hüftgelenken.
- Hypothese 2: Verkürzung/Steifigkeit der Flexoren, Adduktoren und Innenrotatoren der Hüftgelenke.
- Hypothese 3: Schwäche der Extensorenkette der rechten und linken unteren Extremität, v. a. der Wadenmuskulatur.
- Hypothese 4: reduzierte Ausdauer und dadurch schnelles Ermüden während des Gehens.
- Hypothese 5: verminderte Balance/posturale Kontrolle im Stehen durch mangelhafte Aktivierung der antigravitatorisch wirkenden Extensionssynergien der unteren Extremität und des Beckens.

Untersuchungen auf Körperstruktur-/Körperfunktionsebene und Parameter

Die Therapeutin prüft die aufgestellten Hypothesen und sucht Parameter für die Arbeitshypothesen:

- Bei der passiven Bewegungsprüfung in entspannter Rückenlage stellt sie fest, dass beide Hüftgelenke frei beweglich sind. Die Dorsalextension ist in beiden oberen Sprunggelenken sogar hypermobil – somit ist Hypothese 1 widerlegt.
- Laura kann beide Beine nicht in vollem Bewegungsausmaß gegen die Schwerkraft extendieren, da sie die Extensoren nicht ausreichend aktivieren kann. Dies entspricht einem Muskelwert von 2 nach Janda. Diese Prüfung wurde „klassisch" in der Bauchlage vorgenommen – und in verschiedenen Situationen auf Aktivitätsebene verifiziert (z. B. durch die Hebefigur „Flieger", Rückwärtskrabbeln, Bridging etc.) – dies bestätigt die Hypothese 2.
- Bei der Überprüfung der Muskelelastizität ergab sich durch passive Bewegungsprüfung eine leichte Verkürzung des M. rectus femoris, eine leichte Verkürzung des M. iliopsoas sowie des M. pectineus – dies bestätigt Hypothese 3.
- Da Laura nach Angaben der Mutter noch nie weiter als ca. 50 m und nur in sehr langsamem Tempo gegangen ist, kann von mangelnder

Planen: Auswählen adäquater Stimuli durch Berücksichtigen der individuellen Situation.

Kraftausdauer bei dieser Fortbewegungsart ausgegangen werden, was Hypothese 4 stützt. Die kardiopulmonale Ausdauer ist gut – Laura krabbelt schnell und ausdauernd.

- Die posturale Kontrolle im Stehen testet die Therapeutin mit dem GMFM, Item D: Stand. Laura erreicht 21 Punkte (max. 39), das bestätigt Hypothese 5.

Kraft – Pre-/Post-Test

Wie oft kann Laura von einem Kinderstuhl, der in 10 cm Abstand vor der Sprossenwand steht, aufstehen? Dabei darf sie sich festhalten. Sie soll die Bewegung so oft wiederholen, bis ihre Beine müde sind. Ergebnis vor der Intervention: 5 Wiederholungen.

Behandlungsplanung

Die Behandlungsplanung basiert auf der PNF-Philosophie. Bei Lauras Behandlung macht sich die Therapeutin sowohl Gedanken zum motorischen Lernen als auch zum Thema positive Bewegungserfahrungen. Sie fördert dadurch das motorische Lernen und ermöglicht positive Bewegungserfahrung mittels Motivation und Erleichtern des Bewegungslernens (Prinzipien).

Motorisches Lernen

Zurzeit startet Laura den motorischen Lernprozess für das Gehen sozusagen selbst. Das Lernfenster für die Aufgabe „Gehen" ist jetzt offen – die *sensible Phase* für das Gehen hat begonnen. Als therapeutische Konsequenz ergibt sich hieraus, dass man diesen Lernprozess dringend unterstützen sollte. Die Therapeutin wird Laura daher einerseits bestmögliche Voraussetzungen auf Körperstruktur- und Körperfunktionsebene schaffen und ihr andererseits viele Möglichkeiten in unterschiedlichen Kontexten eröffnen mit unterschiedlichen Aufgabenstellungen für die Lokomotion bzw. das Gehen.

Laura benutzt momentan noch „ungefestigte" Muster im Bewegungsablauf Gehen – sie probiert einfach mal aus, wie das Gehen gehen könnte – d. h. sie hat die optimale Bewegungsstrategie noch nicht identifiziert oder festgelegt (hierzu benötigt sie noch viele Wiederholungen). Somit befindet sie sich noch in der assoziativen Lernphase. Das heißt, im Moment setzt sich ihr ZNS sozusagen damit auseinander, welche „Probebewegungen" am effektivsten für die bipedale Fortbewegung bzw. für sie sind. Damit verbunden sind intensive Wahrnehmungsprozesse.

Als therapeutische Konsequenz ergibt sich daraus, dass die Therapeutin das System mit Bewegungswahrnehmungen für die Lokomotion „füttern" wird – diese *Stimulation* muss sehr spezifisch vorgenommen werden:

- Sie darf nicht dominant sein, das heißt, Laura muss die Bewegungssequenz als selbst initiiert erleben.
- Sie muss flexibel sein, um auf „Planänderungen" des Kindes zu reagieren.
- Sie ist interaktiv und ermutigt Laura, neue Strategien auszuprobieren.
- Sie ist auch proaktiv antizipierend, um die Voraussetzungen für eine Bewegung zu erleichtern (z. B. Stabilität vor Mobilität).

Geschulte PNF-Therapeuten leisten all dies nicht nur durch propriozeptive Stimulation, sondern auch durch den angepassten Einsatz der PNF-Grundprinzipien und PNF-Techniken, z. B. durch

- Verstärkung der Schwerkraftwahrnehmung mittels Approximation,
- spezifische Approximationen der Gelenke in ihrer physiologischen Position in der Bewegung (Alignment),
- taktile Stimulation der zu aktivierenden Muskulatur im Sinne von „Tapping",
- Widerstände für die Bewegungsrichtung,
- assistives (biomechanisch bestmöglich korrigiertes) Bewegen, z. B. mit der PNF-Technik Rhythmische Bewegungseinleitung,
- „Abfragen" posturaler Anpassungsreaktionen durch das Einbringen von destabilisierenden Faktoren im Stehen/Gehen mit den PNF-Techniken Rhythmische Stabilisation oder Stabilisierende Umkehr,
- Erleichterung der Wahrnehmung von Positionen mit der PNF-Technik Replikation,
- auditive Stimulation, z. B. Rhythmusvorgabe durch Kinderlieder.

Positive Bewegungserfahrung

Da Laura 3 ½ Jahre alt ist, kann sie nicht mit herkömmlichen Methoden und Techniken zur Mitarbeit motiviert werden. Alle bewegungserleichternden *Stimulationen* (PNF-Grundprinzipien) müssen an die individuellen Bedürfnisse des Kindes angepasst werden.

- *Auditive Stimulation:* Die Therapeutin „verpackt" verbale Anleitungen oder verbales Feedback kindgerecht, z. B. „Deine Ferse will dem Boden guten Tag sagen." anstatt „Bring Deine Fersen runter." – „Die Fersen und der Fußboden sind die allerbesten Freunde und wenn sie voneinander getrennt werden, sind sie so traurig, dass man glatt umplumpsen könnte." anstatt „Beim Gehen ist es wichtig, die Fersen am Boden zu lassen."
- *Visuelle Stimulation:* Objekte für Bewegungsziele platziert die Therapeutin so, dass das Kind sie visuell wahrnimmt und die therapeutisch gewünschte Strategie wählen muss, um das Ziel zu erreichen. Man könnte z. B., um das Muster Flexion/Abduktion/Außenrotation der rechten oberen Extremität zu erhalten, ein/mehrere Spiel- und Greifobjekte rechts oben neben dem Kind platzieren, für die Flexion/Adduktion/Außenrotation links oben etc. Im Stehen ist dazu die Aktivierung der antigravitatorisch wirkenden, aufrichtenden Muskulatur notwendig, die die (schwachen) Rumpfextensoren und Extensionsmuster der unteren Extremität beinhaltet. Laura könnte man die Aufgabe stellen, ein hohes Kaufladenregal mit Produkten zu füllen, die sie später an der Kasse verkaufen darf.
- *Taktile Stimulation:* Um die so initiierten Bewegungsmuster qualitativ zu verfeinern, werden taktile Stimuli gegeben, z. B. am unteren Rumpf auf der Bauchmuskulatur, um die Rumpfstabilität durch Aktivierung der abdominalen Muskeln zu verbessern.
- *Propriozeptive Stimulation*: Zur Verstärkung des Schwerkrafteinflusses kann man über das Becken in Richtung Füße approximieren oder über den Thalus (der zuvor in die korrekte Stellung gebracht wurde) in Richtung Kalkaneus. Mittels Approximation fazilitiert man die Muskulatur, die das Fußgewölbe verspannt.

Den *positiven Zugang*, bezogen auf Lauras physische Stärken, ermöglicht mit Sicherheit der Oberkörper, also Lauras Kopf, Arme und der obere Rumpf. Diese Körperabschnitte kann sie am besten kontrollieren, dort kann sie am meisten Kraft entwickeln. Deshalb sollte die PNF-Behandlung mit Aktivitäten in diesem Bereich starten.

Der positive Zugang, bezogen auf Lauras Motivation sich zu bewegen, kann durch das Einarbeiten der Übungssituationen in ein Spiel erfolgen, das ihr Spaß macht und das sie spielen will. Je lieber sie es spielt, desto öfter wird sie es (auch ohne Therapeutin) wiederholen und neue Bewegungsstrategien in neue Handlungskompetenzen integrieren.

Was Laura sehr gerne spielt, sind Rollenspiele mit ihren Puppen, wie „Vater-Mutter-Kind", „Verkaufsladen", „Beim Doktor", aber auch „Puzzle" oder Bilderbücher anschauen/vorlesen. Für die Therapeutin ergibt sich daraus die Konsequenz, dass sie das Umfeld (Umfeld in der Therapiestunde) und die Aufgabe auf diese Bedürfnisse zuschneidet (Abb. 3.32a–b).

Zielvereinbarungen

In Zusammenarbeit mit den Eltern definieren die Physiotherapeutin und die Kollegen des interdisziplinären Teams Therapieziele für Laura.

Ziele auf *Körperstruktur-/Körperfunktionsebene*:

- Kräftigen der Extensoren und verbessern der exzentrischen Kontrolle der rechten und linken unteren Extremität.
- Tonusregulation durch verbesserte exzentrische Kontrolle der Flexoren und Adduktoren des Hüftgelenkes.
- Verbessern der Kraftausdauer im Gehen.
- Fördern der posturalen Kontrolle im Stehen und Gehen.

Ziele auf *Aktivitätsebene*:

- Erarbeiten alternativer Bewegungsstrategien für den Bewegungsübergang Boden-Stand-Boden (z. B. über den Bärenstand oder über Einbeinkniestand).
- Erhöhen der Sicherheit von Aktivitäten im Stehen (z. B. Greiffunktionen über Kopf, etwas vom Boden aufheben, Gewichtsverlagerungen, seitwärts gehen, rückwärts gehen).
- Verbessern der Schnelligkeit und Sicherheit für den Bewegungsübergang Sitz-Stand.
- Ermöglichen des selbstständigen Gehens am Posterior Walker.

Zusatzvereinbarung: Mit den Eltern vereinbart das Team, dass Laura in den Sommerferien einen intensiven Therapieblock von 2–3 Wochen mit

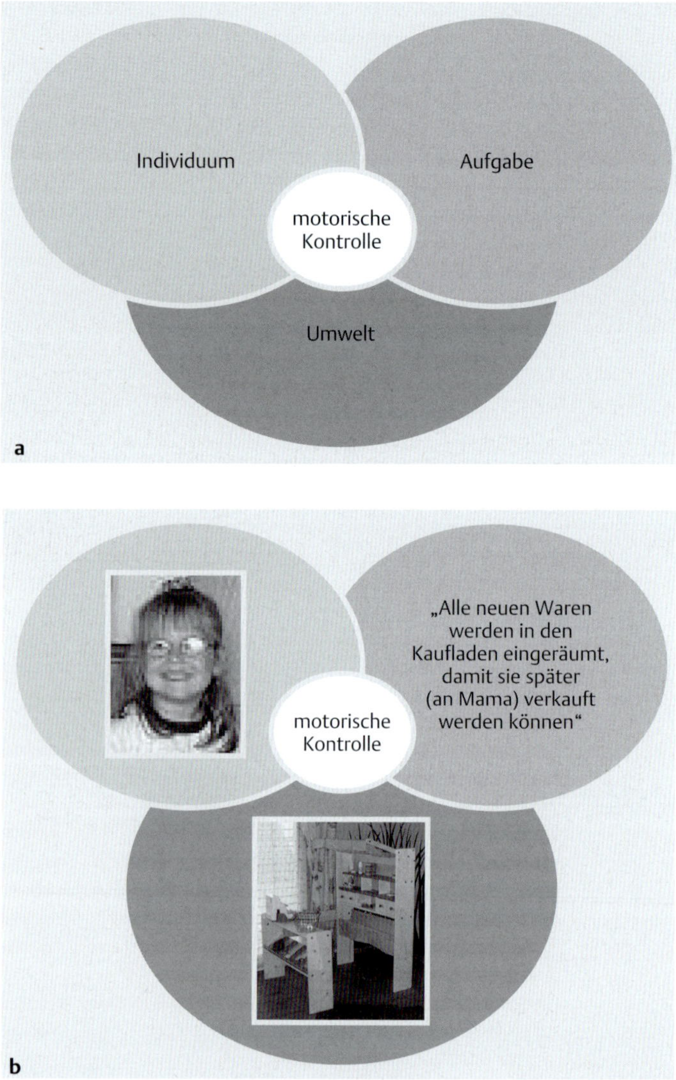

Abb. 3.32a–b Behandlungsaufbau. a Aufgabe und Situation bestimmen die Organisation der neuromuskulären Koordination (Kandell 2000). b Umsetzung im Behandlungsaufbau: Variante 1.

täglichen physiotherapeutischen und ergotherapeutischen Behandlungseinheiten nutzen soll, um das Gehen zu verbessern.

Ziele auf *Partizipationsebene*:

- Laura soll sich im Kindergarten mit ihrem Posterior Walker selbstständig gehend fortbewegen – in bestmöglicher Bewegungsqualität – auch der Toilettengang wäre dann selbstständig möglich.
- Innerhalb von Therapieeinrichtungen, beim Einkaufen und alle kurzen Strecken soll sie mit dem Posterior Walker gehen können. Für weitere Strecken soll sie nach wie vor den Rollstuhl benutzen.

Therapeutisches Vorgehen – Variante 1

Für den positiven Einstieg entscheidet sich die Therapeutin für Sequenzen und Übungen aus dem

PNF-Mattenaktivitäten. Laura kann die gute Kontrolle und Kraftentfaltung der oberen Extremität und des Rumpfes nutzen. Beispiele:

- Rollsequenz: Nach dem Ausziehen „kullern wir uns erst mal wie wild auf dem Boden und sammeln die ganzen Kleider, Schienen und Schuhe ein, die wohl ein Wirbelsturm im ganzen Zimmer verteilt hat".
- „Bärenstand – unterstütztes Abspringen in den Handstand – Schubkarren-Übung": „Manche Kleiderteile fehlen – die hat wohl ein Räuber versteckt ...wir verfolgen den Räuber – dabei gehen wir zuerst in den Handstand und dann gehen wir auf unseren Händen ... auf diese Weise können wir das Versteck am Boden schneller erkennen ..."

Als Nächstes verfolgt die Therapeutin mit dem *Spielthema „Kaufladen"* die Ziele: Fazilitation der Bewegungsübergänge Boden–Stand, Verbesserung der posturalen Kontrolle im Stehen, Kräftigung der Extensorenkette konzentrisch und exzentrisch, Verbesserung des aktiven Bewegungsausmaßes der Extension im Hüftgelenk:

- „Zuerst wollen wir mal sehen, was es im Laden schon alles auf den Regalen gibt ..." – Laura untersucht Cremedöschen, Spielwaschmittelflaschen etc. auf den oberen Regalen. Hierzu muss sie aufstehen, um die Gegenstände zu erreichen – auch auf dem Boden liegen noch einige Artikel – diese soll sie neu ordnen und wieder einräumen (Abb. 3.32b). Dabei fazilitiert die Therapeutin den Bewegungsübergang Bärenstand–Stand, das Überkopf-Greifen im Stehen inklusive Gewichtsverlagerungen, Seitschritte, Stehbalance etc. Laura plant die Bewegungen und die Therapeutin erleichtert die Bewegungen begleitend durch propriozeptive und taktile Stimulationen. Die Intensität der Stimulation hängt jeweils von der qualitativen Ausführung der Bewegung durch das Kind ab – im Optimalfall nimmt die Therapeutin ihre Hände weg.
- „Was fehlt denn noch in unserem Laden? – Obst und Gemüse! Das muss noch vom Speicher des Lagerhauses geholt werden, bevor die ersten Kunden kommen ..." Laura krabbelt über eine schiefe Ebene auf die Sprossenwand, auf der das Plastikgemüse zu finden ist. Die Therapeutin fazilitiert durch Widerstände an den Füßen die reziproken Beinmuster für das Krabbeln (Abb. 3.33). Das Rückwärts-herunter-Krabbeln fällt Laura am Anfang noch schwer ... Insbesondere Widerstand und Approximation für das Extensionsmuster beim Rückwärtskrabbeln verhelfen Laura zu einem größeren extensorischen Bewegungsausmaß im Hüftgelenk. Nach einigen Wiederholungen kann sie es alleine. Hier kommt also das PNF-Prinzip der Wiederholung zum Tragen.

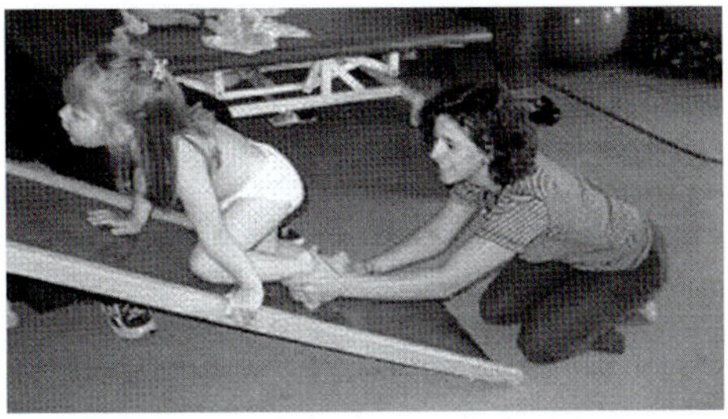

Abb. 3.33 Laura krabbelt auf den Speicher des Lagerhauses.

- Zurück im Kaufladen empfängt Laura nun ihre erste Kundin, ihre Mama. Sie verkauft ihr verschiedene Waren. (Therapeutische Ziele und Hilfen wie oben.) Während die Mutter einkauft, macht die Therapeutin sie mit den wichtigsten „Therapiegriffen" vertraut. Zum Schluss versucht sie selbst, Laura in ihren Bewegungen zu unterstützen (Anleitung der Eltern).

Therapeutisches Vorgehen – Variante 2

Die Umsetzung des zweiten Behandlungsbeispiels orientiert sich am Behandlungsaufbau, den Abb. 3.34 zeigt. Die Therapeutin nutzt das *Spielthema „Pepino möchte gehen lernen"* und setzt so die unter „Behandlungsplanung" genannten Prinzipien um. Sie beginnt wiederum mit dem positiven Einstieg über die obere Extremität: Laura hebt den kleinen Clown hoch, um ihm das Laufband zu zeigen, sie zeigt ihm auch den Kassettenrekorder mit ihren Lieblingsliedern und singt ihm erst mal ein Liedchen vor, bei dem alle mitschunkeln.
Dann steigt sie auf das Band und zeigt dem Clown, wo das Band eingeschaltet wird und wie schnell sie schon gehen kann. Pepino ist voller Bewunderung

für Laura ... das möchte er auch gerne lernen ..., aber seine Füße wollen einfach nicht am Boden bleiben (Abb. 3.35). Die Therapeutin stellt das Band langsamer und Laura und Pepino schmieren sich „Klebstoff“ unter die Absätze ... jetzt halten die Fersen besser am Boden. Über das Becken approximiert die Therapeutin in Richtung Ferse, um die Wahrnehmung für den Fersenkontakt zu verstärken.

Nun wird das Band wieder schneller; die Geschwindigkeit ist passend zum Rhythmus der Kindermusik ... Pepino kommt nicht mehr mit ... und muss sich an Laura festhalten ... sie ist einverstanden, ihn ein kleines Stück zu ziehen, bis er wieder Kraft hat ... (Abb. 3.36). Nun werden Pepinos Hände zu Therapeutenhänden, er kann über Becken oder Schultergürtel approximieren und leichte Widerstände im Sinne der PNF-Gangschule in die Bewegung einbringen. Diese Sequenz dauert zu Beginn des Therapieblocks nur 3 min – am Ende hält Laura 15 min durch ... und Pepino wird auch immer besser ...
Jetzt möchte Pepino aber mal dieses rasante Auto (Posterior Walker) kennenlernen, das neben dem

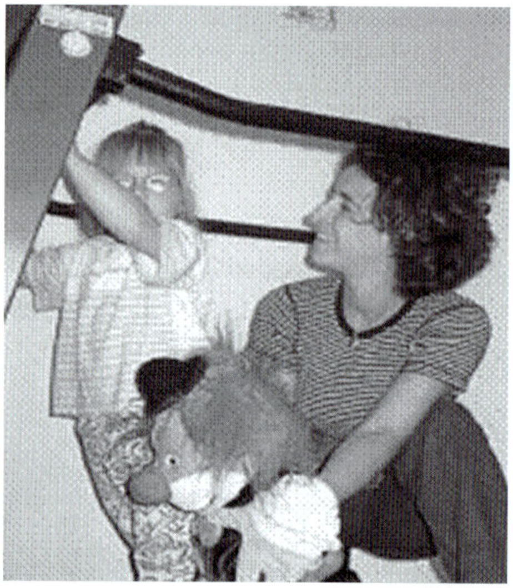

Abb. 3.35 Laura zeigt Pepino, wie man geht.

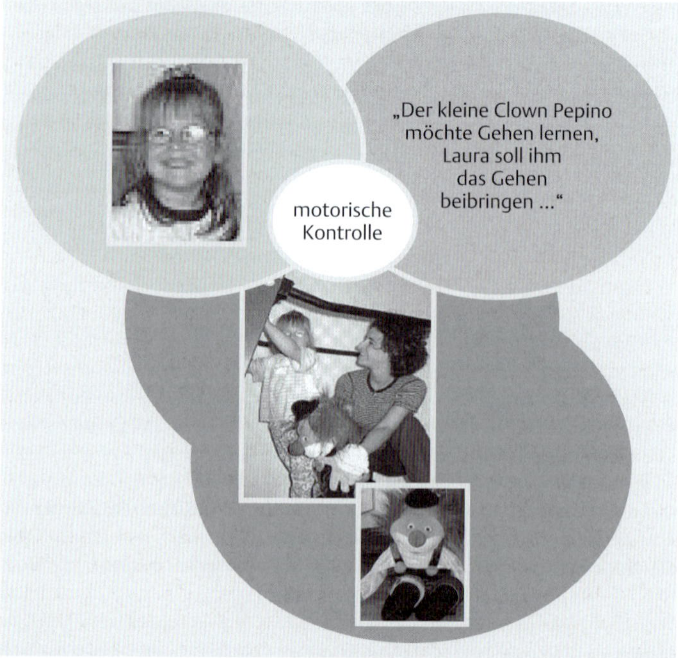
„Der kleine Clown Pepino möchte Gehen lernen, Laura soll ihm das Gehen beibringen ...“
motorische Kontrolle

Abb. 3.34 Umsetzung im Behandlungsaufbau: Variante 1.

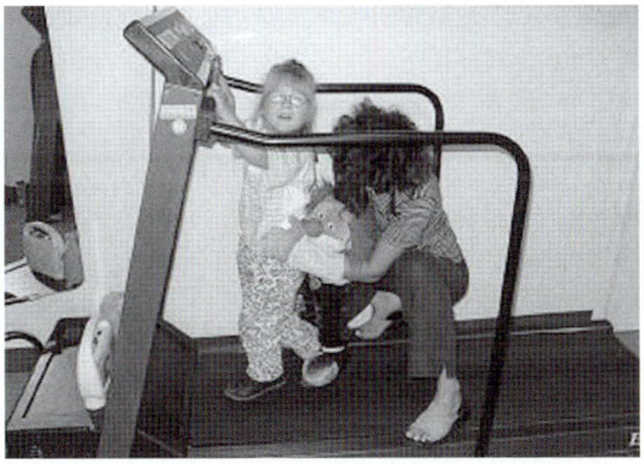

Abb. 3.36 Pepino muss sich an Laura festhalten.

Laufband steht ... Laura zeigt ihm, wie man darin stehen und gehen sollte und wo man sich dabei festhalten kann. Da Pepino zu klein dafür ist, darf er auf der Stange sitzen und Laura schiebt ihn im Rhythmus ihrer Kindermusik.

Behandlungsergebnisse

Am Ende der Blocktherapie in den Sommerferien erreicht Laura folgende Ergebnisse:

- Die Ausdauer während des Gehens hat sich verbessert: Sie kann 15 min auf dem Laufband gehen.
- Die Qualität der Bewegungsmuster und die Rhythmik während des Gehens wurden ebenfalls verbessert: Die Ferse bleibt häufiger am Boden, Laura kann schneller und rhythmischer gehen.
- Laura kann mit Hilfe des Posterior Walker und ihrer Nancy-Hilton-Orthesen auf der Ebene ohne Hilfsperson gehen. Nach den Berichten der Mutter hat sie den Posterior Walker sehr gut angenommen – sie benutzt ihn im Kindergarten, kann kleine Schwellen damit überwinden, ihr Gehtempo anpassen und mit ihm sogar in den Garten der Familie gehen.
- *GMFM:* Bei Item D und E nutzt Laura den Posterior Walker (Tab. 3.5). Jetzt nach der Intervention erreicht sie einen Total Score von 85 %, d. h. dass sie sich mit dem neuen Hilfsmittel um fast 15 % verbessert.
- *Test auf Aktivitätsebene* (Post-Test): Wie viele Sekunden kann Laura frei stehen – ohne sich mit den Händen festzuhalten? (Dieser Test entspricht GMFM-Item 53/56.) Ergebnis nach Intervention: 12 sec (vorher 2 sec).

Tab. 3.5 GMFM-Score nach der Intervention – Laura

Item	Nach der Therapie (%)	Vor der Therapie (%)
A: Liegen und Rollen	100	100
B: Sitzen	100	100
C: Krabbeln und Knien	92,8	78
D: Stehen	82*	53
E: Gehen, Laufen und Springen	54*	22
Total Score	**85**	**70,6**

*mit Posterior Walker

- *Test auf Körperfunktions-/Körperstrukturebene* (Post-Test): Die Therapeutin testet die Kraft. Wie oft kann Laura von einem Kinderstuhl aufstehen, der in einem Abstand von 10 cm vor der Sprossenwand steht? Dabei darf sie sich festhalten. Sie soll die Bewegung so oft wiederholen, bis ihre Beine müde sind. Ergebnis nach der Intervention: 10 Wiederholungen (vorher 5 Wiederholungen).

3.5.5 Fallbeispiel: Patientin nach arthroskopischer Knorpelglättung und Teilresektion der Menisken

Marianne Heidmann

Das Fallbeispiel verdeutlicht u. a. das Prinzip der Analyse der Koordination der dreidimensionalen Haltungs- und Bewegungsorganisation (Alleinstellungsmerkmal Timing) mittels Beobachtung zum Erstellen der Arbeitshypothese; des Ermöglichens positiver Bewegungserfahrung mittels Motivation und Erleichtern des Bewegungslernens und das Prinzip der kontinuierlichen Orientierung am Leistungsniveau/Lernfortschritt mittels zielorientierter Gestaltung der Therapiesituation.

Pathologie und Leitsymptomatik

Eine 15-jährige Patientin mit Z. n. arthroskopischer Knorpelglättung und Teilresektion des zerfaserten Innen- und Außenmeniskus im rechten Kniegelenk: Vor einem ¼ Jahr wurde die gleiche Maßnahme am linken Knie durchgeführt. In beiden Fällen war Schmerz die Leitsymptomatik. Bemerkenswert ist die Tatsache, dass die o. g. Eingriffe bei dieser relativ jungen Patientin kurz hintereinander erfolgten – ohne vorausgegangene Traumatisierung. Seit 2 Jahren trägt sie Einlagen.

Primäres Defizit auf Aktivitäts-/ Partizipationsebene

In Anlehnung an die ICF wird die funktionale Gesundheit der Patientin auf den Ebenen Körperfunktionen und -strukturen, Aktivitäten und Partizipation beurteilt. Primäres präoperatives Defizit auf Aktivitäts- und Partizipationsebene war zunehmender Schmerz im rechten Kniegelenk besonders beim Treppensteigen (Aktivität) sowie beim Fahrradfahren, ein Schulweg von 5 km ist täglich zurückzulegen (Partizipation). Weitere Aspekte sind: Die Patientin treibt keinen extremen Sport, sie fährt Inliner, Fahrrad und reitet unregelmäßig in ihrer Freizeit. Sie steht vor ihrem Schulabschluss und hat derzeit Sorgen, weil sie eine Lehrstelle finden muss.

Beeinträchtigungen auf Körperstruktur-/ Körperfunktionsebene

Das Ergebnis der arthroskopischen Eingriffe ist sehr gut, es bestanden postoperativ weder Schwellungen noch Bewegungseinschränkungen. Die Schmerzen sind inzwischen annähernd beseitigt. Im ruhigen Stehen gibt die Patientin anhand der Visual Analogue Scale (VAS) noch einen Schmerz an der Innenseite des rechten Knies von 2 an. Die VAS ist eine Einteilung zur Selbsteinschätzung der Schmerzintensität. Bestimmt werden soll die Schmerzintensität auf einer Skala von 0 – kein Schmerz – bis 10 – größtmöglicher vorstellbarer Schmerz (Downie et al. 2000).

Eine Auffälligkeit der spontanen Haltung ist zu beobachten, die aber natürlich für die Patientin zunächst irrelevant ist, jedoch evtl. für die Hypothesenbildung relevant werden kann. Die Beurteilung der Haltung (Abb. 3.37a–c) zeigt folgende Auffälligkeiten, betrachtet von kaudal nach kranial:

- mangelhafte Aufrichtung der Fußgewölbe im Sinne eines Pes planus,
- rekurvierte Kniegelenke beidseits,
- Innenrotationsstellung der Beine,
- Medialisierung der Belastungslinie des Beines, die medial vom Sprunggelenk verläuft,
- Beckenbeugehaltung mit entsprechender lordotischer Einstellung der LWS,
- leicht ausladender Bauch.

Insgesamt wirkt diese Haltung eher „bequem" und „ungehalten" mit reduzierter muskulärer Sicherung der Gelenke. Die Patientin wirkt in ihrer Grundspannung insgesamt hypoton und schwach. Es ist vorstellbar, dass die passiven Strukturen der Kniegelenke überlastet werden und evtl. erneute Schmerzquellen darstellen können (erster „Verdacht" für eine *Hypothese*). Eine schnelle Überprüfung der Hüftbeweglichkeit, besonders der Hüftextension, ergibt keinen Befund.

Untersuchung und Parameter

Mittels der im Folgenden beschriebenen Testverfahren prüft die Therapeutin verschiedene Parameter, um den Kraftzustand der Muskulatur und die Koordination zu beurteilen bzw. die Normabweichung zu bestimmen.

Kraft

Die Therapeutin untersucht die Muskelkraft anhand der Pareseskala (modifiziert nach Daniels, Williams u. Worthingham), die über eine 6-stufige Graduierung verfügt. 100 % (Stufe 5) entsprechen der normalen Muskelkraft (Janda 1993). Die einzelnen Ergebnisse des Muskelfunktionstest zeigt Tab. 3.6.

Für die Bestimmung der Kraft der Plantarflexoren wurde die Anzahl der möglichen Zehenstandbewegungen auf einem Bein getestet. Dabei durfte sich die Patientin aus Gleichgewichtsgründen mit den Fingerspitzen an der Wand etwas halten. Nach bereits 11 Wiederholungen konnte die Patientin ihr Körpergewicht nicht mehr anheben. Auswertung dieses Testergebnisses:

- Kraftgrad 5 entspricht 20 vollständigen Fersenhebungen,
- *Kraftgrad 4* entspricht 19–10 vollständigen Fersenhebungen,
- Kraftgrad 3 entspricht 9–1 vollständigen Fersenhebungen (Hislop u. Montgomery 1995).

Die Patientin erreicht also einen eben noch gültigen Kraftgrad 4. Insgesamt sind die Kraftverhältnisse zwar etwas unter dem Normalbereich angesiedelt, aber sie reichen selbstverständlich aus, um „gut durchs Leben zu kommen".

Kraftausdauer

Der *Steptest* dient der Grobeinschätzung der allgemeinen aeroben dynamischen Ausdauer (Liessen et al. 1998). Es wird 3 min lang rhythmisch

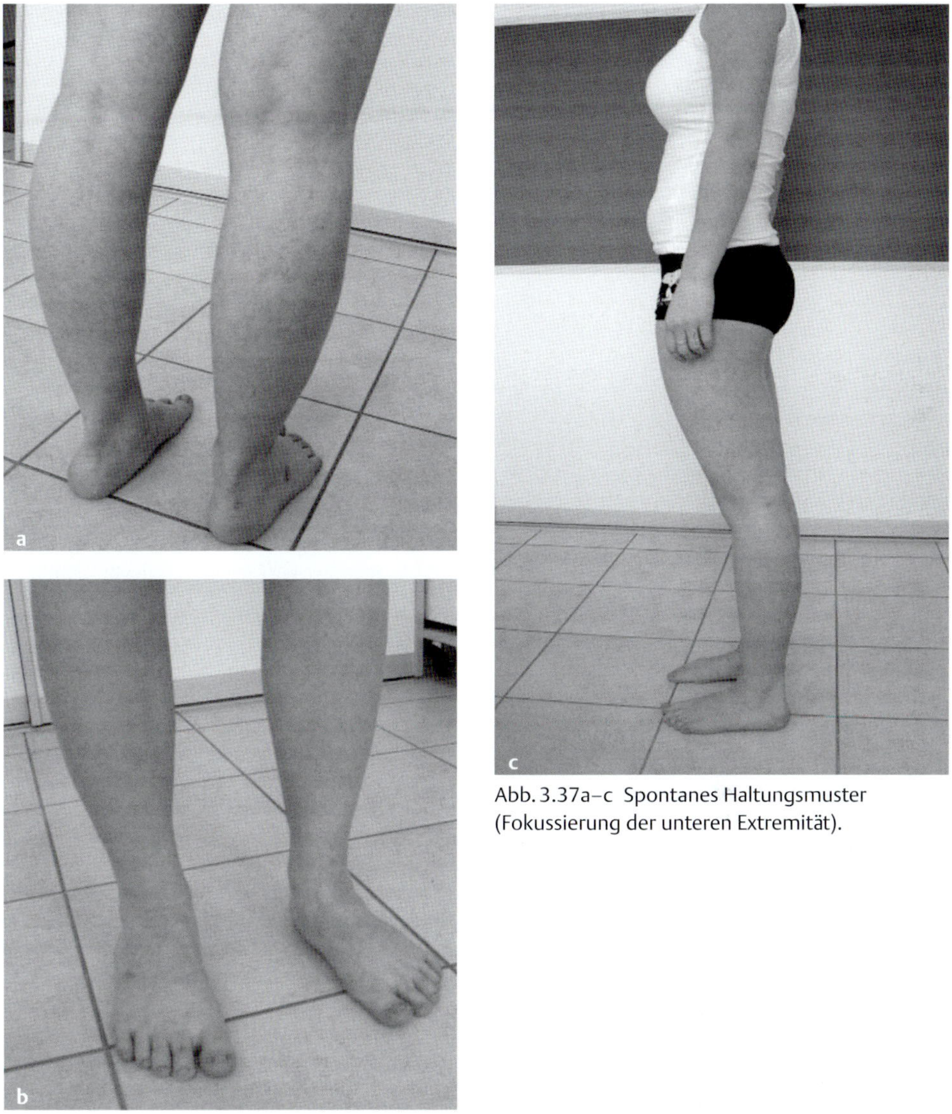

Abb. 3.37a–c Spontanes Haltungsmuster (Fokussierung der unteren Extremität).

(Metronom) eine 32 cm hohe Stufe bestiegen, nach 90 sec wird das aktive Bein gewechselt.

Nach 60 sec je Bein bricht die Patientin den Test aus Erschöpfungsgründen ab.

Im Anschluss daran wird mittels der *RPE-Skala nach Borg* (RPE = Recieved perception of exertion) das subjektive Belastungsempfinden der Patientin dokumentiert: Sie empfand den Steptest als „anstrengend". Die Therapeutin vermutet inzwischen, dass außer den neuromuskuloskeletalen und bewegungsbezogenen Funktionen eine weitere Körperfunktion beeinträchtigt ist. Sie regt daher bei den Eltern an, die Funktion des kardio-vaskulären, hämatologischen sowie des Immun- und Atmungssystems prüfen zu lassen (Schuntermann 2005). In der entsprechenden ärztlichen Untersuchung wird

Tab. 3.6 Ergebnis des Muskelfunktionstests

Muskelgruppen	Muskelfunktionswert (MFW)
Dorsalextensoren des oberen Sprunggelenks	4–5
Plantarflexoren des oberen Sprunggelenks	4
Pronatoren des unteren Sprunggelenks	4–5
Supinatoren des unteren Sprunggelenks	4
Extensoren des Kniegelenks	4–5
Flexoren des Kniegelenks	4
Abduktoren, Außenrotatoren und Extensoren des Hüftgelenks	4–5
Bauchmuskulatur	3–4
Rückenmuskulatur	4

Box 5

Koordination der Beckenzentrierung auf dem Bein: Am Beispiel des sogenannten Einzelellenbogenstützes, der im Alter von ca. 4 ½ Monaten auftritt, wird die Koordination des unteren Rumpfes in Verbindung mit dem Bein aufgezeigt.
Abb. 3.38 zeigt die Wirkung der Muskelsynergien für die Becken-Bein-Zentrierung: Die Adduktoren arbeiten antigravitatorisch, Abduktoren und Außenrotatoren stabilisieren das Ilium über dem Hüftkopf. Die ischiokrurale Gruppe und der M. gluteus maximus wirken kaudalwärts und synergistisch mit den kranialwärts wirkenden Bauchmuskeln für die dorsale Beckenumstellung. Das Punctum stabile (siehe Kapitel 2 „Offene geschlossene Kette") befindet sich für die Becken-Beinmuskulatur in der Peripherie, sodass die Wirkrichtung der Becken-/Beinmuskulatur sich automatisch nach distal ausrichtet. Dies entspricht der Koordination, die auch später für das Stehen und Gehen notwendig ist. M. psoas major und minor wirken durch ihr Punctum stabile am Bein ebenfalls antigravitatorisch auf die LWS. Ferner wirken sie rotationsstabilisierend neben den autochthonen Rückenmuskeln auf die LWS. Mit 4 ½ Monaten prägt und gestaltet sich also bereits ein hoch differenziertes Muskelspiel im Sinne eines ökonomischen Haltungs- und Bewegungsmusters für den späteren Gang.

ein Anstrengungsasthma festgestellt, das schließlich medikamentös behandelt werden kann.

Koordination

Die meisten Kraftwerte der Patientin entsprechen wie oben erwähnt fast der Norm, sodass das Thema der Koordination mehr und mehr in den Vordergrund rückt. Koordination bedeutet ein Zusammenspiel mehrerer Grundfähigkeiten der sensomotorischen Systeme, um eine harmonische, ökonomische Haltungs- und Bewegungsorganisation zu realisieren. Der Becken-Bein-Koordinationskomplex wird bei der Patientin in seiner Funktionalität/Leistung durch die Beobachtung der spontanen Haltung analysiert und beurteilt (Abb. 3.37a–c). Ein standardisiertes Testverfahren existiert nicht für die Beurteilung dieses globalen Funktionsbereiches.
Ein Therapieschwerpunkt auf Körperstruktur- und Körperfunktionsebene sowie auf der Aktivitätsebene könnte zu diesem Zeitpunkt die komplexe Koordination der Beckenzentrierung auf dem Bein werden (Box). Ist ein Glied in dieser komplexen Muskelsynergie gestört, so kann sich dies auf unterschiedliche Weise auswirken, wie z. B. in mangelhafter muskulärer Sicherung der Gelenke. Es kann spekuliert werden, dass die Patientin diesen entscheidenden Entwicklungsschritt der Beckenzentrierung nur unzureichend durchgemacht hat. Aber: Der Vertikalisierungsprozess läuft ab, egal wie – genetisch determiniert, in der Schwerkraft realisiert.
Um die Hypothese zu untermauern, stimuliert die Therapeutin taktil und manuell die Fußmuskulatur bzw. Fußaufrichtung (Abb. 3.39) und die assistierte Beckenzentrierung im Stand. Diese Intervention lässt spontan den Schmerz verschwinden (2 nach der VAS) und überzeugt die Patientin, an ihrer Haltung zu arbeiten. Sie plant eine Therapiezeit von 2-mal wöchentlich 1 Stunde über 3 Monate mit Eigentraining ein.

Zusammenfassung der Testergebnisse

Insgesamt ist eine generalisierte leichte Muskelschwäche zu verzeichnen. Besonders im Bereich der Kraftausdauer zeigt die Patientin Defizite, sodass die kardiopulmonale Situation zu berücksichtigen ist. Mangelhafte Aufrichtemechanismen des Beckens auf dem Bein sind zu erkennen, die sich in der gesamten Beinachsenbildung widerspiegeln.

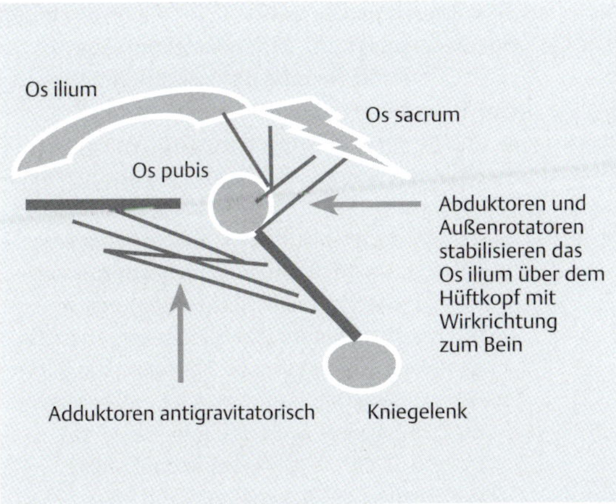

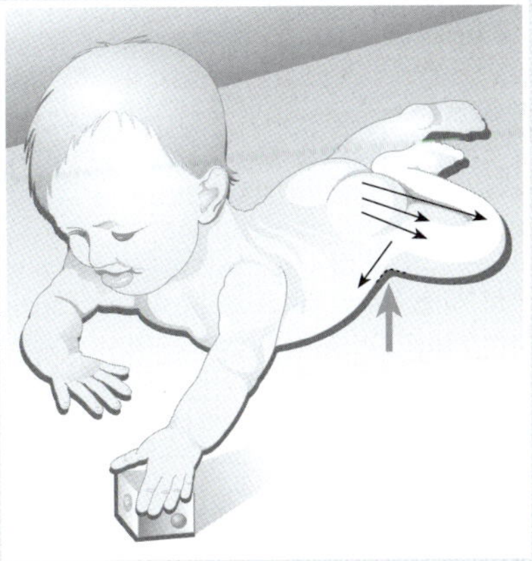

Abb. 3.38 Neuromuskuläre Aktivierung im Bereich des Hüftgelenkes.

Diese Schwächen zeigen sich in ihrer spontanen Haltung (Abb. 3.37a–c) Die konstante Beckenbeugehaltung führt zu den mangelhaft muskulär gesicherten Bein- und Fußachsen. Besonders auffällig ist die Schwäche der Fußmuskeln, der Kniebeuger und der unteren Bauchmuskulatur. Daher wird die Beckenstellung eine zentrale Rolle in der Behandlung spielen, neben der Kräftigung der beckenzentrierenden Muskulatur und der Fußmuskulatur.

Die *Arbeitshypothese* auf Körperstruktur-/Körperfunktionsebene (Muskulatur und Kraftverhältnisse, neuromuskuläre Ansteuerung und Koordination) wird unterstützt und bestätigt durch:

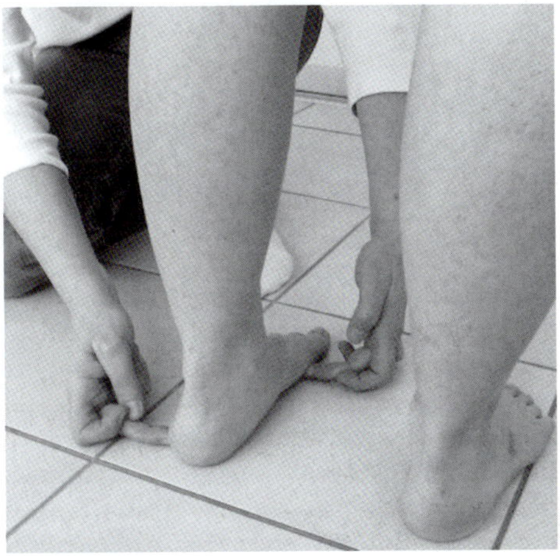

Abb. 3.39 Fußaufrichtung.

- das Testen der Muskelkraft und Kraftausdauer,
- das beobachtende Beurteilen der Koordination der spontanen Haltung,
- die Intervention Fußaufrichtung/Beckenzentrierung.

Zielvereinbarungen

Da postoperativ kaum Beschwerden bestehen, stehen weder rehabilitative noch kurative Maßnahmen im Vordergrund. Der Kraftzustand ist nicht so desolat, um die Knieschädigung und die Indikation zur Operation für diese junge Patientin zu erklären. Die Kraftausdauer und Koordination des muskulären Systems weichen jedoch von der Norm ab, sodass vielmehr die sekundär präventive Zielsetzung besteht, erneuten Knieschädigungen vorzubeugen.

- Ziele auf *Körperstruktur- und Körperfunktionsebene*:
- Fazilitation der beckenzentrierenden Muskelkoordination,
- Kräftigung der beckenzentrierenden Muskelsynergien mit Betonung der unteren Bauchmuskulatur und der Kniebeuger,
- Kräftigung der gewölbebildenden Fußmuskulatur.
- Ziel auf *Aktivitätsebene*: Stabilisation der Becken-Beinachse in Stand- und Gangaktivitäten einschließlich Treppensteigen.
- Ziel auf *Partizipationsebene*: Unwillkürliche und automatische neuromuskuläre Sicherung der Becken-Beinachse in ADL (Activity of Daily

Life) und während sportlicher Aktivitäten wie Radfahren und Inlineskaten.

Behandlungsplanung

Die Philosophie des PNF-Konzeptes bestimmt im Wesentlichen die Planung einer Behandlungsserie. Sie beinhaltet folgende Aspekte:

- positiver Einstieg und positive Bewegungserfahrung entsprechend dem Alleinstellungsmerkmal positive Vorgehensweise sowie die indirekte Behandlung,
- Mobilisieren von Reserven,
- Berücksichtigen der gesamten Person,
- Funktions- bzw. zielorientiertes Training,
- Motorisches Lernen und motorische Kontrolle (Alleinstellungsmerkmal).

Die Patientin wird zu keiner Zeit isoliert am Knie behandelt. Da die Koordination des Becken-Beinkomplexes im Vordergrund steht, werden gangtypische Musterkombinationen ausgewählt. Die im Folgenden genannten Gangphasen entsprechen der Einteilung des Gangzyklus nach J. Perry. Für die Patientin ist es sehr mühsam, ihre Körperabschnitte in aufrechter Haltung zu organisieren. Diese Tatsache entspricht den Erwartungen, die sich aus der Untersuchung ergeben. Daher wählt die Therapeutin zuerst tiefe Positionen, um allmählich die Anforderungen bezüglich Gleichgewicht, Koordination und Ausdauer zu steigern.

Therapeutisches Vorgehen – Was, wie geübt wird

Positiver Einstieg, positive Bewegungserfahrung, indirekte Behandlung über gut koordinierte Körperabschnitte

Die relativ gut koordinierten Körperabschnitte Kopf und Arme werden durch ein PNF-Muster eingesetzt: „Chopping" (bilateral asymmetrisches Armmuster mit Kopfflexion, Abb. 3.40). Die Beine sind im bipedalen Stand an der Wand platziert, um eine von kaudal ausgehende Stabilisierung der Becken-Beinregion in der geschlossenen Kette zu erreichen und um mittels der Irradiation bereits in der Bauchmuskulatur eine erhöhte Muskelaktivierung zu erreichen. Dabei ist entscheidend, dass auch wirklich eine dorsale Beckenumstellung beobachtet werden kann.

Mobilisieren von Reserven

Um die Reserven der Patientin zu mobilisieren, berücksichtigt die Therapeutin insbesondere die beiden folgenden Punkte:

- *Fazilitieren der vorhandenen Reserven:* Die Patientin verfügt über mäßig gut ausgebildete Muskulatur. Kraft – und Ausdauer müssen jedoch verbessert und vor allem koordiniert werden, um in das Ansteuerungsmuster der Haltungskontrolle der Becken-Beinregion integriert zu werden. Die Kraftreserven müssen stimuliert werden und für das System zugänglich werden. Dabei sind gezielte exterozeptive und propriozeptive Hilfen nötig, denn das System „kennt" bislang keine dauerhafte Aufrichtung des Beckens auf dem Bein. Die entsprechende Muskulatur ist ja vorhanden, sie wird nur nicht ausreichend angesteuert. Hier ist die Veränderung des Wahrnehmungsmusters nötig, um das Haltungs- und Bewegungsmuster umzugestalten; „input = output".
- *Intensives Training, Wiederholungen (Alleinstellungsmerkmal):* Um die Kraft und Kraftausdauer

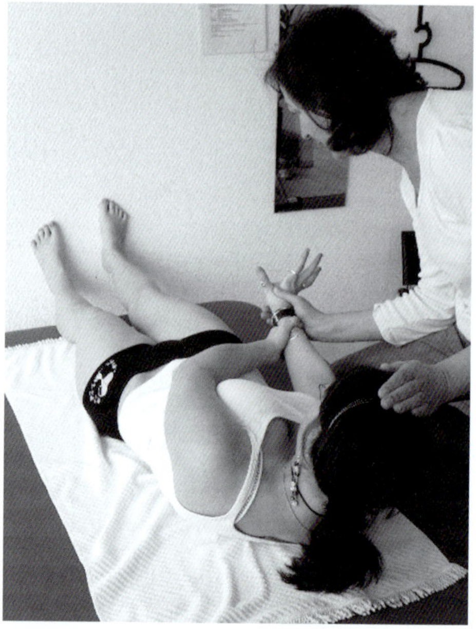

Abb. 3.40 Chopping (bilateral asymmetrisches Armmuster mit Nackenflexion) mit an der Wand in Schrittstellung platzierten Füßen.

wirklich dauerhaft zu ändern im Sinne einer Automatisierung, bedarf es hoher Wiederholungszahlen und Variationen in Positionen, Aktivitäten und Kontextbedingungen.

Berücksichtigen der gesamten Person

Die Therapeutin berücksichtigt die gesamte Person

- im Befund und in der Behandlung (direkt und indirekt): Der Befund sowie die Behandlung orientieren sich an den Bedürfnissen der Patientin. In allen Abbildungen wird die Bedeutung der Gesamteinflussnahme auf die Patientin klar. Zu keinem Zeitpunkt werden nur die betroffenen Kniegelenke fokussiert.
- bzgl. umwelt- und personbezogenen Faktoren: Die Beeinträchtigung der Atmungsfunktion ist hier zu berücksichtigen durch das Einlegen von Erholungsphasen. Die Patientin hat Freude an den „sportiven" Anteilen der Therapie, wie z. B. am Gerätetraining und am Trampolin. Um die Geräte jedoch koordiniert in der Dynamik zu nutzen, ist die Vorarbeit in tieferen Ausgangsstellungen und mit weniger Anspruch an Gleichgewicht und Tempo nötig. Durch Aufklären und Erklären entwickelt die Patientin Verständnis für die Maßnahmen.

Funktions- bzw. zielorientiertes Training

Das funktions- und zielorientierte Training wird bzgl. der Anforderungen an Kraft, Gleichgewicht, Koordination und Ausdauer allmählich gesteigert. Als Maßnahmen werden das Bridging (Anheben des Beckens in Rückenlage bei angestellten Beinen), die Musterkombinationen für den frühen Mittelstand, den Mittelstand und den terminalen Stand ausgewählt. Folgende grundlegenden Komponenten für Haltung und Bewegung des ökonomischen Gehens werden in allen ausgewählten Maßnahmen berücksichtigt:

- Elongation der Wirbelsäule in der Körperlängsachse,
- Rotation zwischen Schulter- und Beckengürtel,
- gleichzeitige Aktivierung der ventralen und dorsalen Rumpfmuskulatur zur Sicherung des dynamisch stabilisierten Haltungshintergrundes im Bereich des Rumpfes,
- muskulär gesicherte Beckenzentrierung als Schaltstelle zwischen Rumpf und Beinen,
- muskulär gesicherte Bein- und Fußachse.

Abb. 3.41a–b zeigt, wie die Patientin das Bridging von distal einleitet – für die Fußgewölbebildung unter Teilbelastung. Es findet in einer tiefen Ausgangsstellung statt, sodass der Anspruch an das Gleichgewicht noch gering ist. Jedoch muss bzgl. der Koordination ein hoher Grad an muskulärer Geschicklichkeit geleistet werden. (Siehe Erklärung im folgenden Text.) Um den Effekt der Gewölbeaufrichtung auch nach der Therapie verstärkt zu fazilitieren, wird ein Tape als extero- und propriozeptive Stimulation angelegt (Abb. 3.42).
Die taktile Stimulation und ein dreidimensionaler Widerstand am Tuber calcanei laterale, am Kleinzehengrundgelenk und am Großzehengrundgelenk fazilitiert die Bildung der Fußlängs- und Quergewölbe. Das Punctum stabile wird durch die Reizung dieser Punkte zusätzlich in der Peripherie stimuliert und für die nachfolgende Belastung aufgebaut, die durch das Anheben des Beckens entsteht. Die Füße bilden (neben dem Schultergürtel) die Unterstützungsfläche, ergo sollen sie bestmöglich für die aufkommende Belastung vorbereitet werden. Die Zugrichtung der Muskelsynergien ist durch die Pfeile gekennzeichnet.

Analyse der muskulären Koordination

Am Beispiel des *Bridging* wird die muskuläre Koordination analysiert: Die Zehenflexoren und die Plantaraponeurose erhalten ihr Punctum stabile an den Zehen durch das Anpressen der Zehen an den Boden. Die Zehen sollen nicht gebeugt werden. So können sie den Kalkaneus nach kaudal ziehen bzw. halten. Dadurch erhält die Wadenmuskulatur ihr Punctum stabile am Kalkaneus und kann so ihre Wirkung im Kniegelenk i. S. der Kniebeugung nach kaudal entfalten. Dadurch erhalten die Mm. ischiocrurales ihr Punctum stabile am Kniegelenk und können so ihre Wirkung am Tuber ossis ischii im Sinne einer Extension im Hüftgelenk nach kaudal entfalten. Dadurch erhält der M. glutaeus maximus sein Punctum stabile am Bein und kann so seine Wirkung im Sinne einer Extension im Hüftgelenk nach kaudal entfalten. Dadurch erhält der M. quadratus lumborum sein Punctum stabile am Os ilium und kann so seine Wirkung an den Rippen nach kaudal entfalten und die LWS entlordosieren. Die Initiierung des Bridging von distal an den Füßen bewirkt eine muskuläre Koordination, wie sie beim Stehen und Gehen während der Standbeinphase

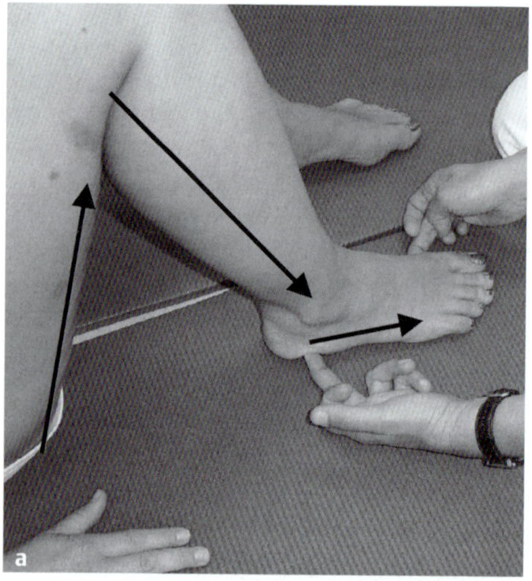

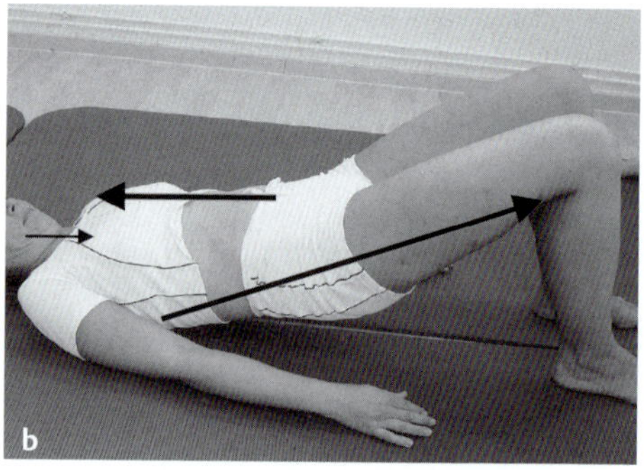

Abb. 3.41 a–b Bridging von distal generiert. a Taktile Stimulation. b Zugrichtung der Muskelsynergien (Pfeile).

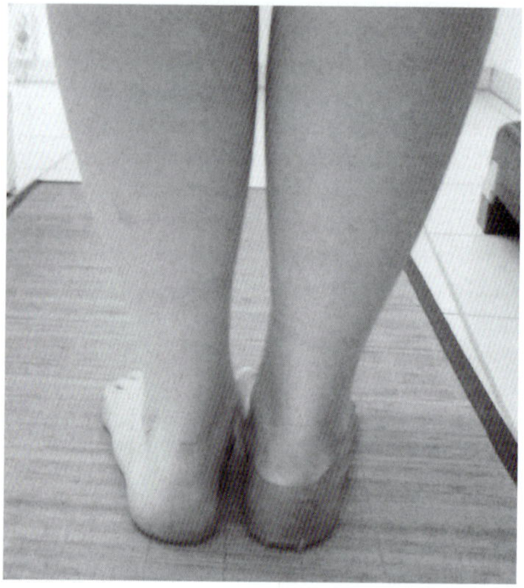

Abb. 3.42 Vergleich der Fußgewölbe: verbesserte Aufrichtung rechts durch einen Tapeverband.

vorkommt. Die Stützbasis ist dabei wieder der Fuß. Ist die Stützbasis Fuß mangelhaft muskulär gesichert, kommt es bei Gewichtsbelastung zu entsprechenden Instabilitäten. Das macht sich insbesondere in der Stoßdämpferphase negativ bemerkbar, da hier das Körpergewicht regelrecht auf das Bein fällt. Wenn jetzt die Basis „schlapp“ macht, werden die Gelenke über der Basis (Knie-, Hüftgelenk, LWS) nicht mehr ausreichend vor der Stoßwelle geschützt, die sich nach kranial fortsetzt.

Das sogenannte Bridging kommt in der kindlichen Entwicklung mit ca. 5–6 Monaten vor. Nach einer zweiten Beugephase kommen erstmals die Füßchen in Kontakt mit der Unterstützungsfläche i. S. einer Gewichtsübernahme. Jetzt beginnt die Kaudalisierung des Kalkaneus. Davor steht der Kalkaneus kranial. Diese Situation können Therapeuten bei neurologischen spastischen Patienten wieder antreffen, z. B. bei Patienten nach einem Schlaganfall. Rekurviertes Kniegelenk, Plantarstellung des Sprunggelenkes, keine Fersenbelastung und damit kein Initialkontakt vor der Stoßdämpferphase. In dezenterer Form trifft diese Situation auch für die hier vorgestellte Patientin zu. Eine deutliche Hyperextension im Kniegelenk entspricht einer Plantarflexion im Sprunggelenk. Diese geht mit einer Kranialstellung des Kalkaneus einher.

Abb. 3.43 zeigt ebenfalls die Fazilitation des Bridging. Die Therapeutin appliziert den Widerstand von seitlich, kranial Richtung Füße. Gleichzeitig liest die Patientin laut ihr Horoskop aus einer Modezeitschrift vor. Es wird beobachtet, ob sie trotz Ablenkung (Lesen) ihre Beinachse und ihre Fußgewölbe stabilisieren kann. Vergleichen Sie das linke Fußgewölbe in Abb. 3.37b und 3.43.

Musterkombination für den frühen Mittelstand in Seitenlage

Die Patientin liegt in Seitenlage. Der linke, untere Arm wird im Muster Flexion/Abduktion/Außenrotation aktiviert, indem die Patientin den Widerstand der Therapeutin kopfwärts erwidert und außerdem den Druck ihres Armes in die Bank erhöht (Abb. 3.44). Der rechte, obere Arm stemmt im radialen *Stoßmuster* (Extension/Adduktion/Innenrotation) vor dem Bauch in die Bank, um die ventrale Kette zu aktivieren. Das rechte, obere Bein wird dynamisch im Sinne der PNF-Technik „Kombination von isotonischen Bewegungen" in Flexion/Abduktion/Innenrotation bewegt. Es hat keinen Kontakt zur Wand. Das linke, untere Bein steht mit dem Fuß an der Wand und übernimmt die Standbeinfunktion. Diese Ausgangsstellung mit dieser Musterkombination fazilitiert den sogenannten frühen Mittelstand, bei dem sich das Spielbein gerade noch hinter dem Standbein befindet. Dabei wird am Aspekt der motorischen Kontrolle „kontrollierte Mobilität (auf Stabilität)" gearbeitet. Kontrollierte Mobilität auf Stabilität bedeutet, dass auf einem stabilisierten Haltungshintergrund kontrollierte dynamische Aktivitäten durchgeführt werden (siehe Kapitel 2). Ferner beinhaltet diese Musterkombination die Aktivität der ventralen und dorsalen Rumpfmuskulatur, die Rotation zwischen Schulter- und Beckengürtel sowie die longitudinale Ausrichtung der Wirbelsäule in der Körperlängsachse. Hat die Patientin ein Gefühl für diese Kombination in der tiefen Ausgangsstellung entwickelt, kann eine höhere Ausgangsstellung als Steigerung gewählt werden.

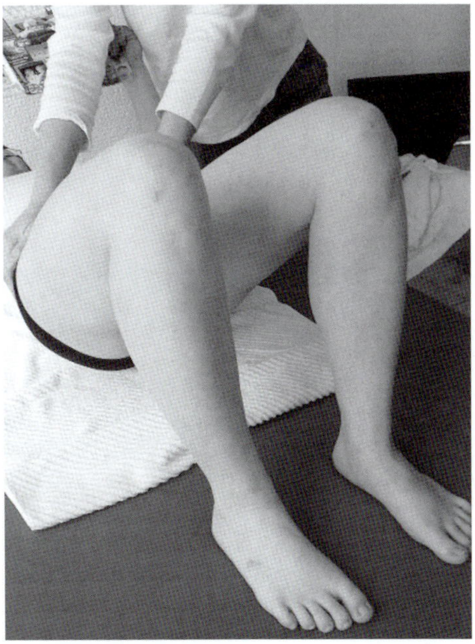

Abb. 3.43 Bridging mit Ablenkung durch eine Zeitschrift.

Musterkombination für den frühen Mittelstand im Stehen

In der höheren Ausgangsstellung Stand wird die gleiche Musterkombination wie in der Seitenlage für den frühen Mittelstand erarbeitet. Damit die Patientin die Spielbeinaktivität in Flexion/Abduktion/Innenrotation zielgerichtet ausführen kann, stellt die Therapeutin einen Stepper neben ihren rechten Fuß (Abb. 3.45). Die Patientin bewegt ihr Bein dynamisch auf den Stepper und wieder zurück. Der Einsatz der Arme verstärkt die Rumpfkontrolle und rekrutiert weitere Muskelsynergien. Der rechte Arm stützt auf der Behandlungsliege in einem radialen Stoßmuster, der linke Arm zieht ein Theraband in Flexion/Abduktion/Außenrotation (in Abb. 3.45 nicht zu sehen). Eine Serie von 3 × 15 Wiederholungen wird durchgeführt. Dabei bewegt sich der linke

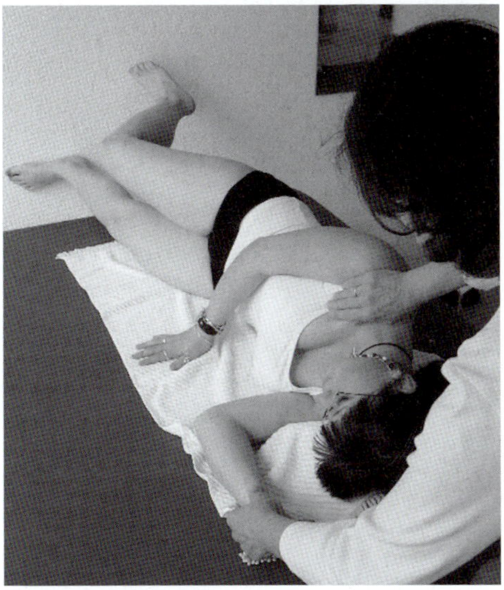

Abb. 3.44 Früher Mittelstand in Seitenlage.

Arm in der gleichen Weise konzentrisch und exzentrisch im Muster Flexion/Abduktion/Außenrotation, wie auch das rechte Bein in Flexion/Abduktion/Innenrotation kon- und exzentrisch zum Stepper. Die Therapeutin fazilitiert durch taktile Stimulation an der rechten Seite die posteriore Elevation und an der linken Seite die anteriore Depression des Beckens.

Musterkombination des Mittelstandes

Im Gegensatz zum frühen Mittelstand befindet sich das Spielbein jetzt vor dem Standbein (Abb. 3.46). Die Flexion/Adduktion/Außenrotation des rechten Armes mit applizierter Approximation an der rechten Schulter fazilitieren das rechte Bein in seiner Standbeinaktivität. Der linke Arm stützt auf der Bank in Extension/Abduktion/Innenrotation. Das rechte Bein befindet sich im Mittelstand, während das linke Bein in Flexion/Adduktion/Außenrotation aktiviert ist. Die PNF-Technik „Kombination dynamischer Muskelarbeit" wird am rechten Arm ausgeführt.

Musterkombination für den terminalen Stand

Für den terminalen Stand zeigt Abb. 3.47 eine Musterkombination. Es ist die gleiche Kombination wie im Mittelstand, aber der „Spielarm" bewegt jetzt im ulnaren Stoßmuster und die Ferse ist abgehoben. Die Therapeutin achtet darauf, dass die Patientin im Zehenstand kontinuierlich das Großzehengrundgelenk belastet. An der rechten Beckenseite gibt sie Widerstand und Approximation für die Anhebung des Körpers auf die Zehenspitze. An der linken Beckenseite wird die anteriore Elevation des Beckens durch Widerstand fazilitiert. Der rechte Arm der Patientin drückt im ulnaren Stoßmuster gegen die Schulter der Therapeutin.

Eine Variation des terminalen Stands zeigt Abb. 3.48. Die Patientin zieht mit zügigem Tempo

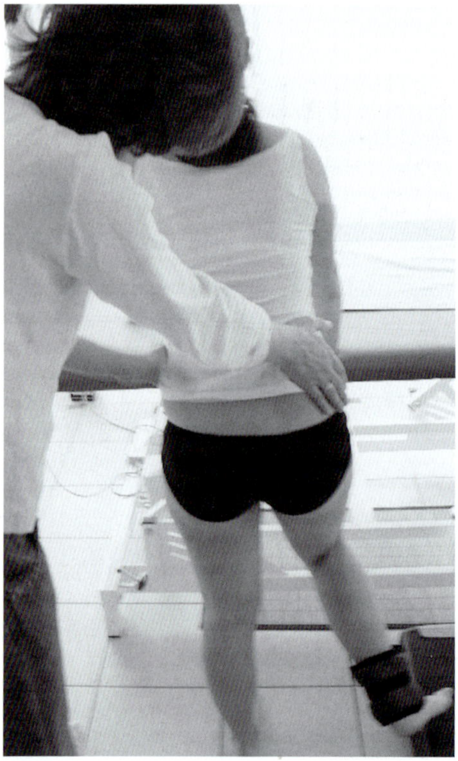

Abb. 3.45 Früher Mittelstand im Stehen mit Theraband und Gewicht am Spielbein.

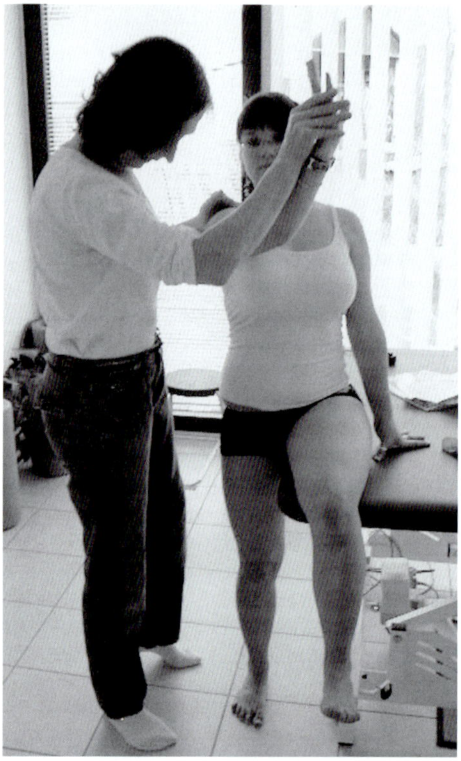

Abb. 3.46 Mittelstand im angelehnten Einbeinstand.

das Spielbein immer wieder Richtung Wand, während sie auf dem Standbein den Zehenstand einnimmt. Die Therapeutin approximiert am Becken Richtung Fuß und kontrolliert in dieser hohen Dynamik die Fußstellung. Abb. 3.49 zeigt, wie die Patientin auf den Zehen stehend auf einem Stepper ihre Fersen auf und ab bewegt, um so die Fußmuskulatur in ihrer kon- und exzentrischen Fähigkeit zu kräftigen. Diese Variante macht sie als Eigentraining zu Hause auf der Treppe.

Musterkombinationen und Trainingsgeräte

Die Patientin liegt auf dem Schlitten eines Trainingsgerätes und bewegt sich auf und ab i. S. der bekannten Beinpresse (Abb. 3.50). Die Arme sind durch das Ziehen des Therabandes in Extension rechts und Flexion links aktiviert. Wenn sie im linken Kniegelenk exzentrisch flektiert, gibt sie gleichzeitig dem Zug des Bandes am linken Arm und dem Zug des rechten Beines in Flexion/Abduktion/Innenrotation gegen den Widerstand der Therapeutin exzentrisch nach, um dann sogleich wieder in die konzentrische Richtung zu aktivieren.

Steigern per Trampolin und die Bahnung „testen".

Das Springen auf einem Trampolin bewirkt dagegen eine intensive propriozeptive Reizung und generiert antizipatorisch eine höhere Muskelspannung, um der instabilen Situation des Springens zu begegnen. Nun zeigt sich, wie sicher die Patientin die Bahnungen der vorherigen Maßnahmen umsetzen kann. Denn jetzt bleibt keine Zeit für Korrekturen: weder seitens der Patientin noch seitens der Therapeutin (Abb. 3.51).

Während der therapeutischen Intervention geht die Patientin täglich 30 min auf dem Crosstrainer oder Stepper (Abb. 3.52), um allmählich ihre Ausdauer zu verbessern und die Sauerstoffzufuhr zu erhöhen. Voraussetzung für dieses allgemeine Ausdauertraining ist, dass sich ihre Koordination bereits verbessert hat, wie oben gezeigt. Ansonsten würde sie sich

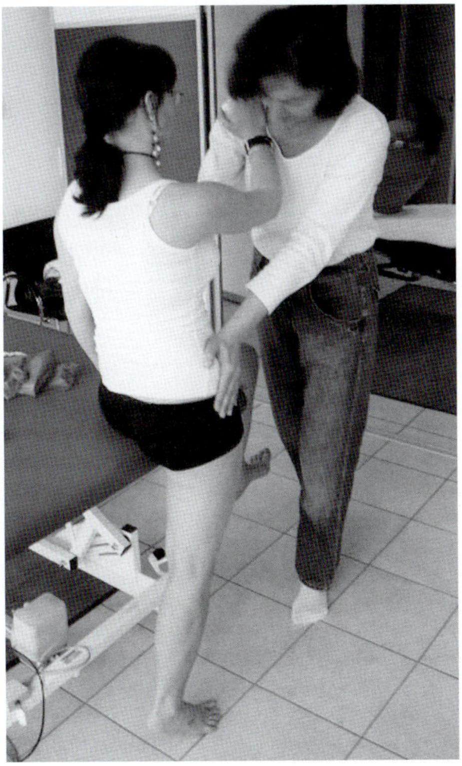

Abb. 3.47 Terminaler Stand, angelehnt an die Bank.

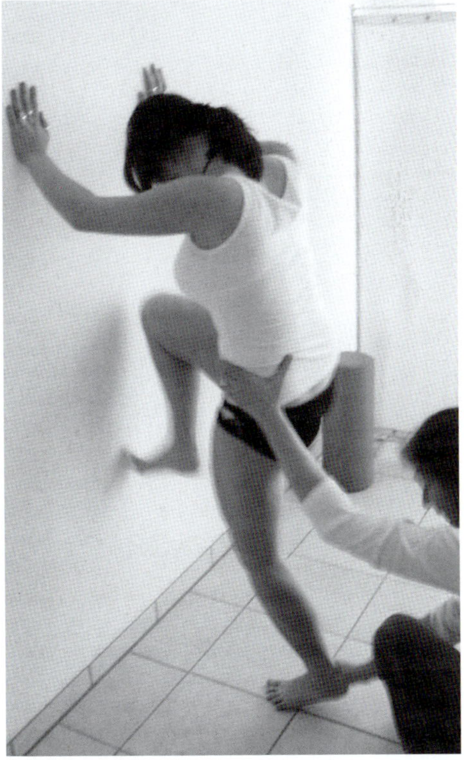

Abb. 3.48 Terminaler Stand, abgestützt an der Wand.

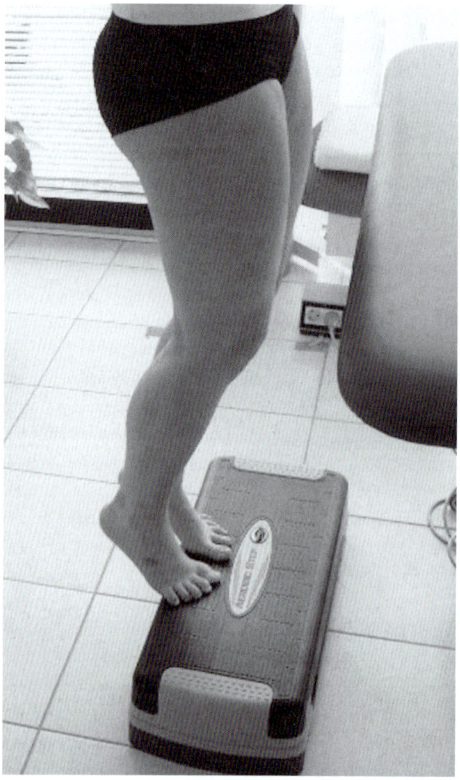

Abb. 3.49 Turmspringerübung.

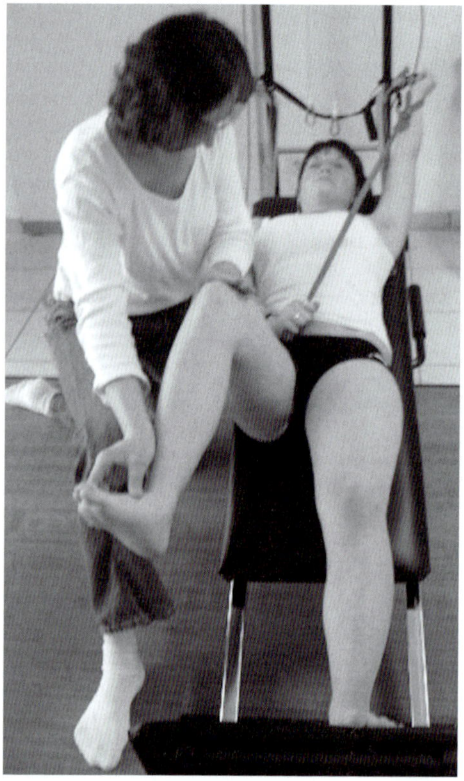

Abb. 3.50 Früher Mittelstand auf einem Trainingsgerät.

in ihrem „alten“ Muster belasten und die tragenden Körperabschnitte könnten erneut irritiert werden. Zunächst soll sie auf dem Crosstrainer ihren MP3-Player nicht benutzen, um sich auf ihre Beckenstellung konzentrieren zu können. Sobald dies gelingt, bietet der MP3-Player eine willkommene Zerstreuung, die gleichzeitig die Automatisierung prüft und vorantreibt.

Lernen ist die dauerhafte Veränderung eines Verhaltensmusters.

Grundlagen motorischen Lernens und motorischer Kontrolle

Um ein Verhaltensmuster wirklich dauerhaft zu verändern, bedarf es der Motivation und des Verständnisses für eine nötige Veränderung. In diesem Fall motiviert sowohl der Schmerz die Patientin als auch die Erfahrung der augenblicklichen Schmerzeliminierung durch die Gewölbeaufrichtung. Die Einsicht der Patientin in die Notwendigkeit einer Veränderung von Haltung und Bewegung ist eine gute Voraussetzung für den geplanten Lernprozess. Um über die kognitive Ebene zur automatisierten Ebene von Haltungs- und Bewegungsorganisation zu gelangen, muss die Patientin ihre Aufmerksamkeit auf das Ziel der Aufgabe richten und nicht auf einzelne Komponenten der Bewegung. Sie übt und „programmiert“ den dazu notwendigen Bewegungsplan ohne dauerhafte kognitive Kontrolle (Umphred 2000). Die Therapeutin baut das Therapieprogramm um zielorientierte Aktivitäten herum auf, um die höchste Funktionsebene im motorischen System anzusprechen und begreifendes Lernen zu ermöglichen (Schmidt 1991).

Sie entwirft ein sinnvolles und sich an den Notwendigkeiten orientierendes Übungsprogramm, um die Patientin zu begreifendem, zielorientiertem Lernen zu motivieren. Es ist deshalb wichtig, die spezifischen Ziele der Patientin zu verstehen

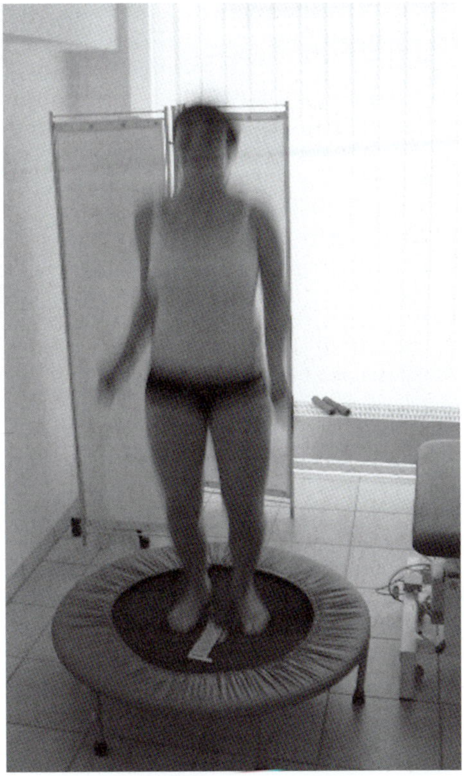

Abb. 3.51 Trampolin.

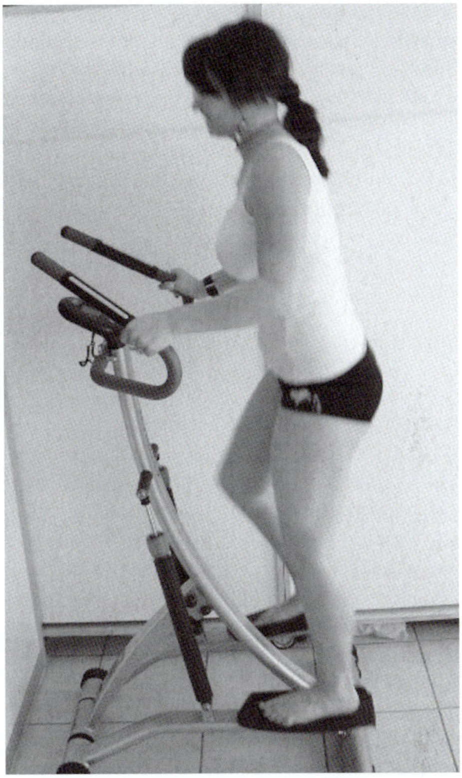

Abb. 3.52 Ausdauertraining auf dem Stepper.

(Umphred 2000). In diesem Fall möchte die Patientin schmerzfrei 5 km mit dem Rad zur Schule fahren.

Fazit

Die ganzheitliche Einflussnahme bezogen auf motorische Lernprozesse lässt sich durch die Vielseitigkeit der Anwendungsmöglichkeiten von PNF leicht verwirklichen. Die konzeptionellen Inhalte von PNF ermöglichen es, alle motorischen Grundfertigkeiten zu erarbeiten. Mobilität, Stabilität, kontrollierte Mobilität und Geschicklichkeit können in unendlich vielen Situationen erarbeitet werden: Mattenaktivitäten in vielen verschiedenen Ausgangsstellungen und mit Transfers, die Gangschule in den verschiedenen Gangphasen, die spezifischen Techniken zur Schulung motorischer Geschicklichkeiten, die dreidimensionalen Pattern und vor allem die gezielte Auswahl der Behandlungsprinzipien bieten ein breites Spektrum in der Behandlung nahezu aller Beeinträchtigungen auf Körperstruktur-/Körperfunktions-, Aktivitäts- und Partizipationsebene. Die richtige Maßnahme zum richtigen Zeitpunkt zu wählen, bedarf in erster Linie der Erfahrung der Therapeutin, Einfühlungsvermögen und Geschicklichkeit in der Anwendung der PNF. Die Patientin hätte zu jedem Zeitpunkt ihre Motivation verlieren können, da es schwierig ist, in Seitenlage einen frühen Mittelstand als hilfreich anzuerkennen. Dazu kam die Tatsache, dass die Symptomatik eher gering war. Eine gute Aufklärung und gemeinsame Zielvereinbarung in einem absehbaren zeitlichen Rahmen waren in diesem Fall entscheidend. Ferner sind regelmäßige Kontrolluntersuchungen (Reevaluation) mit sich steigernden und verbessernden Ergebnissen aller Mühen wichtig, um die Motivationslage aufrechtzuerhalten. Nachdem die Bahnung der koordinativen Aspekte, die Verbesserung der Kraftausdauer und ein klares inneres Bild von korrekter Beckenstellung bei der Patientin erreicht war, konnten die Hände der Therapeutin als exterozeptive Hilfe zunehmend weggenommen werden. Ein Eigentraining wird von der Patientin 2-mal wöchentlich durchgeführt. Sie hat ein Tanzstudio für sich entdeckt, welches sie 2-mal wöchentlich besucht (Partizipation). Ihre verbesserte Wahrnehmung für die Aufrichtung und muskuläre Kontrolle hilft ihr, die Trainingseinheiten selbst zu kontrollieren.

3.5.6 Fallbeispiel: Querschnittgelähmter Patient mit Tinnitus

Renata Horst

Im folgenden Fallbeispiel kann der Leser verfolgen, wie das Prinzip der Analyse der Koordination der Bewegungsabläufe (Timing) mittels Beobachtung zum Erstellen der Arbeitshypothese verfolgt wird.

Pathologie, Leitsymptom, primäres Defizit auf Aktivitäts-/Partizipationsebene

Ein jetzt 32-jähriger junger Mann erlitt nach einem Sturz beim Skifahren vor 9 Jahren einen Querschnitt in Höhe von C7/Th1. Er gilt als „komplett" gelähmt ab dieser Höhe. Sein aktuelles Problem ist ein Tinnitus im linken Ohr.

Er studiert und sitzt mehrere Stunden am Tag an seinem PC, da er seine Abschlussarbeit zum Pädagogen für Behindertensport schreibt. Zusätzlich zu den mit der Tinnitussymptomatik verbundenen Beschwerden klagt er über linksseitige Kopfschmerzen, die gelegentlich auftreten und über seine linke Augenbraue ziehen. Er fühlt sich sehr beeinträchtigt, da er sich nicht gut auf seine Abschlussarbeit konzentrieren kann.

Untersuchung, Hypothesen und Parameter auf Körperstruktur-/Körperfunktionsebene

Beim Analysieren der Situation an seinem Arbeitsplatz stellt die Therapeutin fest, dass er seinen Kopf etwas zur rechten Seite rotiert, um auf seinem Bildschirm zu schauen. Die Biomechanik der oberen Kopfgelenke bewirkt eine gegensinnige Seitneigung des Kopfes, also nach links. Diese Kopfhaltung nähert u. a. die Muskelfasern des M. digastricus, M. sternocleidomastoideus und des M. stylohyoideus auf der linken Halsseite an. Da die A. auricularis posterior, die das Innenohr versorgt, zwischen dem Muskelbauch des Digastrikus und Stylohyoideus verläuft, ist anzunehmen, dass dieses Gefäß komprimiert wird. Es ist denkbar, dass eine Minderversorgung des Innenohrs die Folge ist, die wiederum die Tinnitussymptomatik verursacht (Abb. 3.53).

Zu dieser Problematik kommt hinzu, dass er beim Vorwärtsantreiben seines Rollstuhls Kopf und Schultergürtel extrem protrahiert. Diesen Bewegungsablauf analysiert die Therapeutin anhand einer Videoaufzeichnung: Die Folge der Bewegungsstrategie ist, dass durch die Zugkräfte der suprahyoidalen Muskulatur, das Caput mandibulare in eine relativ dorsale Stellung in Bezug zur Fossa mandibularis gebracht wird. Der Digastrikus, der vom Okziput zum Zungenbein und zur Kinnspitze verläuft, zieht die Kinnspitze nach hinten oben (Abb. 3.54). Da der N. auriculotemporalis dorsal um den Hals des Caput mandibulae verläuft, wird dieser Nerv vermehrt unter Spannung gesetzt (Abb. 3.55). Als Fazit geht die Therapeutin von der Hypothese aus, dass mangelnde posturale Kontrolle die Ursache für die Tinnitussymptomatik ist.

Therapieziele und Behandlungsplanung

Auf der Körperstrukturebene ist es das Ziel, die Elastizität der supra- und infrahyoidalen Muskulatur sowie des M. sternocleidomastoideus zu fördern, um die A. auriculotemporalis und den N. auriculotemporalis zu entlasten. Somit soll eine bessere Durchblutung im Ohr und im Kopfbereich ermöglicht werden. Außerdem schafft die Therapeutin so Voraussetzungen für eine verbesserte Mobilität, d. h. sie möchte eine Stellung der Kopfgelenke und des Schultergürtels erreichen, die eine bessere posturale Kontrolle auf der Aktivitätsebene gewährleistet. Ein weiteres Ziel ist, dass der Patient sich für längere Zeit in der aufrechten Körperposition stabilisieren kann und gleichzeitig zielmotorische Bewegungen mit seinen Armen und Händen ausführen kann, ohne seine Haltungskontrolle zu verlieren (Geschicklichkeit).

Therapeutisches Vorgehen – Was, wie geübt wird

Zunächst wird mittels der PNF-Technik (Methode) „Replikation" die Retraktion des Kopfes fazilitiert. Die Therapeutin fordert den Patienten auf, seine linke Hand gegen ihren Oberschenkel in das „radiale

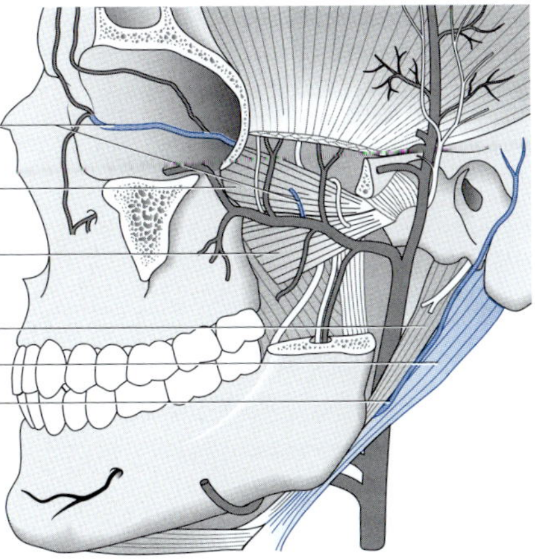

Abb. 3.53 M. digastricus und M. stylohyoideus.

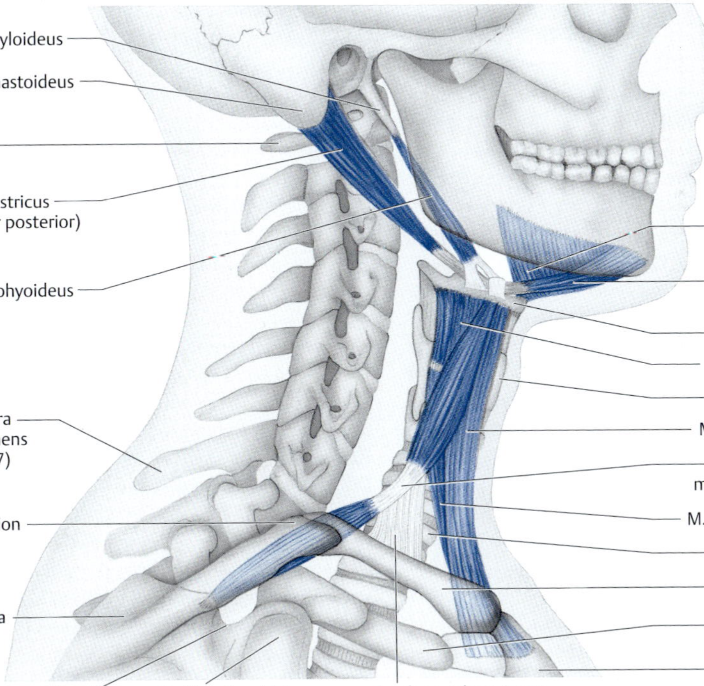

Abb. 3.54 Zugrichtung des M. digastricus.

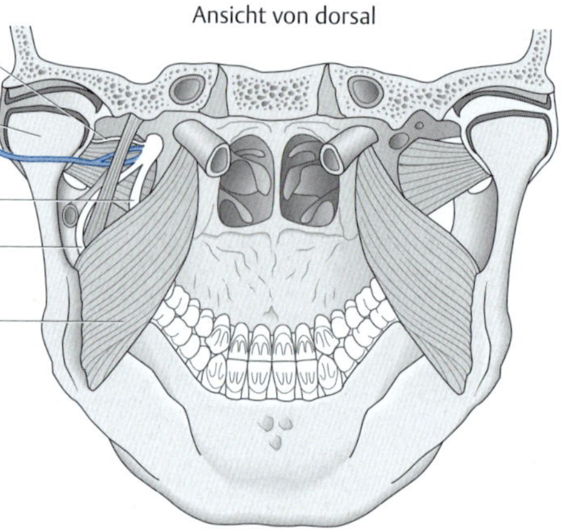

Abb. 3.55 N. auriculotemporalis.

Stoßmuster" (Technik) zu stützen. Währenddessen fazilitiert die Therapeutin die Kopfretraktion mit ihrer rechten Hand, die am Kopf platziert ist und approximiert den Kopf mit ihrer linken Hand (Abb. 3.56). Hier beurteilt sie die Mobilität seiner kurzen Nackenextensoren und die Stoßkraft seines linken Armes. Zudem beobachtet sie, ob seine linke Skapula am Thorax stabilisiert ist und sich seine Brustwirbelsäule automatisch extensorisch aufrichtet im Sinne der posturalen Reflexe (biomechnische und neuromuskuläre Prinzipien).

Als Nächstes wird die Ausdauer der Rumpfmuskulatur geschult. Der Patient führt bilateral asymmetrische Armmuster mit Hanteln aus. Die Therapeutin gibt Führungswiderstände an den Hanteln, damit er weiß, wohin sie bewegt werden sollen (Technik, Abb. 3.57). Durch diese Armkombination werden die Rumpfmuskeln in Bezug auf Rotation aktiv widerlagert (Prinzip).

Der M. digastricus wird exzentrisch aktiviert, um seine Elastizität zu fördern. Wie oben bereits geschildert, soll diese Vorgehensweise zu einer Dekompression der A. auriculotemporalis führen und somit die Tinnitussymptomatik lindern. Der Patient wird dazu aufgefordert, nach oben links zu schauen (PNF-Technik: „kontrahieren–entspannen"). Hierdurch entsteht durch die Biomechanik der oberen Kopfgelenke und Führung der Ligg. alaria automatisch eine gegensinnige Seitneigung nach rechts. Diese Bewegung unterstützt die Therapeutin, indem sie am Proc. mastoideus mit ihrer linken Hand einen Zug (Methode) nach kranial aufbaut. Gleichzeitig stabilisiert sie das Zungenbein mit Zug ihrer rechten Hand nach medial. Der Schwerkrafteinfluss führt zu einer exzentrischen Aktivierung des linken M. digastricus (Abb. 3.58).

Der M. sternocleidomastoideus wird mit den gleichen Methoden behandelt. Lediglich die Griffe der Therapeutin (Technik) ändern sich. Jetzt appliziert sie mit ihrer linken Hand am Muskelbauch des Sternocleidomastoideus Längszug nach kranial. Mit ihrer rechten Hand stabilisiert sie das Sternum und die Klavikula nach kaudal, während der Patient wieder nach links oben schaut und ausatmet (Abb. 3.59).

Um das Kiefergelenk zu zentrieren, wird wieder mit der PNF-Technik „kontrahieren–entspannen" gearbeitet. Die Therapeutin erteilt mit ihrer rechten Hand Zug am Unterkiefer nach kaudal, ventral. Hierfür legt sie ihren Daumen auf die untere Zahnreihe. Die linke Hand stabilisiert das Okziput des Patienten in Retraktion. Der Patient wird dazu aufgefordert seine Zunge nach oben gegen seinen Gaumen kurz und leicht anzuspannen. Danach soll er seine Zunge nach unten, hinter die untere Zahnreihe bewegen und somit die Bewegungsrichtung der Mundöffnung unterstützen (Abb. 3.60). Die Protraktion seines linken Caput mandibulae wird durch seine Zungenbewegung nach rechts unten fazilitiert (PNF-Technik: „rhythmische Bewegungseinleitung"). Der Patient zieht seine Zunge mit seiner rechten Hand zunächst passiv/assistiv in die beschriebene Bewegungsrichtung. Danach bewegt er seine Zunge aktiv nach rechts unten. Hierbei unterstützt die Therapeutin die Bewegung

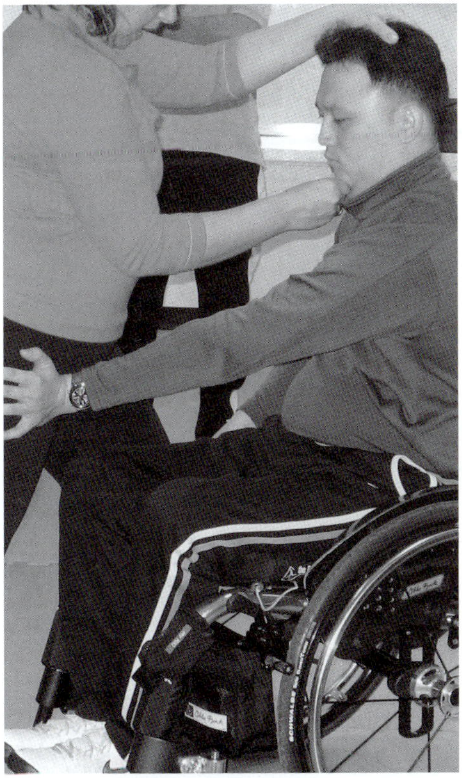

Abb. 3.56 Radiales Stoßmuster.

des Unterkiefers in diese Bewegungsrichtung. Er kann diese Bewegung auch gegen den Widerstand einer Zahnbürste ausführen (Abb. 3.61).

Auch der Mundschließer, M. masseter, muss für die Mundöffnung exzentrisch aktiviert werden, beziehungsweise, die Mobilität des Kiefers fördert die proaktive Kopf- und Rumpfstabilität. Der Patient presst seine Zungenspitze leicht nach oben, hinter die obere Zahnreihe an den Gaumen. Dies stabilisiert das Zungenbein, sodass die Koordination zwischen Protraktoren (M. pterygoideus lateralis) und Retraktoren (Mm. digastrici) hergestellt werden kann. Die Therapeutin stabilisiert das Okziput in Retraktion, während der Patient seinen Mund öffnet – unter Zug der rechten Hand der Therapeutin, die sie an die Kinnspitze gelegt hat (Abb. 3.62).

Zum Abschluss erhält der Patient eine Anleitung zum Eigentraining, falls seine Beschwerden wiederkommen.

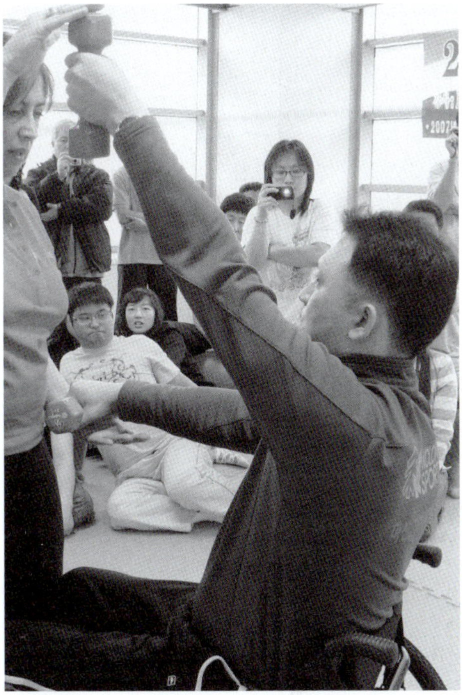

Abb. 3.57 Führungswiderstände an den Hanteln im bilateralen asymmetrischen reziproken Armmuster (Technik).

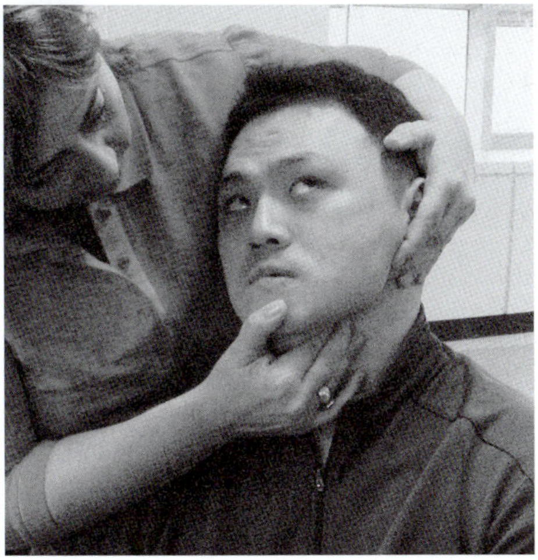

Abb. 3.58 Exzentrisches Aktivieren des linken M. digastricus.

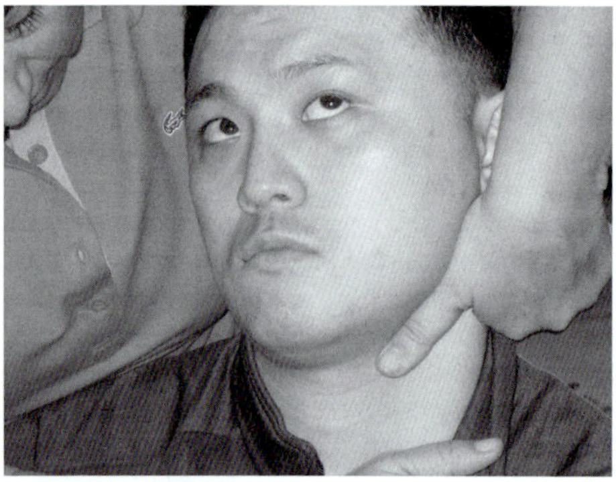

Abb. 3.59 Kranial gerichteter Längszug am M. sternocleidomastoideus.

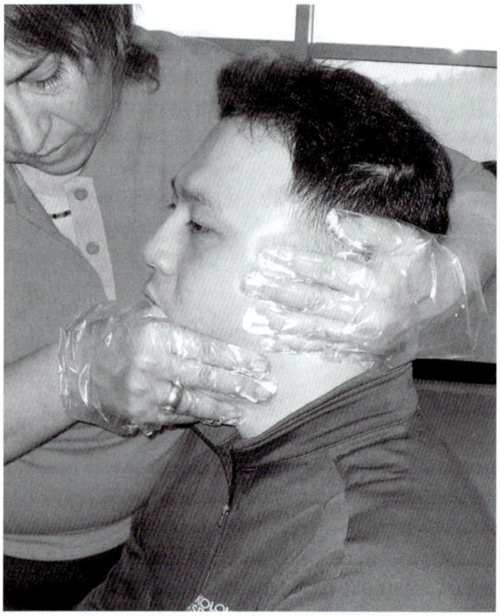

Abb. 3.60 Fazilitieren der Mundöffnung.

Ergebnisse

Nach einer PNF-Behandlung ist der Patient komplett beschwerdefrei. Als die Therapeutin ihn nach einem Jahr wieder trifft, berichtet er, dass die Beschwerden nicht wieder vorgekommen sind.

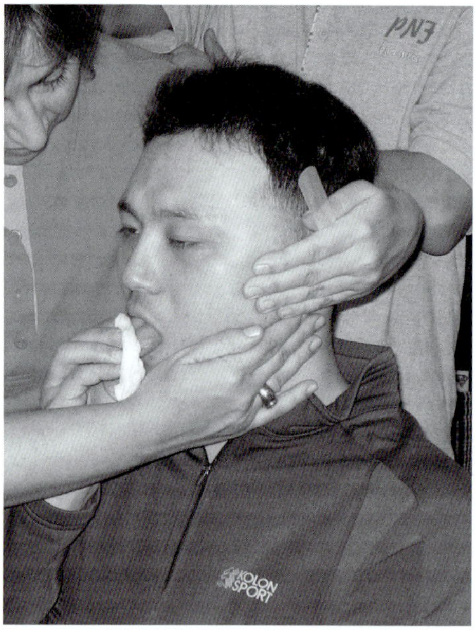

Abb. 3.61 Protraktion gegen den vom Patienten selbst ausgeführten Widerstand.

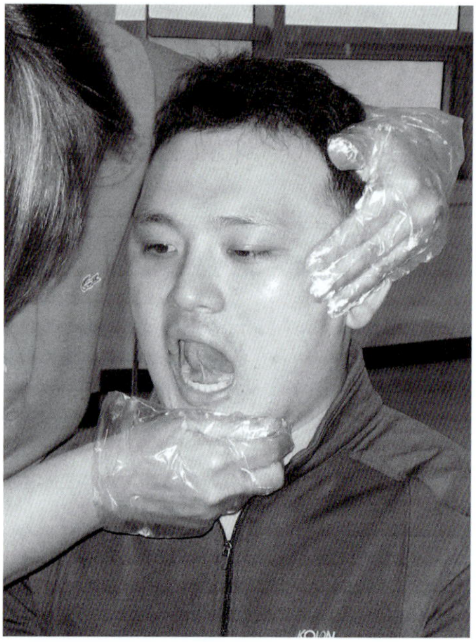

Abb. 3.62 Exzentrisches Aktivieren des linken M. masseter.

Zusammenfassung

Kapitel 3 stellt die therapeutische Arbeit nach dem PNF-Konzept vor. Voraussetzung ist ein ausführlicher Befund und dessen ständige Aktualisierung während der Therapie. Der Befund ermöglicht u. a. für Patienten adäquate Stimuli bzw. Inputsysteme für das effektive Anwenden der Methoden und Techniken zu finden. Er orientiert sich an der ICF und beinhaltet u. a. die Erwartungen des Patienten/der Angehörigen sowie das

- Analysieren der Defizite von Körperstrukturen/-funktionen, Aktivitäten und Partizipation,
- Analysieren aktueller Bewältigungsstrategien,
- Erstellen einer Arbeitshypothese,
- Festlegen von geeigneten Testparametern zur Überprüfung der Hypothese.
- Alle Ergebnisse werden dokumentiert und laufend aktualisiert.

Die Behandlungsplanung umfasst die Ziele auf den Ebenen der ICF und berücksichtigt dabei verfügbare Potenziale, Bewältigungsstrategien, Steigerungen und die Alltagsorientierung. Der positive Einstieg in die Behandlung und die Prognose für den Patienten sind ebenfalls Teil der Planung. Planen bedeutet auch, sich mit Angehörigen und Mitarbeitern des interdisziplinären Teams abzustimmen.

Literatur

Literatur 3.1–3.54

Buck M, Beckers D, Adler SS. PNF in der Praxis. 4. Auflage. Heidelberg: Springer; 2001.

Carr JH, Shepherd RB, Nordholm L et al. Investigation of a new motor assessment scale for stroke patients. Physical Therapy. 1985;65: 175–180.

Dudel JR, Menzel R, Schmidt RF. Neurowissenschaft. Heidelberg: Springer; 1996.

Duncan PW, Weiner DK, Chandler J et al. Functional reach: a new clinical measure of balance. Journal of Gerontology. 1990;45: M192–197.

Graziano et al. In: Riehle A, Vaadia E, eds. Motor cortex in voluntary movements. Boca Raton: CRS Press; 2002.

Hedin-Anden S. PNF-Grundverfahren und funktionelles Training. München: Urban & Fischer; 1994.

Horst R. Motorisches Strategietraining und PNF. Stuttgart: Thieme; 2005.

Jöbges M, Heuschkel G, Pretzel C, Illhardt C, Renner C, Hummelsheim H. Repetitive training of compensatory steps: a therapeutic approach for postural instability in Parkinson's disease. Neurol Neurosurg Psychiatry. 2004;75(12): 1682–1687.

Kandel ER, Schwartz JH, Jesell TM, Hrsg. Principles of neural science. 4th edn. New York: McGraw-Hill; 2000.

Kerrigan DC, Lee LW, Collins JJ, Riley O. Reduced Hip Extension During Walking: Healthy Elderly and Fallers Versus Young Adults. Arch Phys Med Rehabil. 2001; Jan. (82).

Knott M, Voss DE. Proprioceptive Neuromuscular Facilitation Patterns and Techniques. New York: Harper and Brothers; 1956.

O'Dwyer NJ, Ada L, Neilson PD. Spasticity and muscle contracture following stroke. Brain. 1996;119: 1737–1749.

Pohl M, Werner C, Holzgraefe M, Kroczek G, Mehrholz J, Wingendorf I, Hölig G, Koch R, Hesse S. Repetitive locomotor training and physiotherapy improve walking and basic activities of daily living after stroke: a single-blind, randomized multicentre trial Deutsche GangtrainerStudie, DEGAS). Clinical rehabilitation. 2007;21: 17–27.

Shumway-Cook A, Woollacott M. Motor Control. Baltimore: Williams+Wilkins; 2001.

WHO. Internationale Klassifikation der Funktionsfähigkeit, Behinderung und Gesundheit. DIMDI WHO-Kooperationszentrum für das System Internationaler Klassifikationen, Hrsg. Genf: 2005.

Literatur 3.5.5

Downie WW, Leatham PA, Rhind VM, Wright V, Branco JA, Anderson JA. Studies with pain rating scales. Ann Rheum Dis; 1978. In: Masur H. Skalen und Scores in der Neurologie. Stuttgart: Thieme; 2000.

Hislop HJ, Montgomery J. Daniels and Worthingham's Muscel Testing. 6. Auflage. London: W.B. Saunders Company; 1995.

Janda V. Muskelfunktionsdiagnostik. New York: Ullstein Mosby; 1993.

Masur H. Skalen und Scores in der Neurologie. Stuttgart: Thieme; 2000.

Schmidt RA. Motor learning principles for physical therapy. In: Lister MJ, editor. Contemporary management of motor problems. Okla: Norman, Foundation for Physical Therapy; 1991.

Schuntermann MF. Einführung in die ICF: Grundkurs, Übungen, offene Fragen. Landsberg: Ecomed; 2005.

Umphred DA. Neurologische Rehabilitation. Berlin, Heidelberg: Springer; 2000.

ZVK, modifiziert nach BHV. Standardisierte Messverfahren. Journal. 2002;9.

Kapitel 4

4 Bedeutung des Konzeptes aus gesundheitswissenschaftlicher Perspektive

Sonja Kurzyca

Einführung

Anliegen des Kapitels ist, die Perspektive der Gesundheitswissenschaften darzulegen und die Bedeutung sowie die Entwicklungsmöglichkeiten des PNF-Konzeptes zu diskutieren. Man mag erstaunt fragen: warum eine gesundheitswissenschaftliche Perspektive? Vor allem ethisch-normative, aber auch ökonomische Motive erfordern die Auseinandersetzung mit gesundheitswissenschaftlichen Aspekten. Die Versorgung der Bevölkerung mit Gesundheitsleistungen besitzt in westlich geprägten Gesellschaften einen hohen Stellenwert. Für den Einzelnen bildet die Gesundheit die Basis für eine Einkommenserzielung und für die Gestaltung seines Lebens. Sicherung und Wiederherstellung der Gesundheit sind daher ein fundamentaler Bestandteil der sozialen Sicherung des Individuums. Darüber hinaus hat der Gesundheitsstatus einer Bevölkerung sowohl in einer mikro- als auch makroökonomischen Sichtweise volkswirtschaftliche und gesamtgesellschaftliche Auswirkungen. Zur Sicherstellung stabiler sozialer Sicherungssysteme ist in der medizinischen Versorgung ein Paradigmenwechsel erforderlich: Prävention und Gesundheitsförderung als wirksame Strategien zur Förderung der Gesundheitspotenziale der Bevölkerung, Verbesserung der individuellen Lebensqualität und um Kosten einzusparen.

Die Betrachtung physiotherapeutischer Konzepte und ihre Relevanz für Gesundheitsförderung und Prävention sind neu. Der Bedarf an präventiven und gesundheitsfördernden Maßnahmen ist groß. Es gilt zu prüfen, ob die bislang im Kern rehabilitativ-therapeutische geprägte Arbeit des Gesundheitsberufes Physiotherapie (vertraut mit dem biomedizinischen Modell) „spezifische Zugänge und Kompetenzen in Prävention und Gesundheitsförderung einbringen“ kann (Borgetto 2006, S. 71). Dieser Beitrag verfolgt das pragmatische Ziel, die Frage zu beantworten, ob das PNF-Konzept moderne Ansätze der Prävention und Gesundheitsförderung erkennen lässt und wie sich diese in der Praxis niederschlagen.

4.1 Hintergrund für einen Perspektivenwechsel – neue Herausforderungen

Neue Herausforderungen im Gesundheitswesen wie die soziodemografische Entwicklung mit steigendem Durchschnittsalter, veränderte Lebens- und Arbeitsformen der Bevölkerung führen zu einer erhöhten Krankheitslast und Zunahme chronischer Krankheiten. „Bezogen auf die demografischen und epidemiologischen Herausforderungen zeigt das gesundheitliche Versorgungssystem erheblichen Entwicklungsbedarf. Es ist primär auf akute, kurzfristig zu heilende Erkrankungen ausgerichtet“ (Kälble 2006, S. 215).

Es kann davon ausgegangen werden, dass der Bedarf an therapeutischen Leistungen zunehmen wird und somit auch die Bedeutung der Gesundheitsberufe Ergo- und Physiotherapie.

Der Sachverständigenrat für die konzertierte Aktion im Gesundheitswesen hat in seinem Gutachten 2000/2001 zu „Bedarfsgerechtigkeit und Wirtschaftlichkeit“ eine Fehlversorgung chronisch Kranker und eine Unterversorgung mit Leistungen der Prävention und Rehabilitation festgestellt. Er fordert Gegenmaßnahmen: u. a. mehr Prävention, Gesundheitsförderung und Rehabilitation sowie eine auf die Versorgung chronisch Kranker ausgerichtete Aus-, Fort- und Weiterbildung aller Berufe im Gesundheitswesen (SVR 2000/2001).

4.1.1 Grenzen medizinisch-kurativer Interventionen

Grenzen medizinisch-kurativer Interventionen, die multifaktorielle Bedingtheit von Krankheit und schichtenspezifische Unterschiede in Mortalität und Morbidität haben zur Entwicklung des Konzeptes der Gesundheitsförderung (WHO 1986) beigetragen. Programmatisch von der WHO 1986 in der Ottawa-Charta formuliert, knüpft das Konzept an älteren Theorien der Partizipation und der Aktivierung an.

Aufgrund der Dominanz chronischer Erkrankungen (SVR 2000/2001) und der steigenden Lebenserwartung lässt sich folgender Bedarf identifizieren:

- Stärkung vorhandener Gesundheitspotenziale,
- Stärkung der Patientenkompetenz zur Krankheitsbewältigung,
- angemessene Behandlungs- und Betreuungsstrategien und
- Etablierung von Empowermentprozessen zwischen Gesundheitsprofessionen und Patienten.

Der Schwerpunkt der Umsetzung der neueren Gesundheitsforschung verlagert sich auf diejenigen Ansätze, die neben der Senkung pathogener Faktoren gleichzeitig salutogenetische (gesundheitsfördernde) Faktoren berücksichtigen (Rosenbrock u. Gerlinger 2006).

Menschen, deren Krankheitserleben vom chronischen Leiden bestimmt ist, können vom Denkansatz der Gesundheitsförderung profitieren, zu dessen Besonderheit es gehört, Ressourcen zu stärken.

4.1.2 Perspektive der Gesundheitswissenschaften

Die Gesundheitswissenschaften (Public Health) beschäftigen sich mit den körperlichen, psychischen und gesellschaftlichen Bedingungen von Gesundheit und Krankheit, der systematischen Erfassung der Verbreitung von gesundheitlichen Störungen in der Bevölkerung und den Konsequenzen für Organisation und Struktur des medizinischen und psychosozialen Versorgungsystems (Hurrelmann et al. 2006, Badura 1994, BZGA 2003, Rosenbrock 1995).

Mit dem Begriff „Gesundheitswissenschaften“ wird noch mehr dem interdisziplinären Charakter Rechnung getragen, denn hier handelt es sich um eine Gruppe unterschiedlicher Einzeldisziplinen, die auf das oben genannte gemeinsame Ziel ausgerichtet ist. Die verschiedenen Disziplinen stammen aus zwei wissenschaftlichen Denktraditionen, dem medizinisch-naturwissenschaftlichen und dem *verhaltens- und sozialwissenschaftlichen Paradigma*. Die zentralen *medizinisch-naturwissenschaftlichen* Einzeldisziplinen der Gesundheitswissenschaften sind: Bevölkerungs-, Verhaltens-, Sozialmedizin, Psychiatrie, Neurologie, Arbeits- und Umweltmedizin sowie Humangenetik. Zu den verhaltens- und sozialwissenschaftlichen Disziplinen gehören: Gesundheitspsychologie, Gesundheitspädagogik, Gesundheitssoziologie, Gesundheits- und Politikwissenschaft, Gesundheitsökonomie, Gesundheitskommunikation sowie Organisations- und Managementwissenschaften. *Methodisch sind in den jeweiligen Paradigmen die Epidemiologie* bzw. *die empirische Sozialforschung die zentralen Fachgebiete*. In beiden Bereichen arbeiten Gesundheitswissenschaftler mit den Methoden der Epidemiologie bzw. der empirischen Sozialforschung (Hurrelmann et al. 2006, S. 27–30).

„Der Schwerpunkt der Gesundheitswissenschaften liegt in der salutogen ausgerichteten Analyse (...) dabei ist das gesamte Spektrum der Versorgungsstrukturen von der Gesundheitsförderung über Prävention, Therapie, Rehabilitation bis zur Pflege eingeschlossen“ (Hurrelmann et al. 2006, S. 35). Der Blick richtet sich in diesem Zusammenhang auf Individuen, mehr jedoch auf ganze Bevölkerungsgruppen wie z. B. Männer, Frauen, Hochbetagte, Kinder, Migranten und Erwerbstätige. Aus der Analyse von Gesundheits- und Krankheitsdaten (Arbeitsfeld *Gesundheitsforschung*) werden Bedarfe an Versorgungsangeboten für die Bevölkerung und für spezifische Bevölkerungsgruppen abgeleitet. Hohe Anforderungen stellen sich dabei an das deutsche Versorgungssystem bezüglich der Optimierung, Steuerung und Finanzierung sowie der Entwicklung wissenschaftlich gestützter Konzepte der Beratung der Gesundheitspolitik. Dies ist das zweite Arbeitsfeld der Gesundheitswissenschaften, die *Gesundheitssystemforschung* (Hurrelmann et al. 2006).

4.2 Krankheitsprävention und Gesundheitsförderung im Rahmen des PNF-Konzeptes

In der internationalen Fachliteratur und auch im deutschen Sprachraum werden die Begriffe Krankheitsprävention und Gesundheitsförderung nicht einheitlich verwendet. Historisch älter ist der Begriff der Prävention (health prevention), der sich im 19. Jahrhundert in der Sozialmedizin aus der Debatte um soziale Hygiene und Volksgesundheit entwickelte. Wesentliches Ziel der Krankheitsprävention ist die Vermeidung des Auftretens von Krankheit, Verringerung ihrer Verbreitung und Verminderung ihrer Auswirkungen auf Morbidität und Mortalität der Bevölkerung (Hurrelmann et al. 2007, Hurrelmann u. Laaser 2006).

PNF-Therapeuten intervenieren in der Sekundär- und Tertiärprävention, auf der Ebene der Verhaltensprävention.

4.2.1 Krankheitsprävention

Die Auswahl an Maßnahmen zur Prävention von Krankheiten ist groß. Die Maßnahmen lassen sich unterscheiden nach der Phase der Intervention, der Ebene, Zielgruppe und anhand der eingesetzten Instrumente.
Maßnahmen der Intervention werden je nach Zeitpunkt des Krankheitsgeschehens als primäre, sekundäre oder tertiäre Prävention bezeichnet.

- Mit der *Primärprävention* soll die Wahrscheinlichkeit des Eintritts bzw. die Anzahl der Neuerkrankungen (Inzidenz) verringert werden. Sie setzt beim Gesunden an mit dem Ziel Erkrankungen zu verhindern.
- Die *Sekundärprävention* ist dagegen das Entdecken von symptomlosen, biomedizinisch klar feststellbaren Frühstadien einer Erkrankung. Durch eine rasch einsetzende Behandlung sollen das Fortschreiten der Krankheit verhindert und die Heilungschancen verbessert werden.
- Die *Tertiärprävention* soll Folge- und Spätschäden einer bereits eingetretenen manifesten Krankheit verzögern, begrenzen und verhindern. Sie umfasst die medizinische Behandlung von Patienten mit chronischen Krankheiten einschließlich der Prophylaxe des Wiedereintritts eines akuten Krankheitszustandes (Rezidivprophylaxe). Die Tertiärprävention zielt außerdem darauf ab, medizinische, psychische, berufliche und soziale Einschränkungen oder Funktionsverluste (infolge von Krankheit) zu vermeiden, zu verzögern und zu lindern. Hier findet eine weitgehende Gleichsetzung mit der Rehabilitation statt. Die Übergänge zwischen Tertiärprävention und Heilbehandlung sind fließend.

Präventionsmaßnahmen können auf zwei Ebenen erfolgen: Verhältnis- und Verhaltensprävention.

- Die *Verhältnisprävention* will Gesundheitsgefahren durch Gestaltung der Lebens-, Arbeits- und Umweltbedingungen reduzieren. Ausgangspunkt dieses Ansatzes ist, dass Ursachen bestimmter Krankheiten anteilig in biologischen, sozialen und technischen Bedingungen der Umwelt zu finden sind. Zu ihren Instrumenten zählen z. B. Umwelt- und Arbeitsschutzstandards, Lebensmittelkontrollen, Erhöhen der Tran*sparenz und Ausweiten der Partizipation.*
- *Die Verhaltensprävention* verfolgt hingegen das Ziel die Erkrankungswahrscheinlichkeit durch die Beeinflussung des menschlichen Verhaltens zu senken. Hier wird davon ausgegangen, dass Ursachen anteilig im individuellen Handeln und Verhalten zu suchen sind. Instrumente sind z. B. die Gesundheitsaufklärung, -erziehung und -beratung (Rosenbrock u. Gerlinger 2006).

Dass nahezu die Hälfte der Bevölkerung in Deutschland an mindestens einer chronischen Erkrankung leidet, knapp 20 % an zwei oder mehr (SVR 2000/2001), erklärt die gesundheitspolitische und ökonomische Relevanz der Tertiärprävention. Dennoch verbleiben beim Patienten in aller Regel Potenziale, die stabilisiert und erweitert werden können. Dies erfordert eine gleichberechtigte Verzahnung von Gesundheitsförderung, Prävention, Kuration, Rehabilitation, Pflege sowie Selbsthilfe. Diese Verzahnung existiert in Deutschland leider nur in Ausnahmefällen.

4.2.2 Gesundheitsförderung

Der Begriff der Gesundheitsförderung (health promotion) ist wesentlich jünger. Er wurde besonders durch die Ottawa-Charta der WHO und durch den amerikanisch-israelischen Medizinsoziologen Aaron Antonovsky (1923–1994) in die gesundheitspolitische und gesundheitswissenschaftliche Diskussion eingebracht. Er wurde aus der traditionellen

Gesundheitserziehung weiterentwickelt und bezieht politische, ökonomische, kulturelle und soziale Faktoren für die Konstituierung von Gesundheit mit ein. Einen umfassenden Überblick über die Grundlagen und das Konzept der Gesundheitsförderung wurde dem Europabüro der WHO im Jahr 1984 durch *Anderson* eingereicht. Im Jahr 1986 wurden in Ottawa Handlungsqualifikationen und -strategien der Gesundheitsförderung formuliert (Waller 2006). Danach setzt die Gesundheitsförderung bei der Analyse und Stärkung der Gesundheitsressourcen und Gesundheitspotenziale der Menschen sowie auf allen gesellschaftlichen Ebenen an (salutogenetischer Ansatz).

Die Maßnahmen der Gesundheitsförderung zielen auf die Förderung und Veränderung des individuellen und kollektiven Gesundheitsverhaltens wie auch der Lebensverhältnisse ab (Brösskamp-Stone et al. 1998). „Biologische, seelische und soziale Widerstandskräfte und Schutzfaktoren sollen mobilisiert werden, Lebensbedingungen und -welten geschaffen werden, die positives Denken, positive Gefühle und ein optimales Maß an körperlicher Be- und Entlastung erlauben“ (Badura 1992, S. 44). Im Gegensatz zur Prävention und ihrer Vermeidungsstrategie setzt Gesundheitsförderung an den aktuellen Lebensbedingungen des Menschen an und verfolgt eine Promotionsstrategie zur Stärkung der gesundheitlichen Entfaltungsmöglichkeiten (Hurrelmann et al. 2007, Altgeld u. Kolip 2004). Gesundheitsförderung fordert demnach einen Perspektivenwechsel, der nicht die Krankheit und ihre Risikofaktoren in den Mittelpunkt stellt, sondern die Schutzfaktoren und Determinanten für Gesundheit und Wohlbefinden. „Ansatzpunkte sind entweder Individuen, die befähigt werden sollen, durch selbstbestimmtes Handeln ihre Gesundheitschancen zu erhöhen oder die sozialen, ökologischen und ökonomischen Rahmenbedingungen. Gesundheitsförderung ist dann besonders wirkungsvoll, wenn verhaltensbezogene und verhältnisbezogene Interventionsmaßnahmen miteinander kombiniert werden“ (Altgeld u. Kolip 2004, S. 42). Troschke (2002) betont, dass an Gesundheitsförderung alle beruflichen und gesellschaftlichen Bereiche beteiligt sind, die für Gesundheit relevant sind. Der folgende Abschnitt geht auf den Begriff „Gesundheit“ und mögliche Determinanten der Gesundheit ein.

Gesundheit und ihre Determinanten

„Gesundheit ist der Zustand vollständigen körperlichen, seelischen und sozialen Wohlbefindens und nicht die bloße Abwesenheit von Krankheit oder Gebrechen.“ Dies ist die vielzitierte Formel der WHO aus dem Jahr 1946. Sie ist in den vergangenen Jahren durch immer mehr theoretische Ansätze weiterentwickelt worden.

Nach Engel (1976), Uexküll (1981) und besonders Antonovsky (1997) wird von der Konzeption eines *Kontinuums* zwischen Gesundheit und Krankheit ausgegangen, nach dessen Verständnis „Gesundheit das Stadium des Gleichgewichtes zwischen Schutz- und Risikofaktoren in den Systemen Körper, Psyche, soziale Umwelt und psychische Umwelt, Krankheit das Stadium des Ungleichgewichtes“ ist (Hurrelmann et al. 2006, S. 38).

Modell der Salutogenese

Das Modell der „*Salutogenese*“ (salus lat., Unverletztheit, Heil, Glück; Genese griech.-lat., Entstehung) des Medizinsoziologen und Stressforschers Aaron Antonovsky ist das bekannteste integrierte Gesundheitskonzept. Die Frage, wo eine Person auf dem Kontinuum von Gesundheit und Krankheit anzusiedeln ist, stellt sich nach diesem Modell als Ergebnis eines interaktiven Prozesses zwischen belastenden Faktoren (Stressoren) und schützenden Faktoren (Widerstandsressourcen) im Kontext der Lebenserfahrungen heraus. Gesundheit wird nach dem salutogenetischen Ansatz als ein „labiles, aktives und sich dynamisch regulierendes Geschehen verstanden“ (Hurrelmann 2000, S. 56). Nach Bengel et al. (1998) wird Gesundheit „als ein permanenter Kampf betrachtet, der nie ganz erfolgreich ist“ (S. 26). Die zentrale Frage Antonovskys lautet: Wie wird der Mensch mehr gesund als krank?

Nach Antonovskys Modell wird das subjektive Gesundheitsempfinden durch das sogenannte *Kohärenzgefühl* (*Sense of Coherence*, SOC) bestimmt, das eine zentrale Widerstandsressource darstellt (Antonovsky 1987, S. 15–32). Das Kohärenzgefühl wird definiert als „eine globale Orientierung, die das Ausmaß ausdrückt, in dem jemand ein durchdringendes, überdauerndes und dennoch dynamisches Gefühl des Vertrauens hat, das

- die Anforderung aus der inneren und äußeren Erfahrungswelt im Verlauf des Lebens strukturiert, vorhersehbar sind,

- die Ressourcen (eigene und Hilfen anderer) verfügbar sind, die nötig sind, um den Anforderungen gerecht zu werden,
- diese Anforderungen Herausforderungen sind, die Investition und Engagement verdienen" (Antonovsky 1997, S. 36).

Die drei Komponenten dieser Grundorientierung bzw. des dynamischen Vertrauens bezeichnet er als
- Verstehbarkeit – Sense of Comprehensibility,
- Handhabbarkeit – Sense of Manageability und
- Sinnhaftigkeit – Meaningfullness (Antonovsky 1991, S. 127).

In der Fachliteratur werden Stärken und Schwächen dieses Modells mehrfach diskutiert. Dem Gesundheitspsychologen Faltermaier (1994) fehlt z. B. die Ergänzung der sozial-kulturellen Dimension. Er erweitert daher das Modell der Salutogenese um weitere Widerstandsressourcen (*generalized resistence ressources*, GRR) (Abb. 4.1). Entstehung und Wirkung des Kohärenzgefühls sind demnach von zusätzlichen Faktoren abhängig, deren Eigenschaft es ist, dass sie nicht kontrollierbar sind (Schnabel 2007).

Box 1

Flussmetapher: Die ressourcenorientierte Erweiterung des Salutogenese-Modells verdeutlicht Franke (2006) anhand einer Flussmetapher (diese ist modifiziert nach Antonovsky): Von unserer Geburt bis zum Tod befinden wir uns alle im Fluss des Lebens. Dieser Fluss besteht aus schwer zu bewältigenden Abschnitten wie Stromschwellen und Wasserfällen. Dort kommt es darauf an, wachsam zu sein und alle Bewältigungsressourcen, die uns zur Verfügung stehen, auszuschöpfen um den schwierigen Situationen gewachsen zu sein. Der Fluss des Lebens ist aber auch durch Abschnitte gekennzeichnet, die wenig Strömung haben, an denen wir nicht ums Überleben kämpfen müssen. Diese dienen der Entspannung, der Erholung und Reaktivierung der Bewältigungsressourcen. Das Gefühl der Belastungsbalance und der Handhabbarkeit können hier erhöht werden. Diese fördern somit die Gesundheit. Der Fluss hat einen wechselvollen Verlauf und es ist wichtig, zu entscheiden, wann es zu kämpfen und wann es sich zu erholen gilt. Je nach Phase sind bestimmte Fähigkeiten notwendig, die für eine gelungene Adaptation an die Umwelt ausschlaggebend sind: *Wie befähigen wir unsere Patienten zum sicheren Schwimmen im Fluss des Lebens?*

Dahlgen und Whitehead (2003) nennen vier „Einflussebenen der Gesundheit" (S. 29), die verändert werden können:
- Verhaltens- und Lebensweise des Einzelnen,
- Unterstützung und Beeinflussung durch das soziale Umfeld des Einzelnen, das der Gesundheit förderlich oder hinderlich sein kann,
- Lebens- und Arbeitsbedingungen sowie der Zugang zu Einrichtungen und Gesundheitsdiensten,
- ökonomische, kulturelle und physische Umweltbedingungen, wie z. B. der Lebensstandard oder der Arbeitsmarkt.

PNF-Konzept

Das therapeutische Vorgehen bestimmt, ob Situationen geschaffen und gestaltet werden, die es Patienten ermöglichen, bestimmte Aktivitäten auszuführen und motorische Strategien zu erlernen. Therapeuten sind hier eine wichtige Instanz für die Patienten. Dabei hat das *Vier-Augen-Gespräch* zwischen den Therapeuten und Patienten eine zentrale Bedeutung. Bahrs et al. (2007) betonen, dass das Konzept der Salutogenese eine Orientierungsfunktion für die Gestaltung des Gesprächs übernehmen kann. Besonders dem *aktiven Zuhören* wird eine besondere Rolle zuteil, denn hier könnten salutogene Ressourcen gefördert werden.
Das Modell der Salutogenese von Aaron Antonovsky besagt, dass Menschen mit einem hohen Empfinden von Kohärenz (SOC) besser in der Lage sind, generalisierte Widerstandsressourcen zur Bewältigung von Stresssituationen für sich zu nutzen und sich deshalb auf dem Gesundheits-Krankheits-Kontinuum eher in Richtung Gesundheit entwickeln. Durch die Integration des Salutogenese-Modells in die professionelle Haltung der Therapeuten wird eine ressourcenorientierte Perspektive eingenommen.
Das Gefühl der *Sinnhaftigkeit* (Sense of Meaningfullness) kann durch die lohnenswerte Auseinandersetzung mit Gesundheit und Krankheit vermittelt werden. Es gewinnt an Bedeutung, wenn der Patient als unverwechselbare Persönlichkeit mit seinen Wünschen und Bedürfnissen ernst genommen wird. PNF-Therapeuten richten ihre Aufmerksamkeit auf individuelle Alltagssituationen des Patienten (Kontextfaktoren) und beziehen den ganzen Menschen und seine Ziele in die Behandlungsplanung mit ein.

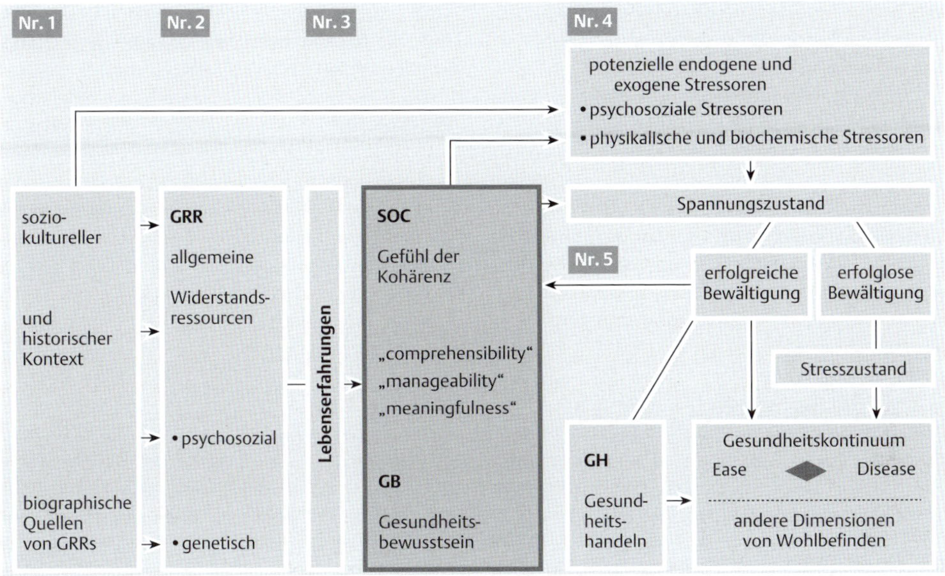

Abb. 4.1 Erweitertes Modell der Salutogenese in Anlehnung an Antonovsky (nach Faltermeier in Schnabel 2007).

PNF fördert Sinnhaftigkeit, Handhabbarkeit, Verstehbarkeit und somit Gesundheit.

Das Gefühl der *Handhabbarkeit* (Sense of *Manageability*) kann im aktiven Tun gefördert werden. Das erfolgreiche Bewältigen von Situationen (die von PNF-Therapeuten geschaffen werden) kann das Kohärenzgefühl stärken und entspricht dem Leitprinzip gesundheitsfördernder Praxis. Das sind vordringlich Erfahrungen über ausreichende Ressourcen, Erfahrungen der Beständigkeit auf den Ebenen Aktivität und Partizipation. Ein hoher SOC (Kohärenzgefühl) ist nicht mit bestimmten Bewältigungsstrategien verbunden, sondern mit einer der Situation angepassten Wahl.
Nicht zuletzt erfährt der Patient im Behandlungsverlauf einen besseren Zugang zur subjektiven Bedeutung seiner Beschwerden (*Verstehbarkeit, Sense of Comprehensibility*).

4.2.3 Paradigmenwechsel – von der Pathogenese zur Salutogenese

Nach Franke (2006) besteht die Besonderheit des Salutogenese-Konzeptes darin, dass wesentliche Beschränkungen des biomedizinischen Modells überwunden werden können. Des Weiteren bedeutet es einen Perspektivenwechsel – ein Umdenken,

Box 2

Kommunikationsstrategie: Für die Praxis ist es empfehlenswert, salutogene Aspekte von Anfang an in der Behandlung zu berücksichtigen. Beispiel einer Kurzintervention:
Im Rahmen der Anamnese bittet die Therapeutin den Patienten, einzuschätzen, wie er sein aktuelles Gesundheitsproblem bewältigen kann. Sie setzt dazu eine subjektive Bewertungsskala ein, die von 0 bis 10 reicht: 0 = gar nicht, 10 = sehr gut. Der Patient gibt den Wert 4 an. In diesem Moment kommt es darauf an, danach zu fragen, warum er sich für den Wert 4 entschieden hat: Warum nicht für einen höheren Wert? Warum nicht für einen niedrigeren Wert? Der nächste notwendige Schritt ist, dass die Therapeutin hinterfragt, was eintreten muss, damit sich seine Bewertung zukünftig in Richtung 10 bewegt: „Wer oder was kann Sie dabei unterstützen?“
Aus den Antworten auf diese Fragen können wichtige Informationen für die Therapie gewonnen werden in Hinblick auf Motivation, Unterstützung aus dem Umfeld und Informationen, die der Patient zur Bewältigung benötigt!
In regelmäßigen Abständen kann die Therapeutin diese Befragung wiederholen. Zum Ende der Therapie eignet sich die Kurzbewertung zur Reflexion der Therapie und zum Feststellen zukünftiger Bewältigungsaufgaben.

sich neben Aspekten der Pathogenese für salutogenetische Ressourcen zu öffnen.
Das Erkennen salutogener Ressourcen ist nach Jork (2003, S. 20) an folgende Frage geknüpft: „Welchen Beitrag kann das Individuum aufgrund der Lebenserfahrung und seiner Widerstandsressourcen zur Bewältigung von Krankheit ebenso wie von Stressoren und Konfliktsituationen leisten, um die Balance im Gesundheits-Krankheits-Kontinuum aufrecht zu erhalten?" Noack (1997) schafft einen Überblick über die Bedeutung des Modells und bezieht zum Perspektivenwechsel Handlungsansätze und therapeutische Möglichkeiten mit ein (Tab. 4.1, 4.2).
Bahrs et al. (2007) gehen davon aus, dass die Chancen salutogenetischer Orientierung bei den Leistungserbringern nicht voll ausgeschöpft werden. Individuelle Ausprägungen von Gesundheit und Krankheit könnten exploriert und die eigene Urteilskraft gestärkt werden. Matthiessen (2002) stellt unterschiedliche Sichtweisen und Deutungen fest, die in Diagnostik und Therapie unterschiedliche Prinzipien nach sich ziehen (Tab. 4.3).

PNF-Konzept

Im PNF-Konzept können pathogene Stressoren in gesundheitsbezogene Herausforderungen umgeformt werden. Stressoren als Herausforderungen zu verstehen, hängt davon ab, ob der Patient den Stressor als Spannungszustand empfindet und ob er das Problem lösen bzw. bewältigen kann. Durch positive Bewegungserfahrungen im Therapieprozess können wahrgenommene Spannungszustände bewältigt werden. Eine erfolgreiche Bewältigung (Konfliktlösung) bedeutet eine Stärkung in Richtung Gesundheit auf dem Gesundheits-Krankheits-Kontinuum. Die Aufgabe der PNF-Therapeuten besteht darin, die Spannungszustände ihrer Patienten zu erkennen und ihnen zu erfolgreichen

Tab. 4.1 Perspektivenwechsel: Grundlegende Annahmen nach dem pathologischen und salutogenetischen Modell (nach Noack 1997 in Jork 2003)

	Pathogenese	Salutogenese
Gesundheit	Homöostase	Überwindung der Heterostase
Gesundheits- und Krankheitsverständnis	Dichotomie	Kontinuum
Krankheitsbegriff	Pathologie, reduktionistisch	Lebensgeschichte Status
Gesundheits- und Krankheitsursachen	Risikofaktoren Negative Stressoren	Widerstandsressourcen Kohärenzgefühl
Wirkung von Stressoren	Potenziell krankheitsfördernd	Krankheits- und gesundheitsfördernd
Intervention	Einsatz wirksamer Heilmittel	Aktive Anpassung Risikoreduktion Ressourcenentwicklung

Tab. 4.2 Handlungsansätze aus pathogenetischer und salutogenetischer Sicht (Jork 2003)

Pathogenese	Salutogenese
Krankengeschichte	Biografie
Risikofaktoren	Verhaltensmuster
Aktuelle Beschwerden	Lebenssituation
Krankheitsverlauf	Bisherige Selbsthilfe
Pathologische Befunde	Gesundheitserhaltende und Widerstandsressourcen
Medizinische Therapie	Zusätzlich Einsatz salutogener Ressourcen

Tab. 4.3 Unterschiedliche Sichtweisen und Deutungen in der Diagnostik und Therapie (Bahrs et al. 2007)

Diagnostik	
Pathogenese	**Salutogenese**
Heteronomie-orientiert **Pathogenetische Perspektive**	**Autonomie-orientiert** **Salutogenetische Perspektive**
Fokussiert auf materielle und psychosoziale ätiopathogenetisch relevante Determinanten, die durch gegensinnige Kausalprozesse rückgängig gemacht werden können	Fokussiert auf aktuelle oder potenzielle autoprotektive und salutogene Ressourcen, die therapeutisch untersützt oder stimuliert werden
Liegt eine Krankheit vor und welcher Schweregrad?	Welcher Grad an relativer Krankheit bzw. Gesundheit liegt vor?
Krankheit als passive Funktionsstörung	Krankheit als veränderte Gesamtleistung
Krankheitssymptome als Funktionsdefizite: Woher resultieren die Symptome?	Krankheitssymptome als aktive Funktionsäußerungen: Worauf zielen die Symptome?
Klassifikatorische Diagnostik Krankheitsgeschichte	Individuelle Diagnostik Krankheits-, Kranken- und Lebensgeschichte
Pluralisierung des Kranheitsbegriffs Differenzierung in immer mehr Untereinheiten	Individualisierung des Gesundheitsbegriffs *Es gibt so viele Gesundheiten wie es Menschen gibt!*
Therapie	
Fokussiert auf Krankheits-(Symptom-) bzw. Beseitigungsstrategien	Fokussiert auf Unterstützung bzw. Stimulation autoprotektiver und autosalutogener Potenziale
Wirksam durch Korrektur krankhafter Veränderungen Passive Rolle des Patienten	Wirksam durch aktiv-richtungsgebende Beteiligung des Organismus Aktive Rolle des Patienten
Zielt auf Direktwirkung Sekundäre Wirkung als unerwünschter Effekt	Therapeutische Physiologie Psychologie als Orientierungsrahmen
Beherrschbarmachende Praxis Intervention(-ismus) Paternalismus bzw. Fürsorge	Partnerschaftlich-anerkennende Praxis Befähigendes Begleiten Stärkung von Selbsthilfe
Indiziert, wenn therapeutischer Appell an Selbstordnungsleistung nicht (mehr) möglich	Indiziert, wenn Selbstordnungsleistung potenziell (noch) stimulierbar
Den Ertrinkenden retten	*Zum Schwimmen befähigen!*

Bewältigungsstrategien zu verhelfen. Diese fördern einen Spannungsabbau, Motivation, erneutes Wiederholen und motorisches Lernen.

4.2.4 Moderne Ansätze der Gesundheitsförderung und Prävention

Moderne Ansätze gehen davon aus, dass Gesundheitsförderung und Prävention sich nicht ausschließen, sondern sich sinnvoll ergänzen. Hier wird eine optimale Strategie gesehen, gleichzeitig mit dem Abbau von Gesundheitsrisiken eine Förderung der gesundheitlichen Ressourcen zu erreichen (Faltermaier 2007).

In der professionellen Praxis müssen die Betroffenen an Veränderungen beteiligt werden, da es um ihre Lebensweisen und ihren Lebensalltag geht. Ihre Kompetenzen werden gebraucht, um langfristige Wirkungen zu erzielen. Ein Grundprinzip der Gesundheitsförderung und Prävention ist daher die Partizipation; sinnvoll ist auch die Empowerment-

Strategie. Empowerment (engl.) bedeutet Ermächtigung, d.h. das Individuum wird befähigt, gesundheitliche Belange selbst in die Hand zunehmen und das Gefühl zu haben, die gesundheitliche Störung zu kontrollieren.

Patient als Koproduzent seiner Gesundheit

Die Lage auf dem Gesundheitsmarkt hat sich verändert, die Gesundheitskosten sind gestiegen und parallel dazu auch die Versorgungsansprüche. Alle Anbieter auf dem Gesundheitsmarkt übernehmen nach und nach eine neue Aufgabe: den Patienten „neu" zu erkennen. Denn (auch) er ist nicht mehr der, der er einmal war (Badenhoop u. Ryf 2001). Er hat seine ursprünglich passive, akzeptierende Rolle verlassen und sich zum mündigen, mitentscheidenden, informierten Patienten entwickelt. Er ist bereit, als Mit-Produzent seiner Gesundheit, seinen Anspruch auf Lebensqualität auch bei chronischen Krankheiten aktiv zu vertreten. Er bildet nicht nur den passiven Orientierungspunkt für alle Aktivitäten, er ist ein gleichberechtigter Partner und nicht zuletzt der eigentliche Akteur (Kreyer 2001). Rein juristisch ist er das längst, denn ohne Einwilligung des Patienten ist jede Therapie eine strafbare Körperverletzung.

PNF: Positive Bewegungserfahrung und erfolgreiches Bewältigen der Aufgaben fördern die Selbstwirksamkeit.

Badura (1992) weist darauf hin, dass alle personengebundenen Gesundheitsleistungen nur dann zum Erfolg führen, wenn der Betroffene nicht nur physisch anwesend, sondern direkt beteiligt ist und den Experten unterstützt (Koproduzententhese). Im ganzheitlichen Verständnis der Gesundheitsförderung wird damit der Aufgabe Rechnung getragen, die individuelle Eigenverantwortung zu erhöhen und somit die Fähigkeit der Selbsthilfe zu stärken.

Stärkung von Autonomie, Selbstbestimmung und Empowerment

Mit der Definition „Stärkung von Autonomie und Selbstbestimmung" bzw. wörtlich „Selbst-Bemächtigung" bezeichnet der Begriff des Empowerment „Entwicklungsprozesse in der Dimension der Zeit, in deren Verlauf Menschen die Kraft gewinnen, derer sie bedürfen, um nach eigenen Maßstäben buchstabiertes *besseres Leben* zu führen" (Herriger 2006, S. 13). In der Literatur finden sich verschiedene Erklärungsansätze rund um das Konzept des Empowerments. So beschreibt es außerdem „mutmachende Prozesse (...) in denen sie sich ihrer Fähigkeiten bewusst machen, eigene Kräfte entwickeln und ihre individuellen (...) Ressourcen (...) nutzen lernen" (Herriger 2006, S. 20). Stark (1993) bezeichnet Empowerment als eine „professionelle Haltung, die sozialtechnologische Reparaturmentalität der helfenden Berufe zu überwinden, indem die Aufgabe der Professionellen darin besteht, einen Prozess zu ermöglichen und anzustoßen, durch den Klienten (...) Ressourcen erhalten, die sie befähigen, größere Kontrolle über ihr eigenes Leben auszuüben und gemeinschaftliche Ziele zu erreichen" (S. 118f.). Nach Theunissen (1998, S. 103) besteht hier ein Paradigmenwechsel, indem Menschen nicht als versorgungs- und behandlungsbedürftige Mängelwesen betrachtet, sondern als Experten in eigener Sache wahrgenommen werden. Professionelle hätten nicht „für" ihre Adressaten zu handeln, sondern durch Assistenz, Parteinahme, Kooperation so zu unterstützen, dass sie sich ihrer eigenen Kompetenzen bewusst werden.

PNF-Konzept

Das Stärken der Selbstbestimmung setzt einen gelingenden Therapieprozess voraus, damit sind im PNF-Konzept positive Bewegungserfahrungen und erfolgreiches Bewältigen der Aufgaben gemeint. Diese stärken die Motivation und erhöhen das Gefühl, die Krankheit bewältigen zu können und handlungsfähig zu sein.

4.2.5 Genderspezifische Gesundheitsförderung

Gesundheitsbezogene Angebote sollten der Strategie des *Gender Mainstreaming* (GM) entsprechen (Lademann u. Kolip 2005, S. 79–89). Der englische Begriff „gender" bedeutet Geschlecht im Sinne von Geschlechtsidentität und Rollenverhalten. Gender Mainstreaming im Gesundheitswesen dient der Sicherung gleicher Zugangschancen zu Gesundheitsressourcen, der Reduktion sozial bedingter Ungleichheit in der gesundheitlichen Lage und der qualitativen Verbesserung der Versorgungsangebote durch deren zielgruppengerechte Entwicklung (WHO EU 2001, RKI 2005, S. 89f.).

Epidemiologische Daten belegen, dass Frauen und Männer sich in ihrem Gesundheitszustand und ihren Krankheitsprofilen unterscheiden. Morbiditäts- und Mortalitätsprofile hängen nur geringfügig mit dem biologischen Unterschied zusammen. In westlichen Industrienationen zeigt sich, dass Frauen im Mittel zwischen fünf und acht Jahren länger leben als Männer (Faltermeier 2004). Geschlechterspezifische Sozialisationsbedingungen und -erfahrungen beeinflussen den Umgang mit dem eigenen Körper. Männer nehmen Körpersignale später wahr als Frauen und reagieren weniger auf die gesundheitlichen Belange. Richter (1973) bezeichnet das Ergebnis der geschlechtsspezifischen Sozialisation als „andressierte Unfähigkeit zu leiden" (zit. nach Vogt 1998, S. 17). Außerdem können geschlechtsspezifische Erfahrungen im Gesundheitswesen (geschlechtsstereotype „Brille" in Diagnostik und Therapie) und unterschiedliche Lebens- und Arbeitsbedingungen Gesundheit spezifisch beeinflussen.

Um eine Reduktion der gesundheitsbezogenen Geschlechtsunterschiede zu erreichen, müssen unterschiedliche gesundheitliche Problemlagen und Bedürfnisse beider Geschlechter identifiziert werden. Altgeld (2004) betont, dass Männer nicht gleichermaßen von Gesundheitsangeboten angesprochen werden und diese weniger wahrnehmen. Er führt diesen Zustand darauf zurück, dass die Kommunikationsstrategie häufig nicht auf männliche Kommunikationsmuster abgestimmt ist.

PNF-Konzept

Geschlechterbezogene Verzerrungseffekte (*Gender Bias*) zu identifizieren und Genderperspektiven in der Gesundheitskommunikation zu berücksichtigen, sind für PNF-Therapeuten unverzichtbare Strategien zur Gesundheitsförderung ihrer Patienten. Gender Bias beeinträchtigen die Wahrnehmung und haben benachteiligende Wirkung. Zu ihnen gehören:

- *Geschlechtinsensibilität:* „Geschlechterblindheit", d. h. dass das biologische und soziale Geschlecht ignoriert wird.
- *Androzentrismus:* Sichtweisen, die vorrangig Männer betreffen, d. h. dass Fakten und Ergebnisse für beide Geschlechter verallgemeinert werden, obwohl sie sich eigentlich nur auf Männer beziehen.
- *Doppelter Bewertungsmaßstab:* Identische Eigenschaften oder Verhaltensweisen von Männern und Frauen werden unterschiedlich beurteilt (Eichler et al. 2000).

Die Förderung der Genderkompetenz in der PNF-Weiterbildung ist eine Weiterentwicklungsmöglichkeit für das Konzept. Dazu gehört, dass die Problematik in den Kursen bewusst gemacht wird und gezielte Strategien vermittelt werden. PNF-Therapeuten könnten diese Kompetenz von Anfang an in die alltägliche Praxis zur Gesundheitsförderung einbringen.

4.2.6 Soziale Ungleichheit und Gesundheitsförderung

PNF-Kurse könnten um das Vermitteln von Genderkompetenzen und kommunikativen Strategien erweitert werden.

Erkrankungsrisiken und Lebenserwartungen von Männern und Frauen im Alter von 24 bis 64 Jahren variieren dramatisch im Hinblick auf den sozioökonomischen Status ohne Abhängigkeit, ob man die Indikatoren der sozialen Schicht einzeln oder zusammengefasst betrachtet. Auch wenn altersbedingte Mortalitätsraten in allen sozialen Schichten abnehmen, so bleiben die Unterschiede zwischen den sozialen Schichten bestehen und weiten sich sogar noch aus (soziale Ungleichheit). Die Tatsache, dass der Schichtgradient raum- und auch zeitstabil ist, belegt die Bedeutung der sozialen Strukturen (Steinkamp 1999).

PNF-Konzept

In der therapeutischen Arbeit nach dem PNF-Konzept sollten vulneable Bevölkerungs- und Zielgruppen erkannt werden, die besonders großen sozialen Belastungen und gesundheitlichen Risiken ausgesetzt sind (z. B. Personen mit niedrigem sozioökonomischen Status oder auch Personen, die in sozialen Brennpunkten leben). Auch diese Aspekte der Gesundheitsförderung könnten noch in die Weiterbildung integriert und ausgebaut werden. Ein Ziel könnte z. B. sein, für diese Bevölkerungsgruppen spezifische therapeutische Maßnahmen zu entwickeln.

4.2.7 Gesundheitsförderung nach dem Setting-Ansatz

Der Sachverständigenrat für die konzentrierte Aktion im Gesundheitswesen hat in seinem Gutachten auf die Vorteile von Interventionen nach dem sogenannten *Setting-Ansatz* hingewiesen (Sachverständigenrat 2000/2001). Außer Betrieb, Schule und Familie können auch medizinische Einrichtungen Partner gesundheitsfördernder Settings *(Lebenswelten)* sein. Die WHO (1999) nennt in ihrem Rahmenkonzept „Gesundheit für alle im 21. Jahrhundert" folgende Vorteile des Setting-Ansatzes:

- Die Aufmerksamkeit wird verstärkt auf die Stellen konzentriert, an denen Gesundheit gefördert und erhalten wird, z. B. Orte, an denen Menschen leben, arbeiten, lernen, spielen und Gesundheitsversorgung erhalten.
- Den Maßnahmen werden klare Grenzen gesetzt.
- Partner werden leichter ausfindig gemacht.
- Es besteht die Möglichkeit der Beobachtung und Messung, wie sich Interventionen vorteilhaft auswirken.
- Es besteht eine ausgezeichnete Möglichkeit, Pilotversuche durchzuführen und eine Nachhaltigkeit zu bewirken.

Nach vorliegenden Erfahrungen sind Interventionen umso erfolgreicher, je stärker die jeweiligen Settings der Zielgruppen in Richtung Gesundheitsförderung verändert werden (Sachverständigenrat 2007, S. 93). Settings in Deutschland sind vor allem in Städten, Schulen, Betrieben, Krankenhäusern und Kindertagesstätten mit vielfältigen Umsetzungsaktivitäten und nationalen bzw. regionalen Netzwerkbündnissen zu verzeichnen. Am erfolgreichsten ist der Setting-Ansatz im Bereich der betrieblichen Gesundheitsförderung. In Anbetracht der hohen Arbeitslosenzahl ist das Setting im Betrieb gesamtgesellschaftlich gesehen als privilegiert zu betrachten. Altgeld (2006) interpretiert dies folgendermaßen: Für die Herstellung von gesundheitlicher Chancengleichheit sind eher andere Settings gefordert und geeignet.

PNF-Konzept

Die therapeutische Einrichtung Physiotherapiepraxis eignet sich als Partner für Maßnahmen zur Gesundheitsförderung im Setting Stadtteil, da in einem gegebenen sozialen System gleichzeitig unterschiedliche Zielgruppen und Akteure erreicht und zusammengebracht werden können. „Dem Settingansatz liegt die Idee zu Grunde, dass Gesundheit kein abstraktes Ziel ist, sondern im Alltag hergestellt und aufrechterhalten wird. Gesundheitsförderung muss in diesem Lebensalltag ansetzen" (Altgeld 2004, S. 5). Tab. 4.4 stellt die drei wesentlichen Interventionsebenen (*Individuum*, Setting und Bevölkerung) der Gesundheitsförderung dar.

Wenn auf der Ebene einer Person oder eines Individuums Gesundheit und Krankheit betrachtet werden, stellen sich für die Therapeuten folgende Fragen:

- Wie beeinflusst der Schlaganfall den momentanen Zustand des Patienten auf dem Gesundheits-Krankheits-Kontinuum?
- Welchen Risikofaktoren ist er ausgesetzt aufgrund seines Schlaganfalls?
- Welche Ressourcen stellt er selbst und seine Umgebung bereit, um die Krankheit zu bewältigen? Dazu gehören auch die Erfahrungen, die der Patient im Umgang mit seiner Krankheit gemacht hat, und die Unterstützung durch Angehörige.

PNF-Therapeuten intervenieren auf der Ebene Individuum. Therapeutische Dienstleistungen sind primär immaterielle Dienste *an Personen*. Diese Dienstleistungen finden ihren Ausdruck in therapeutischen Untersuchungen, Behandlungen und Beratungen. Die Einbeziehung von

Tab. 4.4 Interventionsebenen der Gesundheitsförderung (modifiziert nach SVR 2005, Ziffer 167).

	Kontext	
Interventionsebene	**Information** **Aufklärung, Beratung**	**Beeinflussung** **Kontext**
Individuum	Bsp. therapeutische Intervention und/ oder Beratung	Bsp. Hausbesuch
Setting	Im Setting: Rückenschule im Betrieb Sturzprophylaxe im Seniorenhaus	Settingentwicklung: Gesunder Stadtteil
Bevölkerung	„Bewegung hilft" „Körperliche Aktivität tut gut"	Kampagnen „1000 Schritte extra"

Angehörigen ist eine weitere nutzbare Ressource. Über präventive Hausbesuche kann das häusliche Umfeld (Lebenskontext) in die Therapie mit einbezogen werden. Gemeinsam mit Angehörigen und anderen Berufsgruppen können alltagsbezogene Probleme erleichtert und verändert werden (z. B. durch adäquate Hilfsmittelversorgung oder Umgebungsgestaltung).

4.2.8 Modell von Gesundheit und Krankheit

Wissenschaftliche Modelle beschreiben Gegenstände oder Funktionen. Sie sind Hilfsmittel zur theoretischen Rekonstruktion von Realität, die stets vorläufig und starken wissenschaftlichen und gesellschaftlichen Veränderungen unterworfen sind (Franke 2006). Vor diesem Hintergrund haben sich viele verschiedene Modelle entwickelt, um die Phänomene Gesundheit und Krankheit zu erfassen.
Ohne Frage ist das biomedizinische Krankheitsmodell (auch medizinisches Modell oder biologisches Modell genannt) das in der Medizin, in der Physiotherapie und in allen Bereichen der Gesundheitsversorgung vorherrschende Modell. Es hat seine Berechtigung, da viele Erkrankungen sich anhand ihrer Symptome diagnostizieren und mit dem Wissen um physiologische Hintergründe behandeln lassen.
Nach Franke (2006) ist das biomedizinische Krankheitsmodell im doppelten Sinne auf Krankheit konzentriert. Einerseits durch die Beschränkung auf Krankheit ohne Einbezug gesundheitlicher Aspekte und andererseits durch die Konzentration auf Krankheit und nicht auf den betroffenen Patienten. Dieser ist nach dem biomedizinischen Modell der Träger oder „Wirt" der Krankheit. Das Modell nimmt an, dass Krankheit nicht in Kontinuität mit Gesundheit, sondern Krankheit und Gesundheit sich dichotom zueinander verhalten.

PNF-Konzept

Vor dem Hintergrund der Zunahme chronischer Krankheiten, Behandlungen bei Multimorbidität und neuen Erkenntnissen über normale Bewegung, Neurophysiologie und Neuroplastizität haben sich die therapeutischen Konzepte weiterentwickelt. Im Lauf der Jahre lässt sich im PNF-Konzept ein Wandel erkennen: Am Anfang zu Maggie Knotts Zeiten stand die Arbeit auf Aktivitäts-/und Partizipationsebene im Mittelpunkt. Mit dem Paradigmenwechsel der 60er-Jahre hat man sich mehr an den sogenannten

Box 3

Der Begriff „Kranken"gymnastik:
Manchen mag es vielleicht unsinnig erscheinen, über den Begriff Krankengymnastik zu diskutieren, der die verordnungsfähigen therapeutischen Maßnahmen in der Physiotherapie beschreibt. Steckt aber in der Bezeichnung „Gymnastik für Kranke" nicht bereits ein Dilemma?
„Krank" ist keine objektive Variable und hängt auch von medizinischen Normen, den Normen des Betroffenen und der sozialen Umgebung ab. Diese Variable ist therapeutisch unerwünscht und schädlich zugleich, da sie negativ geprägt ist, zu Isolation und Diskriminierung führen kann. Der Begriff kann bereits vor Anwendung der „Heilbehandlung" positive Heilungsprozesse behindern. Eine Zuschreibung der Krankenrolle kann erfolgen, wenn die betroffene Person sich als Träger der ihr durch die Umgebung zugeschriebenen krankhaften Eigenschaften sieht. Goffman (1972) bezeichnet dies als Stigma. Wäre es nicht längst an der Zeit, nach Änderung des Berufsgesetzes 1994 auch den Begriff Krankengymnastik zu ändern?

Stadien der motorischen Kontrolle orientiert (siehe Kapitel 2). Der hierarchische Behandlungsaufbau setzte sich durch: zuerst strukturell/funktionell arbeiten, anschließend die Aktivität fördern. Die Potenziale des Patienten wurden und werden sowohl auf struktureller/funktioneller Ebene (im Sinne der Ökonomisierung und Optimierung von Bewegung) als auch auf Aktivitätsebene genutzt. Kompensations- und Coping (Bewältigungs-)strategien werden nicht nur toleriert, sondern wenn nötig sogar trainiert, um individuelle Ziele im Alltag und soziokultrelle Aktivitäten zu erreichen.

Im PNF-Konzept werden oftmals sogenannte „Kompensationen" zugelassen bzw. mit den Patienten erarbeitet. Mit dem Ziel, unter Nutzung der Reserven Alltagsaktivitäten selbstständig zu bewältigen.

PNF-Therapeuten orientieren sich an der ICF, sie ist fester Bestandteil des therapeutischen Vorgehens für die Analyse bzw. den Befund und die Behandlungsplanung. Durch die Einbindung des Trainings auf Aktivitäts- und Partizipationsebene (also die Einbindung der ICF) vollzieht sich ein Paradigmenwechsel und somit ein Anschluss an das biopsychosoziale Denkmodell von Krankheit.

4.2.9 Das biopsychosoziale Denkmodell von Krankheit und Gesundheit

Dem traditionellen biomedizinischen Modell und seiner dichotomen Sichtweise begegnet Engel

(1977) mit dem biopsychosozialen Denkmodell, das einen multidimensionalen Zugang zur Untersuchung und Behandlung von Menschen mit Behinderung und gesundheitlichen Störungen erlaubt. Nach Egger (2005, S. 4) ist es das „gegenwärtig kohärenteste, kompakteste und auch bedeutendste Theoriekonzept, innerhalb dessen der Mensch in Gesundheit und Krankheit erklärbar und verstehbar wird".

Neben pathophysiologischen Prozessen spielen hier auch kognitive, affektive, soziokulturelle Lernfaktoren und Verhaltensdimensionen im Krankheitserleben eine Rolle. Im biopsychosozialen Denkmodell begleitet die Therapeutin den Patienten auf dem Kontinuum von einem individuellen Krankheitserleben zum individuellen Gesundheitserleben und zu gesundheitsfördernden Verhaltensweisen (Hengeveld 2003).

ICF und funktionale Gesundheit

Die ICF (Internationale Klassifikation der Funktionsfähigkeit, Behinderung und Gesundheit), englisch: International Classification of Functioning, Disability and Health (WHO 2001, 2005) ist eine Klassifikation der funktionalen Gesundheit und ihrer Beeinträchtigungen. Sie ergänzt die ICIDH (Internationale Klassifikation der Schädigungen, Fähigkeitsstörungen und Beeinträchtigungen) der WHO von 1980 und wurde im Mai 2001 verabschiedet. Ausgangspunkt war die Anpassung und Erweiterung des bio-psycho-sozialen Modells an die Lebenswirklichkeit der Patienten mit Berücksichtigung ihres Lebenshintergrundes. „Das Verdienst der ICF ist, dass sie das, was intuitiv gedacht und wonach gehandelt wird, systematisiert und begrifflich formuliert" (Schuntermann 2005, S. 12). In Deutschland wurde die ICF im Neunten Buch des Sozialgesetzbuches (SGB IX) – Rehabilitation und Teilhabe behinderter Menschen – aufgenommen, sie befindet sich in der Implementierungsphase (Schuntermann 2005).

Für die Anwendung und das Verständnis der ICF ist für Therapeuten der Begriff der *funktionalen Gesundheit (functional health)* wesentlich, da die rein biomedizinische Betrachtungsweise verlassen wird. Es vollzieht sich ein Paradigmenwechsel. „Zusätzlich zu den biomedizinischen Aspekten (Körperfunktionen und -strukturen), die die Ebene des Organismus betreffen, werden Aspekte des Menschen als handelndes Subjekt in Gesellschaft und Umwelt (Teilhabe) einbezogen" (Hüller u. Schuntermann 2005, S.13).

Im *Konzept der Kontextfaktoren* gilt eine Person als funktional gesund, wenn

- *Körperfunktionen und -strukturen* den allgemein anerkannten Normen entsprechen;
- sie alles tun kann, was von ihr ohne Gesundheitsproblem im Sinne der ICD-10 (siehe S. 117) erwartet wird (Konzept der *Aktivitäten*);
- ihr der Zugang zu allen Lebensbereichen möglich ist, die ihr wichtig sind und sie sich entfalten kann (Konzept der *Partizipation* bzw. *Teilhabe an Lebensbereichen*).

Die Bedeutung der ICF liegt in der Klassifikation, mit der der Zustand der funktionalen Gesundheit eines Menschen beschrieben werden kann. Sie ermöglicht ein *positives und negatives funktionales Bild* in den Bereichen

- Körperfunktionen und -strukturen,
- Aktivitäten einer Person und
- Partizipation bzw. Teilhabe an Lebensbereichen.

Es ist somit sowohl defizit- als auch ressourcenorientiert.

Ziel der ICF ist es, dem interdisziplinären Team und den Betroffenen für die Zusammenarbeit eine gemeinsame standardisierte Sprache für die oben genannte funktionale Gesundheit zur Verfügung zu stellen und die Kommunikation dadurch zu verbessern.

Mit dem Konzept der *Körperfunktionen und Körperstrukturen* werden Ursachen der bestehenden Einschränkungen einer Person angegeben. Körperfunktionen beziehen sich auf den menschlichen Gesamtorganismus, auf physiologische Funktionen von Körpersystemen einschließlich des mentalen Bereichs. Körperstrukturen sind anatomische Teile des Körpers wie Organe oder Gliedmaßen.

Das Konzept der *Aktivitäten* umfasst die Leistung (performance) und Leistungsfähigkeit (capacity) bezogen auf eine Aufgabe oder ein Handlung (action). Dazu gehören alle Tätigkeiten, die zu den Lebensbereichen berufliche Tätigkeit, Selbstversorgung, Kommunikation oder Mobilität gehören.

Das Konzept der *Teilhabe* bezieht sich auf den Menschen als Subjekt in Gesellschaft und Umwelt, das Einbezogensein einer Person in eine Lebenssituation oder in einen Lebensbereich.

Des Weiteren werden in der ICF Kontextfaktoren wie *Umweltfaktoren* mit einbezogen, die materielle, soziale und einstellungsbezogene Umwelten abbilden, in der Menschen leben und sich entfalten. *Personbezogene Faktoren*, z. B. Alter, Geschlecht, Ausbildung, Motivation und Leistungsbereitschaft beschreiben die persönlichen Gegebenheiten. Umwelt- und auch personbezogene Faktoren können sich fördernd (sogenannte Förderfaktoren), aber auch negativ (sogenannte Barrieren) auf Aktivitäten des Individuums auswirken (Schuntermann 2006, S. 23–81).

Der Zustand der funktionalen Gesundheit einer Person wird als Ergebnis der Wechselwirkung zwischen dem Gesundheitsproblem (ICD-10) des Betroffenen und seiner Kontextfaktoren aufgefasst. Abb. 4.2 skizziert das biopsychosoziale Modell, auf dem die ICF basiert. (*Anmerkung:* ICD-10, International Statistical Classification of Diseases and Related Health Problems; Verschlüsselung medizinischer Diagnosen, 10. Revision.)

PNF-Konzept

Allet et al. (2008) fassen Vorteile der Anwendungsmöglichkeiten der ICF im therapeutischen Alltag der Physiotherapie zusammen.

- Die ICF ermöglicht eine umfassende Beschreibung der Patientensituation: PNF-Therapeuten nutzen sie, um gesundheitliche Störungen und Ressourcen zu beschreiben (siehe Kapitel 3.5.1 ff.).
- Sie bietet eine interdisziplinäre Sprache: Angehende PNF-Therapeuten lernen in der Weiterbildung, mit den Begriffen der ICF zu arbeiten (siehe Kapitel 5.1).
- Sie stellt für die Erfassung der funktionellen Diagnose eine Struktur zur Verfügung: Die PNF-Kurse vermitteln diese Struktur. Die Kursteilnehmer lernen außerdem, wie man diese Struktur mit den vier Elementen des WCPT (2007, S. 28–31) kombiniert („Untersuchen", „Evaluieren", „Diagnostizieren" und „Intervenieren"). Therapeuten bietet sich somit eine Entscheidungshilfe, den Behandlungseinstieg auf der Ebene der Störung (z. B. funktionell oder strukturell) zu planen.
- Sie ist eine Dokumentationshilfe und ermöglicht eine standardisierte Dokumentation von Behandlungsverläufen (siehe oben, WCPT).
- Sie eignet sich, um Testergebnisse zu formulieren (siehe oben, WCPT).
- Sie ermöglicht Transparenz in Zeiten, in denen diese auch von Physiotherapeuten gefordert wird.
- Sie könnte das Belegen der Therapieeffektivität ermöglichen (Zukunftsaufgabe).

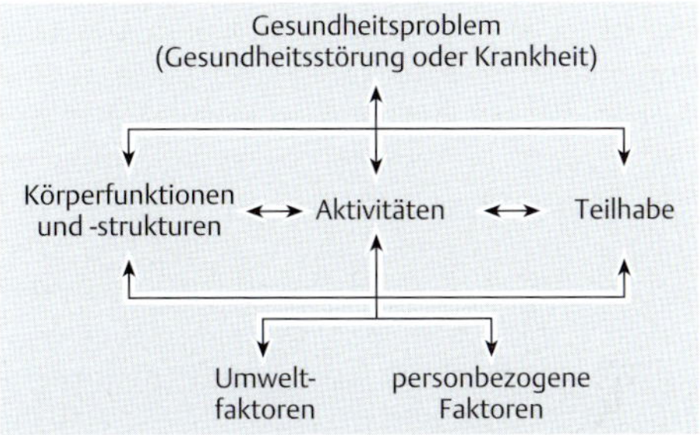

Abb. 4.2 Biopsychosoziales Modell der ICF.

Ressourcenorientierung im PNF-Konzept

Die PNF-Philosophie entwickelte sich unter der Vorbedingung, dass alle menschlichen Individuen, einschließlich derer mit Behinderungen jeglicher Art, ungenutzt existierende Potenziale besitzen. Knott und Voss beschreiben 1956 in ihrem ersten Buch „Propriozeptive Neuromuskuläre Fazilitation", dass „sinnvolle Bewegungen grundlegend für ein erfolgreiches Leben und auf ein ultimatives Ziel ausgerichtet sind" (Knott u. Voss 1956, S. 1). Fähigkeiten, Kraft und Ausdauer entwickeln sich durch die *aktive Teilnahme am* Leben. "The application of techniques of proprioceptive neuromuscular faciliation *recognizes that hidden potentials may exist*, that they are developed by response to a demand..." (Knott/Voss 1956, S. 1).

PNF lässt konzeptionell erkennen, dass sich die Therapie auch an den Ressourcen des Patienten in seinem jeweiligen Lebenskontext richtet:

- Ganzheitlichkeit, die gesamte Person berücksichtigend: Im PNF-Konzept wird der Patient nicht beschränkt auf seine Diagnose, sondern als Ganzes betrachtet, die psychosoziale Ebene wird mit einbezogen.
- Potenziale: Vorhandene Potenziale werden unterstützt und gefördert (positiver Bewegungseinstieg, Irradiation). Für die Behandlungsplanung setzt das eine Orientierung an den Stärken des Patienten voraus. Reserven werden mobilisiert.

- Patterns of motion: Die PNF-Muster werden als Techniken auf den Ebenen Körperstruktur/-funktion, Aktivitäten und Partizipation eingesetzt.

Das Modell der Salutogenese hat in der Physio- und Ergotherapie bislang nur geringe Bedeutung und ist insofern hilfreich, dass es dazu auffordert Theorien und Konzepte zu überprüfen. Es stößt dazu an zu hinterfragen, inwieweit z. B. gesunde Anteile des Patienten gefördert und gestärkt werden (Abb. 4.3).
Das Konzept PNF setzte bereits in seiner ursprünglichen Philosophie bei den Aspekten der Ressourcenorientierung an. Auch die Prinzipien berücksichtigen das Fördern der Reserven von Patienten. Die praktische Umsetzung des Konzeptes dient somit der Gesundheitsförderung (siehe Kapitel 2.1, 2.6.3 und 3.5).

Philosophie und Prinzipien des PNF-Konzeptes sind auch ressourcenorientiert.

Aufgrund der bestehenden Merkmale chronischer Erkrankungen, Zielsetzungen der Rehabilitation und der therapeutischen Rahmenbedingungen lassen sich günstige Voraussetzungen für eine Übernahme salutogenetischer Prinzipien ableiten.

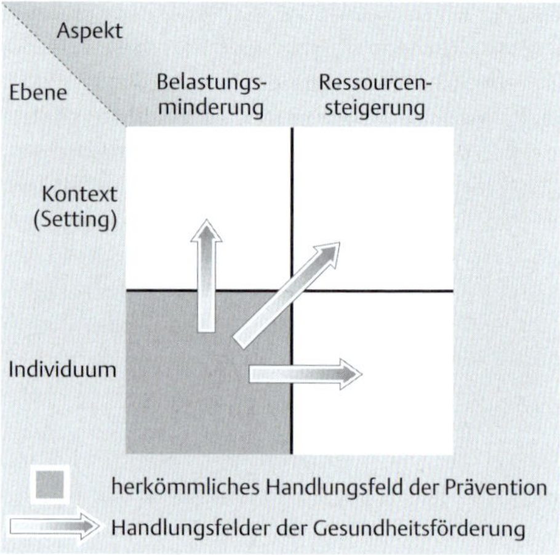

Abb. 4.3 Gesundheitsinterventionen (in Prävention, Kuration, Pflege und Rehabilitation) (Rosenbrock u. Gerlinger 2006, S. 63).

Zusammenfassung

Das PNF-Konzept lässt moderne Ansätze der Prävention und Gesundheitsförderung erkennen, da PNF-Therapeuten sowohl defizitals auch ressourcenorientiert arbeiten und Patienten in ihrer Gesamtheit fördern. Pathogenetische Faktoren des Krankseins und auch salutogene Ressourcen des Menschen spielen eine große Rolle. Dazu wurden die Strukturen der ICF in das Konzept integriert.
Das Konzept bietet Möglichkeiten, aufbauend auf dem Grundmodell, Aspekte der Salutogenese und Determinanten der gesundheitlichen Entwicklung anzuschließen. Die Anamneseerhebung sollte dabei um salutogen orientierte Fragen erweitert werden. Der positive ganzheitliche Gesundheitsbegriff steht dem PNF-Konzept nahe, denn der Mensch wird nicht als passives Objekt, sondern als Subjekt verstanden, das handlungsfähig ist und sein Verhalten beeinflussen kann. Neben der therapeutischen Leistung steht die Mobilisierung eigener Ressourcen.
Daraus ergeben sich für die Gesundheitsfachberufe Physio- und Ergotherapie und konzeptionell für PNF gute Weiterentwicklungsmöglichkeiten. Diese können als große Chance verstanden werden, da sie den therapeutischen Berufen in der sich ändernden Arbeitswelt und angesichts aktueller Anforderungen neue Handlungsperspektiven eröffnen. Prävention und Gesundheitsförderung sind eine Gemeinschaftsaufgabe von hoher Priorität. Sie sollen sich an den Interessen der Betroffenen und an vulneablen Zielgruppen orientieren. Genderkompetenzen, Sensibilisierung der Therapeuten für Gesundheitsrisiken, die mit sozialer Benachteiligung verbunden sind, oder das Einbinden des Settingansatzes sind weitere nennenswerte Aufgaben. Mit dem weiteren Ausbau der Gesundheitsförderung ist das Konzept gut gewappnet, aktuellen und zukünftigen Anforderungen in der Gesundheitsversorgung begegnen zu können.

Literatur

Allet L, Bürge E, Monnin D. Eine Klassifikation erobert die Welt. Vorteile und Grenzen der ICF. physiopraxis. 2008;05: 27–29.

Altgeld T. Männergesundheit. Neue Herausforderungen für Gesundheitsförderung und Prävention. Weinheim, München: Juventa Verlag; 2004.

Altgeld T. Gesundheitsförderung: Eine Strategie für mehr gesundheitliche Chancengleichheit jenseits von kassenfinanzierten Wellnessangeboten und wirkungslosen Kampagnen. In: Richter M, Hurrelmann K, Hrsg. Gesundheitliche Ungleichheit. Grundlagen, Probleme, Perspektiven. Wiesbaden: VS Verlag; 2006.

Altgeld T, Kolip P. Geschlechtergerechte Gesundheitsförderung. In: Hurrelmann K, Klotz T, Haisch J, Hrsg. Lehrbuch der Prävention und Gesundheitsförderung. Bern: Huber Verlag; 2004.

Antonovsky A. Health, stress and coping. San Francisco: Jossey-Bass; 1979.

Antonovsky A. Unraveling the mystery of health. London: Jossey-Bass; 1987.

Antonovsky A. Meine Odyssee als Stressforscher. Hamburg: Argument Verlag. 1991; 112–130.

Antonovsky A. Salutogenese. Zur Entmystifizierung der Gesundheit. Tübingen: dgvt-Verlag; 1997.

Badenhoop R, Ryf B, Hrsg. Patient Relationship Management. CRM in der Life sciences Industrie. Wiesbaden: Gabler; 2001.

Badura B. Gesundheitsförderung und Prävention aus soziologischer Sicht. In: Paulus P, Hrsg. Prävention und Gesundheitsförderung. Köln: GwG-Verlag; 1992.

Badura B. Public Health. In: Schaeffer D,/Moers M,/ Rosenbrock R, Hrsg. Public Health und Pflege. Berlin: Edition Sigma, 1994.

Bahrs O, Matthiessen PF, Heim S, Kalitzkus V, Müller H. Einleitung. In: Bahrs O, Matthiessen PF, Hrsg. Gesundheitsfördernde Praxen. Bern, Göttingen, Toronto, Seattle: Hans Huber Verlag; 2007.

Bengel J, Strittmacher R, Willmann H. Was erhält Menschen gesund? Antonovskys Modell der Salutogenese. Diskussionsstand und Stellenwert. Eine Expertise. In: BZgA. Bundeszentrale für gesundheitliche Aufklärung (BZgA), Hrsg. Forschung und Praxis der Gesundheitsförderung, Bd. 9. Erw. Neuaufl. Köln: BZgA; 2001.

Borgetto B. Gesundheitsfachberufe in Prävention und Gesundheitsförderung. Bedarf, Entwicklung und Konsequenzen für die Aus-, Fort- und Weiterbildung. Prävention. Zeitschrift für Gesundheitsförderung. 2006;3: 71 f.

Brösskamp-Stone U, Kickbusch I, Walter U. Gesundheitsförderung und Prävention. Gesundheitsförderung. In: Schwartz et al., Hrsg. Das Public Health Buch. Gesundheit und Gesundheitswesen. München, Wien, Baltimore: Urban & Schwarzenberg Verlag; 1998.

BzgA, Hrsg. Leitbegriffe der Gesundheitsförderung. 4. Aufl. Schwabenheim: Fachverlag Peter Sabo; 2003.

Dahlgren G, Whitehead M. Determinanten der Gesundheit. In: Naidoo J, Wills J, Hrsg. Lehrbuch der Gesundheitsförderung. Köln: Bundeszentrale für gesundheitliche Aufklärung; 2003.

Egger JW. Das biopsychosoziale Krankheitsmodell. Grundzüge eines wissenschaftlich begründeten ganzheitlichen Verständnisses von Krankheit. Fachzeitschrift für medizinische Psychologie, Psychosomatik u. Psychotherapie. 2005;2: 3–5.

Eichler M, Fuchs J, Maschewsky-Schneider U. Richtlinien zur Vermeidung von Gender Bias in der Gesundheitsforschung. In: Zeitschrift für Gesundheitswissenschaften. 2000;4: 293–310.

Engel GL. Psychisches Verhalten in Gesundheit und Krankheit. 2. Auflage. Bern: Huber-Verlag; 1976.

Faltermaier T. Gesundheitsbewusstsein und Gesundheitshandeln. Weinheim: Beltz; 1994.

Faltermaier T. Prävention und Gesundheitsförderung im Erwachsenenalter. In: Hurrelmann K, Klotz T, Haisch J, Hrsg. Lehrbuch Prävention und Gesundheitsförderung. 2. Auflage. Bern: Huber Verlag; 2007.

Franke A. Modelle von Gesundheit und Krankheit. Bern: Huber Verlag; 2006.

Geiger IK, Razum O. Migration: Herausforderungen für die Gesundheitswissenschaften. In: Hurrelmann K, Laaser U, Razum O, Hrsg. Handbuch Gesundheitswissenschaften. 4. vollständige überarbeitete Auflage. Weinheim und München: Juventa Verlag; 2006.

Goffman I. Stigma. Über Techniken der Bewältigung beschädigter Identität. Frankfurt/Main: Suhrkamp Verlag; 1972.

Hengeveld E. Biopsychosoziales Modell. In: Van den Berg F, Hrsg. Angewandte Physiologie, Bd. 4. Schmerzen verstehen und beeinflussen. Stuttgart: Thieme Verlag; 2003.

Herriger N. Empowerment in der sozialen Arbeit. Eine Einführung. 3. Auflage. Stuttgart: Kohlhammer Verlag; 2006.

Hüller E, Schuntermann MF. Behinderung/chronische Krankheit und Internationale Klassifikation der Funktionsfähigkeit, Behinderung und Gesundheit (ICF). In: Bundesarbeitsgemeinschaft für Rehabilitation, Hrsg. Wegweiser für Ärzte und andere Fachkräfte der Rehabilitation. 3. Auflage. Köln: Deutscher Ärzte Verlag; 2005, 12–18.

Hurrelmann K. Gesundheit und Krankheit als Gegenstand der wissenschaftlichen Forschung. In: Hurrelmann K, Hrsg. Gesundheitssoziologie. Weinheim und München: Juventa Verlag; 2000.

Hurrelmann K, Klotz T, Haisch J, Hrsg. Lehrbuch der Prävention und Gesundheitsförderung. Bern: Huber Verlag; 2007.

Hurrelmann K, Laaser U, Razum O. Handbuch Gesundheitswissenschaften. 4. vollständig überarbeitete Auflage. Weinheim und München: Juventa Verlag; 2006.

Jork K. Das Modell der Salutogenese von Aaron Antonovsky. In: Jork K, Peseschkian N, Hrsg. Salutogenese und Positive Pathogenese. Bern, Göttingen, Toronto, Seattle: Hans Huber Verlag; 2003, 17–20.

Kälble K. Gesundheitsberufe unter Modernisierungsdruck – Akademisierung, Professionalisierung und neue Entwicklungen durch Studienreform und Bologna-Prozess. In: Pundt J, Hrsg. Professionalisierung im Gesundheitswesen. Bern: Hans Huber Verlag; 2006.

Knott M, Voss DE. Proprioceptive neuromuscular facilitation. New York: Hoeber-Harper; 1956.

Kreyher VJ. Handbuch Gesundheits- und Medizinmarketing. Chancen, Strategien und Erfolgsfaktoren. Heidelberg; R. v. Deckers Verlag, Hüthing; 2001.

Kuhlmann E, Kolip P. Gender und Public Health. Grundlegende Orientierungen für Forschung, Praxis und Politik. Weinheim: Juventa Verlag; 2005.

Lademann J, Kolip P. Gesundheit von Frauen und Männern im mittleren Lebensalter. Schwerpunktbericht der Gesundheitsberichterstattung des Bundes. Berlin: Robert Koch Institut; 2005.

Matthiessen PF. Perspektivität und Paradigmenpluralismus in der Medizin. In: Fuchs B, Kobler-Fumasoli N, Hrsg. Hilft der Glaube? Münster: LIT; 2002.

Noack RH. Salutogenese: Ein neues Paradigma in der Medizin? In: Bartsch HH, Bengel J, Hrsg. Salutogenese in der Onkologie. Basel: Karger, 1997.

Nuscheler R, Thomasius S. Angebotsinduktion für Fortgeschrittene. In: Bayrischer Forschungs- und Aktionsverbund Public Health e. V., Hrsg. Forum Public Health. Gesundheitliche Versorgung. 2006;52: 20–22.

Rosenbrock R. Public Health als soziale Innovation. Gesundheitswesen 57, 1995.

Rosenbrock R, Gerlinger T. Gesundheitspolitik. Eine systematische Einführung. 2. Auflage. Bern: Hans-Huber-Verlag; 2006.

Sachverständigenrat (SVR) zur Beurteilung der Entwicklung des Gesundheitswesens. Kooperation und Verantwortung. Voraussetzungen einer zielorientierten Gesundheitsversorgung. Kurzfassung. Bonn; 2007.

Sachverständigenrat (SVR) zur Beurteilung der Entwicklung des Gesundheitswesens. Bedarfsgerechtigkeit und Wirtschaftlichkeit. Gutachten (Kurzfassung). Bonn; 2000/2001.

Schaeffer D, Dierks ML. Patientenberatung in Deutschland. In: Schaeffer D, Schmidt-Kaehler S, Hrsg. Lehrbuch Patientenberatung. Bern: Huber Verlag; 2006.

Schnabel PE. Gesundheit fördern und Krankheit prävenieren. Besonderheiten, Leistungen und Potentiale aktueller Konzepte vorbeugenden Versorgungshandelns. Weinheim und München: Juventa Verlag; 2007.

Schuntermann MF. Einführung in die ICF. Grundkurs, Übungen, offene Fragen. Landsberg/Lech: ecomed Medizin Verlag; 2005.

Stark, W. Die Menschen stärken. Empowerment als neue Sicht auf klassische Themen von Sozialpolitik und sozialer Arbeit. In: Blätter der Wohlfahrtspflege 2, 1993.

Steinkamp G. Soziale Ungleichheit in Mortalität und Morbidität. In: Schlicht W, Dickhuth

HH, Hrsg. Gesundheit für alle. Fiktion oder Realität? Stuttgart: Hoffmann Verlag, New York: Schattauer Verlag; 1999.

Theunissen G. Eltern behinderter Kinder als Experten in eigener Sache. In: Zeitschrift für Heilpädagogik. 1998;3: 103.

Troschke J von. Das Risikofaktorenmodell als handlungsleitendes Paradigma der Prävention in Deutschland. In: Stöckel S, Walter U, Hrsg. Prävention im 20. Jahrhundert. Weinheim und München: Juventa; 2002.

Uexküll T von. Handbuch der psychosomatischen Medizin. München: Urban & Schwarzenberg Verlag; 1981.

Vogt I. Psychologische Grundlagen der Gesundheitswissenschaften. In: Hurrelmann K, Laaser U, Hrsg. Handbuch der Gesundheitswissenschaften. Weinheim/München: Juventa Verlag; 1998.

Waller H. Gesundheitswissenschaft. Eine Einführung in Grundlagen und Praxis. 4. überarbeitete und erweiterte Aufl. Stuttgart: Kohlhammer Verlag; 2006.

WHO, DIMDI, Hrsg. ICF – Internationale Klassifikation der Funktionsfähigkeit, Behinderung und Gesundheit. Genf; 2005.

WCPT-Policies. The WCPT Declarations of Principles and Position Statements including the Description of Physical Therapy. The World Confederation for Physical Therapy; 2007, 28–31.

WHO Europe. Mainstreaming gender equity in health: Madrid Statement. Kopenhagen, WHO Europe; 2001.

WHO report obesity. Preventing and managing the global epidemic. Report of a WHO consultation on obesity. Genf: WHO; 1998.

WHO-Europa. Gesundheit 21 – Das Rahmenkonzept „Gesundheit für alle“ für die Europäische Region der WHO. Europäische Schriftenreihe Nr. 6, Kopenhagen: WHO-Regionalbüro Europa; 1999.

Kapitel 5

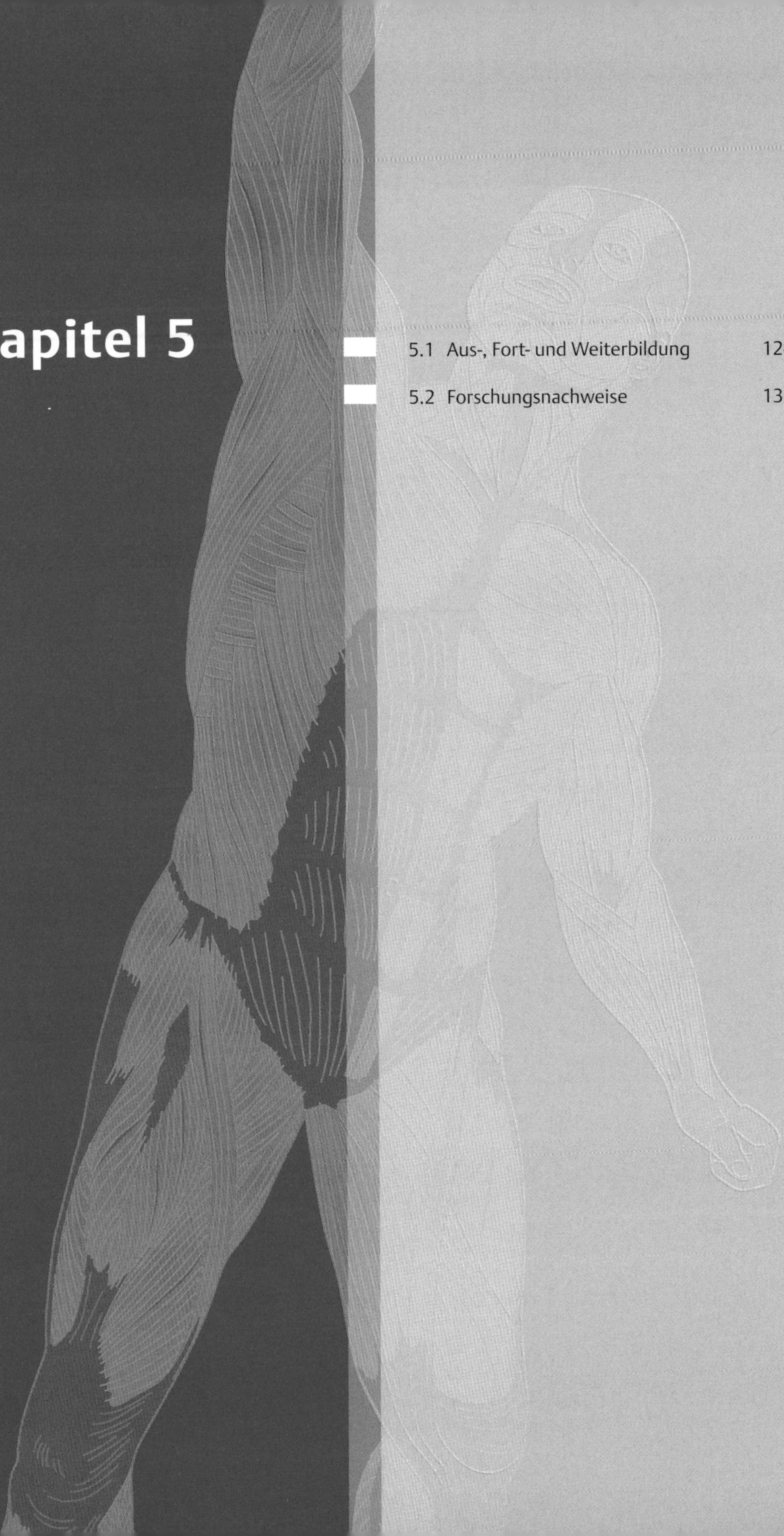

5 Weiterentwicklung des Konzeptes

Einführung

Kapitel 5.1 beschreibt die Situation in der Aus-, Fort- und Weiterbildung des PNF-Konzeptes. Welche Voraussetzungen müssen PNF-Interessierte mitbringen? Welche Ziele verfolgt die Weiterbildung? Vorgestellt werden die unterschiedlichen Wege, um eine PNF-Therapeutin zu werden, und die damit verbundenen Weiterbildungsstrukturen. Dabei wird auch die Ausbildung zum PNF-Lehrer berücksichtigt. Abschließend wird auf die Fortbildung unter dem Aspekt der Qualitätssicherung und die Herausforderungen für die Fort- und Weiterbildung eingegangen. Kapitel 5.2 geht der Frage nach, inwieweit die therapeutische Arbeit nach dem PNF-Konzept mit wissenschaftlichen Beweisen unterstützt werden kann und stellt die Ergebnisse einer Literaturstudie vor.

5.1 Aus-, Fort- und Weiterbildung

Matthias Schulte

Das PNF-Konzept ist in nicht nur in der neurologischen, sondern auch in der orthopädischen, traumatologischen, pädiatrischen, inneren und geriatrischen Rehabilitation ein sehr verbreitetes Therapiekonzept. Therapeuten wenden es bei Störungen des Bewegungssystems in fast allen klinischen Bereichen an.

In Deutschland haben die Therapeuten schon während der Berufsausbildung erste Berührungen mit dem PNF-Konzept. Bei den Physiotherapeuten ist der PNF-Unterricht z. B. in den großen Stundenkontingenten „Physiotherapeutische Befund- und Untersuchungstechniken“ und „Methodische Anwendungen der Physiotherapie in den medizinischen Fachgebieten“ enthalten.

Es gibt aber aufgrund der Bildungshoheit der Länder keine einheitliche deutschlandweite Ausbildung. Mittlerweile wird jedoch in den meisten Bundesländern das PNF-Konzept mit einem Umfang von 120 Unterrichtseinheiten vermittelt, was seinen hohen Stellenwert schon in der Berufsausbildung unterstreicht. Kritisch ist hier allerdings anzumerken, dass in manchen Bundesländern das komplette Stundenkontingent bereits im ersten Schuljahr unterrichtet werden muss. Dies läuft einer fächerübergreifenden Verknüpfung der Inhalte zuwider, da den Schülern in diesem frühen Stadium der Ausbildung meistens noch nicht die dazu notwendigen Grundlagen vermittelt worden sind.

Ob und in welchem Umfang das PNF-Konzept in der Berufsausbildung zum Ergotherapeuten gelehrt wird, ist von Lehrkraft zu Lehrkraft unterschiedlich. Innerhalb des Stundenkontingents „Neurophysiologische Behandlungsverfahren“ kann im Bereich „Grundlagen verschiedener Behandlungskonzepte“ PNF unterrichtet werden. Dies ist jedoch nicht bindend. Ähnlich verhält es sich bei der Berufsausbildung zum Logopäden.

Nach der Berufsausbildung kann eine PNF-Weiterbildung absolviert werden. Während die IPNFA (International PNF Association, siehe auch www.ipnfa.org) im Sinne einer interdisziplinären Zusammenarbeit auch Teilnehmer anderer Berufsgruppen (z. B. Ergotherapeuten, Ärzte) ausbildet, stehen die Kurse der AG-PNF (Arbeitsgemeinschaft PNF, siehe auch www.ag-pnf.de) des ZVK (Deutscher Verband für Physiotherapie – Zentralverband der Physiotherapeuten/Krankengymnasten (ZVK) e. V., siehe auch www.zvk.org) ausschließlich Physiotherapeuten offen. Nach einer erfolgreich abgeschlossenen Weiterbildung im PNF-Konzept können sich die Absolventen PNF-Therapeutin bzw. PNF-Therapeut nennen.

5.1.1 Voraussetzungen und Erwartungen der Teilnehmer einer PNF-Weiterbildung

In Deutschland sowie in anderen Ländern finden die PNF-Kurse im Rahmen der beruflichen Weiterbildung berufsbegleitend statt. In Vallejo, Kalifornien (USA), gibt es eine besondere Möglichkeit PNF zu lernen:

Die Teilnehmer haben in den ersten 3 Monaten hauptsächlich Unterricht in PNF. Entscheiden sie sich für den 6-monatigen bzw. 9-monatigen Lehrgang (Abb. 5.1), arbeiten sie nach den ersten 3 Monaten mehrheitlich mit Patienten. In Vallejo besteht die einmalige Möglichkeit, das gesamte Spektrum des PNF-Konzeptes mit Patienten umzusetzen. Trotz steigender Gesundheitskosten werden die Patienten auch heute noch täglich mindestens 5 Stunden/Tag mit PNF behandelt. Früher, zu Maggie Knotts Zeiten, waren es noch 7–8 Stunden. Der jetzige Leiter, Tim Josten, bedauert diese Kürzung der Behandlungszeit für die Patienten sehr. Ständige Dokumentationen und Aktualisierungen der Behandlungspläne sind Pflicht und nehmen einen Großteil der Zeit in Anspruch. PNF-Behandlungen mit Patienten beinhalten das Erarbeiten von Bewegungsübergängen auf Matten, Gangtraining und Rollstuhltraining in verschiedenen Situationen, das Üben von PNF-Mustern im Liegen und am Zugapparat sowie das Trainieren von Alltagsaktivitäten, wie z. B. das Anziehen und Ausziehen, Intimpflege, Ess- und Schlucktraining (siehe Kapitel 1).

Voraussetzung für die Teilnahme an der PNF-Weiterbildung ist die erfolgreich abgeschlossene Berufsausbildung (es gilt das Datum der Abschlussprüfung, das der Urkundenausstellung ist ohne Bedeutung) und ein Jahr Berufserfahrung als Vollzeitkraft. (Anrechenbare Berufserfahrungszeiten sind Tätigkeiten mit einem Umfang von mindestens 15 Wochenarbeitsstunden. Teilzeitbeschäftigungen werden entsprechend ihrer wöchentlichen Arbeitszeit berücksichtigt.)

Zu Beginn und während der Weiterbildung formulieren die Kursteilnehmer Erwartungen und Fragen, wie z. B. „... neurologische Patienten besser behandeln können.“, „PNF in der Praxis besser anwenden können.“, „Bei welchen Patienten ist PNF anwendbar?“

In den Kursen wird neben der systematischen Befundung und Behandlungsplanung der ganzheitliche Charakter des PNF-Konzeptes vermittelt. Befundorientierte Methoden und Techniken für die therapeutische Vorgehensweise sind ein weiteres wichtiges Lerngebiet. Dabei wird auf die zeitlose Aktualität der traditionell von Kabat und Knott erarbeiteten Grundsätze hingewiesen, die sich in moderner Ausdrucksweise in aktuellen, wissenschaftlichen Publikationen des Gesundheitswesens wiederfinden (Carson 2006, McNamara 2007).

Box 1

Aktualität traditioneller PNF-Grundsätze: Beispielsweise beschrieben Knott und Voss in ihrem 1956 veröffentlichten Buch Inhalte, die den Grundgedanken der ICF entsprechen (siehe Kapitel 3). Die Prinzipien des motorischen Lernens waren von Anfang an im PNF-Konzept verankert. Ebenfalls in der Publikation von 1956 wurde das Prinzip der häufigen Wiederholung beschrieben. Zudem betonten sie, dass Lernen nur durch das Üben in sinnvollen Kontexten erfolgt (siehe Kapitel 3). Der heutige Kenntnisstand ist, dass langfristige Veränderungen nur durch aufgabenspezifische und kontextbezogene Wiederholungen erfolgen (Carson 2006, McNamara et al. 2007). Die kortikale Repräsentation wird von sensorischem Input beeinflusst, der ebenfalls nur in sinnvollen Kontexten von Nutzen ist.
So gelingt der wichtige Brückenschlag von einerseits historisch überliefertem Gedankengut zu moderner Wissenschaft mühelos, was für ein heutiges und zukünftiges Behandlungskonzept von fundamentaler Bedeutung sein dürfte.

Neben der Verbesserung der Fähigkeiten für den Befund und die Behandlungsplanung bzw. die Behandlung an sich erhalten die Teilnehmer durch die Zertifikatsprüfung die Möglichkeit, ihre Behandlung von neurologischen Patienten bei entsprechender ärztlicher Verordnung mit den deutschen Krankenkassen höher abzurechnen. Für Therapeuten ist es motivierend, wenn sie für ihre Aufwendungen und Mühen zur Weiterentwicklung ihrer therapeutischen Fähigkeiten honoriert werden. Es ist kosten- und zeitintensiv, sich ständig auf dem neusten Stand der aktuellen wissenschaftlichen Erkenntnisse zu halten und diese in den Praxisalltag zu integrieren. Die höhere Bezahlung ist eine willkommene Entlohnung und Anerkennung für viele Therapeuten. In der heutigen Zeit sind dies alles wichtige Motive für das Erlernen zeitgemäßer Therapiekonzepte.

5.1.2 Ziele der Weiterbildung nach dem PNF-Konzept

PNF-Weiterbildungen verknüpfen Tradition und neuste Erkenntnisse.

Die Kurse sollen die Teilnehmer befähigen, Patienten eigenverantwortlich auf einem hohen Niveau nach dem PNF-Konzept zu untersuchen, zu evaluieren und zu behandeln. Dabei ist eine selbstkritische Hinterfragung des eigenen therapeutischen

Praktisches indikationsbezogenes Anwenden der PNF ist der Schwerpunkt der Weiterbildung.

Handelns möglichst anhand standardisierter, wissenschaftlich anerkannter Testmethoden wichtig. Potenziale und Schwierigkeiten des Patienten werden auf der Grundlage der ICF befundet und u. a. unter Einbeziehung der Erkenntnisse des motorischen Lernens bzw. der motorischen Kontrolle, der modernen Schmerztherapie und natürlich der traditionell PNF-spezifischen Grundsätze behandelt.

Die Teilnehmer sollen insbesondere lernen, den Patienten differenziert zu betrachten, sich seine Möglichkeiten zu vergegenwärtigen und diese für die Verbesserung der Einschränkungen zu nutzen. In jeder Behandlung soll dabei wissenschaftlich fundiert das therapeutische Handeln reflektiert und gegebenenfalls geändert werden, was sowohl für die Patienten als auch für die Therapeuten motivierend ist.

Ein weiterer Schwerpunkt der Weiterbildung liegt auf der Vermittlung der praktischen indikationsbezogenen Anwendung des PNF-Konzeptes. Hierfür sind regelmäßige Patientendemonstrationen sowie eigene Patientenbehandlungen unter Begleitung des Fachlehrers bzw. Instruktors vorgesehen. Die Theorie wird praxisbegleitend vermittelt und umfasst zwischen 15 % bis 25 % der Unterrichtseinheiten. „Der Teilnehmer soll nach Abschluss der Weiterbildung in der Lage sein, die Krankengymnastik nach PNF bei der Behandlung von nach Abschluss der Hirnreife erworbenen zentralen Bewegungsstörungen eigenständig und zielgerichtet einzusetzen“ (Gemeinsame Rahmenempfehlungen 2005; Anlage 3, Punkt 7).

Dabei darf kein „Schubladendenken“ entwickelt werden: Die Behandlung soll den individuellen Fähigkeiten des Patienten entsprechend aufgebaut sein. Dazu ist die eingehende Analyse des „Ist-Zustandes“ notwendig, um nach einem positiven Einstieg mit einer leicht zu bewältigenden Aktivität möglichst an der Grenze der Leistungsfähigkeit des jeweiligen Patienten erfolgsorientiert zu behandeln. Das Hauptziel der Weiterbildung ist also, dass die Teilnehmer patienten- bzw. befundbezogen den individuellen Gegebenheiten des Patienten entsprechend flexibel und motivationsfördernd arbeiten. Dies ist nach jahrzehntelanger Erfahrung mit der therapeutischen Arbeit nach den Prinzipien und Methoden des PNF-Konzeptes sehr gut zu verwirklichen.

5.1.3 Strukturen und Inhalte der Weiterbildung

Die berufliche Weiterbildung nach dem PNF-Konzept ist derzeit in zwei Weiterbildungsformen in Deutschland möglich:

- „IKK-anerkannte“ Kurse (von Spitzenverbänden der Krankenkassen anerkannte Kurse) dienen der Erlangung der Zertifikatsposition auf nationaler Ebene. Nach Abschluss des Grund- und Aufbaukurses sind keine weiteren Kurse vorgesehen. Es gibt jedoch von Fachlehrern und Berufsverbänden organisierte Arbeitsge-

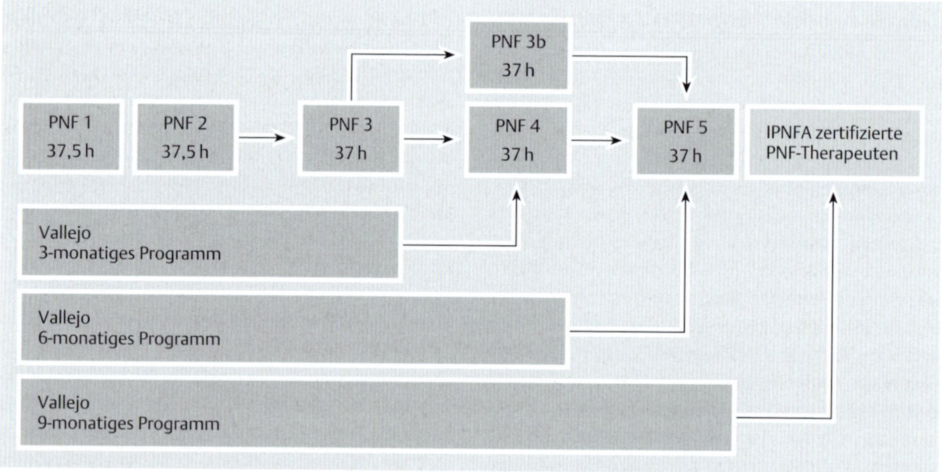

Abb. 5.1 Kursprogramm der IPNFA (IPNFA 2008, mit freundlicher Genehmigung).

meinschaften, in denen regelmäßig weiterführende Themen behandelt werden.
- IPNFA-anerkannte Kurse haben im Wesentlichen die gleichen Inhalte wie die IKK-anerkannten Kurse. Weiterführende internationale Kurse können jedoch nur besucht werden, wenn der Grund- und Aufbaukurs bei einem international anerkannten Instruktor absolviert wurde (IPNFA certified PNF-Therapist, Abb. 5.1).

Die meisten IKK-Fachlehrer in Deutschland sind gleichzeitig IPNFA-Instruktoren. In diesem Fall ist eine weitere Ausbildung im IPNFA-System möglich. Die Inhalte der IKK-anerkannten bzw. IPNFA-Grund- und Aufbaukurse sind folgende:

- Einleitung in das PNF-Konzept,
- PNF-Geschichte und -Philosophie,
- Neuroanatomie und Neurophysiologie,
- Befundaufnahme, Testverfahren und Patientenbehandlungen auf der Grundlage der PNF-Philosophie und ICF-Terminologie (Demonstrationen durch den Fachlehrer bzw. Instruktor und angeleitete Behandlungen durch die Teilnehmer),
- PNF-Grundprinzipien,
- PNF-Techniken,
- PNF-Bewegungsmuster des Nackens, des Rumpfes und der Extremitäten,
- Fazilitation auf der Matte und Aktivitäten des täglichen Lebens,
- Fazilitation des Gehens,
- Rehabilitation im Mund-, Gesichtsbereich, vitale Funktionen.

Im Aufbaukurs werden die Themen des Grundkurses wiederholt und vertieft, problemorientiertes Lernen sowie die Befunderhebung und Behandlungsplanung für Patienten mit spezifischen Krankheitsbildern (Pathologien) werden betont. Die Teilnehmer absolvieren eine Zertifikatsprüfung, die einen theoretischen schriftlichen Teil, einen schriftlichen Befund ihres Patienten und einen praktischen mündlichen Teil beinhaltet. Wenn alle drei Anteile dieser Prüfung mit „ausreichend" bestanden sind, erhält der Teilnehmer das Zertifikat für die Weiterbildung in *Propriozeptiver Neuromuskulärer Fazilitation* (Tab. 5.1).

Bei der IPNFA gibt es nach dem Aufbaukurs, der in Deutschland mit der Zertifikatsposition abschließt, noch weiterführende Kurse (Abb. 5.1). So beschäftigen sich die Teilnehmer des Kurses 4 mit einer bestimmten klinischen Richtung, z. B. PNF in der Neurologie oder PNF in der Orthopädie. Der Schwerpunkt dieser klinischen Kurse liegt hier auf der praktischen Anwendung der PNF mit Patienten.

Bei dem zum „IPNFA certified PNF-Therapist" qualifizierenden fünften Kurs werden sämtliche Kursinhalte noch einmal exemplarisch wiederholt und vertieft. Auch hier liegt der Schwerpunkt in der klinischen Anwendung der PNF. Alle Kurse (außer PNF 1 und 2) schließen mit einer Prüfung ab.

Als eine Besonderheit ist die Möglichkeit anzusehen, PNF in Vallejo, Kalifornien, (USA) zu erlernen (s. Kap. 5.1.1). Hier werden 3-, 6- und 9-monatige Kurse angeboten (Abb. 5.1), die weltweit anerkannt werden. Nähere Angaben hierzu finden sich unter www.ipnfa.org.

5.1.4 Fortbildung als ein Pfeiler der Qualitätssicherung

Die Umsetzung aktueller wissenschaftlicher Erkenntnisse in die Praxis, also in das therapeutische Handeln, erweist sich immer wieder als große Herausforderung für alle physiotherapeutischen Konzepte. Knott und Kabat haben von Anfang an die wissenschaftlichen Erkenntnisse ihrer Zeit in die Praxis des PNF-Konzeptes umgesetzt. Hierbei wurde insbesondere auf die Lehren Sherringtons verwiesen. Die heutigen Neurowissenschaftler haben auf diesen Kenntnissen aufgebaut. Letztendlich hat der technische Fortschritt Türen für die Forschung geöffnet, die viele der bisherigen Paradigmen teilweise bestätigen, teilweise ein anderes Erklärungsmodell für die Praxis bieten und teilweise die Notwendigkeit aufzeigen neue Behandlungsstrategien zu entwickeln. Mit der zunehmenden Akademisierung der therapeutischen Berufe ist eine steigende Anzahl an wissenschaftlich fundierten Veröffentlichungen zur Wirksamkeit des PNF-Konzeptes zu erwarten.

Im folgenden Abschnitt wird die „Wertigkeit" oder Hierarchie von wissenschaftlichen Studien dargestellt. Hier steht die randomisierte kontrollierte Studie an höchster Stelle. Es bleibt zu diskutieren, ob dieses Studiendesign für die Physiotherapie, insbesondere in der neurologischen Rehabilitation, umsetzbar ist. Selten findet man eine hohe Anzahl von Patienten, die gleiche oder

Tab. 5.1 PNF-Weiterbildungsmöglichkeiten

Spezifika	IPNFA-Kurse	Von Spitzenverbänden der Krankenkassen anerkannte Kurse
Therapeutische Ausrichtung	Kinder, Jugendliche und Erwachsene mit neuromuskulären Störungen in allen klinischen Bereichen (z. B. Neurologie, Orthopädie)	Kinder, Jugendliche und Erwachsene mit neuromuskulären Störungen in allen klinischen Bereichen (z. B. Neurologie, Orthopädie)
Zertifikat berechtigt zur Abrechnung mit den Kostenträgern	Position 20712, wenn der Instruktor gleichzeitig „IKK-anerkannter Fachlehrer" ist (in Deutschland häufig der Fall) (Rahmenverträge siehe unter www.vdak.de, www.ikk.de)	Position 20712 (Rahmenverträge siehe unter www.vdak.de, www.ikk.de)
Unterrichtseinheiten (UE)	Grundkurs 1 und 2: 2 × 50 UE à 45 min (oder 37,5 Zeitstunden) Aufbaukurs: 49,33 UE à 45 min (oder 37 Zeitstunden) Wahlweise Aufbaukurs 3b oder Kurs 4; Kurs 5: jeweils 49,33 UE à 45 min (oder 37 Zeitstunden) Insges.: 198 UE	Grund- und Aufbaukurs: mindestens 120 UE à 45 min Zusätzlich Abschlussprüfung
Kursteile	5 Kursteile die, bis auf PNF 1 und 2, einzeln belegt werden	In der Regel 2–3 Kursteile
Kursgröße	Maximal 16 Teilnehmer bei einem Instruktor 20 bei einem Instruktor und 1–2 Assistenten 24–28 bei 2 Instruktoren (empfohlen)	Maximal 20 Teilnehmer bei einem Fachlehrer
Anteil der Arbeit mit Patienten	Mindestens 17 Zeitstunden	Mindestens 20 UE (15 Zeitstunden)
Teilnehmer	Physiotherapeuten (gesamtes Kurssystem) Ergotherapeuten, Ärzte (nur PNF 1–3)	Physiotherapeuten
Erforderliche Berufserfahrung der Teilnehmer	Berufsdiplom	1 Jahr Berufserfahrung (Vollzeit)
Lehrkräfte	PNF-Instruktoren, die Physiotherapeuten sind (in Deutschland häufig gleichzeitig auch PNF-Fachlehrer)	PNF-Fachlehrer, die Physiotherapeuten sind (viele PNF-Fachlehrer sind auch IPNFA-Instruktoren)
Organisation der Lehrer	IPNFA (International PNF Association)	Arbeitsgruppen in den Berufsverbänden
Curriculum	Ja, einsehbar unter: www.ipnfa.org	Ja, einsehbar unter: www.ikk.de

gar ähnliche Inklusionskriterien und Symptomkomplexe aufweisen. Dennoch bleibt das wissenschaftliche Arbeiten eine große Herausforderung für die Physiotherapie, unabhängig vom Konzept. Eine große Chance bietet die detaillierte Einzelfallbeschreibung mit präziser Dokumentation und Beschreibung der Vorgehensweisen (Heise u. Welling 2008). Ramachandran (2005) beschreibt, dass viele heute anerkannte wissenschaftliche Methoden ihre Anfänge in der Einzelfallbeobachtung und im „Versuch und Irrtum" (trail and error) hatten. Fundierte praktische Vorgehensweisen sind die Voraussetzung für das Durchführen von wissenschaftlichen Studien bzw. für die Evidenz (siehe Kapitel 5.2, Box 2).
Wie bereits erwähnt, fließen stets aktuelle Erkenntnisse in den Unterricht aller Kurse ein. Neben der Wissensvermittlung wird in zunehmendem Maße Wert auf problemorientiertes Lernen gelegt.
Für interessierte Therapeuten, die ihren Kenntnisstand (fortlaufend) aktualisieren möchten, bieten sich folgende Möglichkeiten an:

- weiterführende Aufbaukurse,
- IPNFA-Meetings,
- Arbeitskreise der Arbeitsgemeinschaft PNF im deutschen Verband für Physiotherapie – Zentralverband der Physiotherapeuten/Krankengymnasten (ZVK),
- themenspezifische Fortbildungen.

Aufbaukurse

Die IPNFA bietet diese weiterführenden Kurse an. Meist handelt es sich um 5-tägige Kurse mit hohem klinischen, praktischen Anteil. Der Umfang liegt bei 37 Zeitstunden. Neben der Demonstration von Patientenbehandlungen durch die Instruktoren finden an mehreren Tagen angeleitete Behandlungen von jeweils 2 Teilnehmern mit einem Patienten statt. Teilnehmer sind nur erfolgreiche Absolventen vorhergehender Kurse (Ausnahme: PNF 3, da in PNF 1 und 2 keine Prüfung stattfindet). Die Kurse können nur in der festgelegten Reihenfolge belegt werden, da sie inhaltlich aufeinander aufbauen. Zu jedem Kurs existiert ein sorgfältig ausgearbeitetes Curriculum, einsehbar unter www.ipnfa.org

IPNFA-Meetings

Das jährliche Treffen der IPNFA findet weltweit statt. Instruktoren und Assistenten aus aller Welt treffen sich mit dem Ziel sich fachlich weiterzubilden, ihre Erfahrungen auszutauschen und Absprachen bezüglich des Kurssystems zu treffen. Es wird zudem immer ein „Educational Day" angeboten, an dem aktuelle Themen in Bezug auf das PNF-Konzept präsentiert werden. Die Vorträge werden sowohl von internationalen PNF-Instruktoren gehalten als auch von internationalen Experten zu fachübergreifenden Themen. Diese Tage stehen allen Interessenten offen und erfreuen sich großer Beliebtheit.

PNF-Arbeitskreise

In vielen Regionen Deutschlands finden sich Arbeitskreise der Arbeitsgemeinschaft PNF im deutschen Verband für Physiotherapie – Zentralverband der Physiotherapeuten/Krankengymnasten (ZVK). Sie bestehen aus interessierten PNF-Therapeuten, die nach ihrem Zertifikatskurs ihr Wissen erhalten bzw. erweitern wollen. So können sich die Therapeuten untereinander austauschen oder externe Referenten (meist Fachlehrer bzw. Instruktoren) einladen, die z. B. zu spezifischen Aspekten des PNF-Konzeptes referieren. Therapeuten, die einen Arbeitskreis gründen wollen, erhalten z. B. Hilfestellungen durch die AG-PNF des ZVK (www.ag-pnf.de).

Fortbildungen

Das Wissen kann durch verschiedene zusätzliche Fortbildungen vertieft werden. So werden z. B. Kombinationskurse „PNF und MT" oder „PNF und Kiefergelenksdysfunktion" angeboten. Auch in der neurologischen Rehabilitation gibt es z. B. Kurse, die sich mit der zeitgemäßen Behandlung von Patienten mit Spastizität beschäftigen.
Außerdem besteht die Möglichkeit, Inhouse-Fortbildungen durch einen Instruktor bzw. Fachlehrer für ein Team in einer Praxis oder Klinik durchzuführen. Diese Fortbildungen vermitteln spezielle Gesichtspunkte des PNF-Konzeptes, die für die jeweilige Einrichtung von besonderem Interesse sind. Kurze Wiederholungen mit aktualisierten Grund- und Aufbaukursinhalten bieten sogenannte „Klinische Update"-Kurse.

5.1.5 Ausbildung der PNF-Lehrer

Die Ausbildung der PNF-Lehrer ist in Deutschland zweigleisig gestaltet. Wer national unterrichten möchte, muss die Fachlehrerausbildung absolvieren, wer auch international tätig sein möchte, muss die Instruktorenausbildung der IPNFA durchlaufen. Die Unterrichtsinhalte sind durch das jeweilige Curriculum festgelegt. In der Ausbildung wird viel Wert auf die wissenschaftliche Aktualität gelegt. Tab. 5.2 zeigt die wesentlichen Eckpfeiler der beiden Ausbildungsgänge.

5.1.6 Herausforderungen an die Fort- und Weiterbildung

Hier soll und muss einerseits natürlich den traditionellen, historisch gewachsenen und weitgehend immer noch gültigen Grundsätzen des PNF-Konzeptes Rechnung getragen werden, andererseits müssen aber auch neueste wissenschaftliche Erkenntnisse einfließen. Dies geschieht z. B. durch die Einbeziehung des motorischen Lernens, der ICF, moderner Schmerztheorien und neuester Erkenntnisse in Bezug auf die Behandlung von Spastizität. So wird eine Ausbildung auf aktuellem und hohem Niveau gewährleistet.

Die klare Festlegung der zu unterrichtenden Inhalte der jeweiligen Kurse im PNF-Konzept stellt einen Vorteil dar. Eine weitere Ausgestaltung ist wichtig und wünschenswert. So werden z. B. im Rahmen des jährlichen IPNFA-Meetings fachliche Grundlagen erarbeitet, die für alle Instruktoren verbindlich sind.

5.2 Forschungsnachweise

Fred Smedes

Aus heutiger Sicht ist jede physiotherapeutische Intervention mit wissenschaftlichen Nachweisen zu unterstützen, da wir im „Zeitalter" der *evidence based medicine* (EBM) bzw. *evidence based practice* (EBP) leben (siehe Prolog, S. XXII). *Practice* kann man nicht nur mit dem Begriff Praxis, sondern auch mit Physiotherapie bzw. physiotherapeutische Praxis sinngemäß übersetzen. *Evidence* steht für Beweis. Im Allgemeinen wird von der evidenzbasierten Physiotherapie gesprochen.

Tab. 5.2 Ausbildungsgänge für PNF-Lehrer

Spezifika	IPNFA-Instruktor	Deutsche Fachlehrer
Zugangsvoraussetzungen	„IPNFA certified PNF-Therapist", bei entsprechender Eignung Einladung zum „Assistantship Qualifikation Course"	Erfolgreich abgeschlossener Grund- und Aufbaukurs
Anzahl der Assistenzen	Mindestens: 5 Grundkurse (PNF 1 und 2) 3 Aufbaukurse (PNF 3)	Mindestens: 5 Grundkurse (PNF 1 und 2) 5 Aufbaukurse
Lehrberechtigung	Grundkurs (PNF 1 und 2), nach 4 Jahren, 10 unterrichteten Grundkursen und einer weiteren Prüfung „IPNFA-advanced Instructor" Aufbaukurse (Kurs 3 und 4)	Grund- und Aufbaukurs
Qualitätsrichtlinien	Jede Unterrichtseinheit muss mindestens einmal erfolgreich unterrichtet worden sein Zulassung zur Prüfung erst nach Empfehlung durch einen Advanced *und* einen Senior Instructor	Jede Unterrichtseinheit muss mindestens einmal erfolgreich unterrichtet worden sein Zwischen der 3. und 4. Assistenz schriftlicher Fallbericht
Prüfung	Kompletter Grundkurs, der durch 2–3 Senior-Instruktoren abgenommen wird	2 Unterrichtseinheiten und mündliche Prüfung (30 min), die von der Prüfungskommission (4 Fachlehrer) abgenommen werden

Sackett et al. (2000) beschreiben fünf verschiedene Evidenzstufen (Tab. 5.3), die sie noch zusätzlich untergliedern. Dabei handelt es sich um Stufen mit unterschiedlicher bzw. abnehmender Beweiskraft der wissenschaftlichen Erkenntnisse, an denen sich Physiotherapeuten orientieren können, wenn sie wissenschaftliche Ergebnisse für ihre tägliche Arbeit berücksichtigen.

Wissenschaftler unterscheiden zwischen Grundlagenforschung (fundamental research) und angewandter Forschung, die auch experimentelle Forschung genannt wird. In der Grundlagenforschung ist die Suche nach allgemeinen Wirkprinzipien z. B. in der Anatomie, Physiologie und Pathologie ein zentrales Thema. Man forscht nach grundlegenden Zusammenhängen. Es können sowohl mit Gesunden als auch mit Patienten Untersuchungen durchgeführt werden. Die Ergebnisse der Grundlagenforschung bilden die Basis für weiterführende Forschungsfragen.

Effektivitätsstudien (effectiveness studies) gehören zur angewandten/experimentellen Forschung. In physiotherapeutischen Effektivitätsstudien stehen die therapeutischen Ergebnisse der Patienten im Zentrum des Interesses. Es geht also um die Frage, ob oder wie erfolgreich eine spezielle Intervention für die Patienten ist. Die Behandlungsergebnisse können auf alle Ebenen der ICF (International Classification of Functioning, Disability and Health) liegen. So kann beispielsweise der therapeutische Effekt für die Körperfunktion Muskelkraft oder die Funktion Gelenkbeweglichkeit untersucht werden und ebenso der therapeutische Effekt für verschiedene Aktivitäten, wie das Aufstehen, Gehen, Greifen und Reichen.

Box 2

Verhältnis zwischen wissenschaftlicher Evidenz und klinischer Praxis: „Evidence based medicine is the conscientious, explicit, and judicious use of current best evidence in making decisions about the care of individual patients. The practice of evidence based medicine means integrating individual clinical expertise with the best available external clinical evidence from systematic research". *Übersetzt:* „Evidenzbasierte Medizin ist die bewusste, explizite und überlegte Anwendung zeitgemäßer Evidenz, um Entscheidungen zur Fürsorge von individuellen Patienten zu treffen. Die Praxis der evidenzbasierten Medizin beinhaltet die Integration individueller klinischer Expertise mit der bestmöglichen externen klinischen Evidenz aus der systematischen Forschung" (Sackett et al. 1996, S. 71). „Evidence based medicine is not restricted to randomised trials and meta-analyses. It involves tracking down the best external evidence with which to answer our clinical questions". *Übersetzt:* „Evidenzbasierte Medizin ist nicht auf randomisierte Kontrollen und Metaanalysen begrenzt. Sie beinhaltet die Suche nach der besten externen Evidenz, um unsere klinischen Fragen zu beantworten" (Sackett et al. 1996, S. 71 f.).

Um nach wissenschaftlichen Belegen für die Wirksamkeit des PNF-Konzeptes zu suchen, ist zuerst die Frage zu beantworten, was es fördern oder beeinflussen soll. Die Zielsetzung des PNF-Konzeptes liegt im Großen und Ganzen in der

Tab. 5.3 Evidenzstufen (nach Sackett et al. 2000)

Evidenzstufe	Art der Studie
1a	Systematische Reviews (Übersichtsarbeiten) zu randomisierten kontrollierten Studien (randomized controlled trails, RCT)
1b	Eine randomisierte kontrollierte Studie mit begrenztem Konfidenzintervall
2a	Systematische Reviews zu Kohortenstudien
2b	Eine Kohortenstudie und qualitativ mäßige randomisierte kontrollierte Studien
3a	Systematische Reviews zu Fallkontrollstudien
3b	Fallkontrollstudien
4	Serie von Fallstudien und qualitativ niedrige Kohorten- und Fallkontrollstudien
5	Expertenmeinungen

Verbesserung von Aktivitäten. Für alltägliche Aktivitäten (ADL) sind häufig zunächst Nahziele auf der Ebene der Körperfunktionen zu formulieren, wie das Verbessern der Kraft, Koordination, Gelenkbeweglichkeit usw.

Sichtet man die wissenschaftliche Literatur, stellt man relativ schnell fest, dass es viele Studien gibt, die positive Effekte der Physiotherapie auf Kraft, Bewegungsausmaß, Koordination usw. bestätigen und ebenso auf Fertigkeiten, die für die Aktivitäten des täglichen Lebens (ADL) notwendig sind. Relativ wenig ist jedoch erforscht worden, welche Form von Physiotherapie (z.B. verschiedene Konzepte oder allgemeine Übungstherapie) effektiver ist, oder ob eine Form effektiver ist als die andere.

Auch wenn das so wäre, muss wiederum erforscht werden, ob das im spezifischen Fall ebenso gilt. Das bedeutet, dass in der Forschung nicht nur Effektivität gemessen werden muss, sondern auch die Effektivität bei Patienten mit spezifischen Indikationen gemessen werden sollte. Letzteres ist für Konzepte im Allgemeinen und insbesondere für das PNF-Konzept noch nicht ausreichend untersucht worden.

5.2.1 Resultate einer Literaturstudie

Eine 2006 durchführte Literaturstudie stellte den Stand der Forschung in Bezug auf das PNF-Konzept fest. Die Recherche erfolgte in den Datenbanken PEDro, Medline/PubMed und Cochrane. Die Studie wurde in den Folgejahren 2007 und 2008 jeweils aktualisiert (Smedes 2006, 2007, 2008). Gefunden wurden 46 Veröffentlichungen, die sich in 5 Gruppen kategorisieren lassen:

- vitale Funktionen (2 Veröffentlichungen),
- Gang (4),
- Schlaganfall (6),
- ADL/sportliche Betätigung (14),
- PNF-Entspannungstechniken (20).

Vitale Funktionen

Bei den zwei Veröffentlichungen handelt es sich um eine randomisierte kontrollierte Studie (RCT), die sich mit der Sauerstoffsättigung bei Patienten mit myotonischer Dystrophie befasst (Nitz u. Burke 2002), und eine klinische Studie, die den Effekt von Hold Relax (HR) und Contract Relax (CR) auf den akuten Blutdruck untersuchte (Cornelius et al. 1995).

Gangschulung

Vier Veröffentlichungen, die sich mit Gangtherapie und den Einsatz von PNF befassen; eine Beschreibung der PNF-Prozeduren (Reichel 1996), eine randomisierte kontrollierte Studie (RCT) mit Patienten nach Amputation (Yigiter et al. 2002), eine klinische Studie mit Patienten nach Schlaganfall (Wang 1994) und eine weitere klinische Studie mit an Parkinson erkrankten Patienten (Mirek et al. 2003).

Schlaganfall

Sechs Veröffentlichungen, die sich auf die Rehabilitation von Patienten nach Schlaganfall beziehen, in denen das PNF-Konzept eine von mehreren untersuchten therapeutischen Strategien war. Es gibt zwei Übersichtsarbeiten: eine mit dem Schwerpunkt Therapie-Konzepte (Ernst 1990) und eine weitere mit dem Schwerpunkt Therapie und Armfunktion (Luke et al. 2004). Bei den weiteren vier Veröffentlichungen handelt es sich um randomisierte kontrollierte Studien (RCT), die sich mit der Effektivität des Eigentrainings befassen (Duncan et al. 1998), mit der Gangschulung (Pohl et al. 2002), mit der Rehabilitation von Patienten mit einer verminderten Armfunktion (Duncan et al. 2003) und mit der ambulanten Fortsetzung der akuten physiotherapeutischen Versorgung (Kraft et al. 1992).

ADL und Sport

Vierzehn Veröffentlichungen, die von der Grundlagenforschung bis hin zu beschreibenden Texten reichen. In vier Grundlagenarbeiten befassen sich die Untersucher mit willkürlicher Bewegung (Shimura u. Kasai 2002), muskulärer Hypertrophie (Kofotolis et al. 2005), Overflow (Arai et al. 2001) und mit muskulärem Output (Marek et al. 2005). In einem Review empfehlen die Verfasser in Bezug auf Patienten mit Schulterinstabilität PNF und funktionelle Übungen (Myers u. Lephart 2000). Sechs randomisierte kontrollierte Studien (RCT) sind gefunden worden. Die thematische Spannbreite dieser Arbeiten reicht u.a. von Patienten mit patellofemoralem Schmerzsyndrom (PFPS) (Schneider et al. 2001), über Patienten mit Kreuzschmerzen (Epifanov u. Shuliakovskii 2000), Senioren mit reduzierter allgemeiner Aktivität und Flexibilität (Klein u. Stone 2002), bis hin zum muskulären Output bei Sportlern (Church et al. 2001). Drei Texte beschreiben, wie das PNF-Konzept angewandt werden kann bei Patienten mit lumbaler Instabilität (Johnson u. Johnson 2002), Schulterinstabilität (Magarey u. Jones 2003) und unter Berücksichtigung von Muskelketten (Mc Mullen u. Uhl 2000).

PNF-Entspannungstechniken

In den zwanzig gefundenen Veröffentlichungen fällt auf, dass die Zielsetzungen der Forschungsarbeiten variieren. Drei Übersichtsarbeiten behandeln den Effekt des Stretchings auf das Bewegungsausmaß (ROM) und auf die muskuläre Entspannung.

- Weerapong et al. 2004,
- Chalmers 2004,
- Sharman et al. 2006.

Zehn randomisierte kontrollierte Studien (RCT) untersuchen die Ausführung von Hold Relax (HR) und/oder Contract Relax (CR) in Bezug auf die Kontraktionsintensität, Kontraktionszeit und die vorbereitete Behandlungssituation.

- Funk et al. 2003,
- Wenos und Konin 2004,
- Davis et al. 2005,
- Feland und Marin 2004,
- Schuback et al. 2004,
- Rowlands und Marginson 2003,
- Bonnar et al. 2004,
- Deccicco und Fisher 2005.
- Bradley et al. 2007,
- Rees et al. 2007.

Sechs klinische Studien können der Grundlagenforschung zugeordnet werden, die sich mit dem Effekt und/oder der Erklärung für das zugenommene Bewegungsausmaß befassen. Der muskuläre Entspannungseffekt wird in allen Studien angezweifelt.

- Moore und Kulkulka 1991,
- Ferber et al. 2002a,
- Ferber R et al. 2002b,
- Carter 2000,
- Olivo und Magee 2006,
- Olivo und Magee 2007.

Eine Veröffentlichung befasst sich mit der Häufigkeit, mit der Physiotherapeuten PNF-Entspannungstechniken einsetzen.

- Sarburg und Schrader 1997.

Bei der Durchsicht der Veröffentlichungen fällt auf, dass viele Untersucher und Autoren PNF als eine Methode einordnen (Church et al. 2001, Schuback et al. 2004). Laut der International PNF Association (IPNFA) ist PNF jedoch umfassender als eine reine Methode, sie ist ein Konzept, das auf eigenen Ideen, einer eigenen Philosophie und logischen klinischen Überlegung basiert (siehe Kapitel 2 und 3). Die Unterschiede in der Terminologie *Methoden sind in ein Konzept integriert* (siehe Prolog) und *Konzept versus Methode* werden deutlich bei der Beschreibung, wie einzelne PNF-Komponenten eingesetzt werden in den klinischen Überlegungen zur Planung einer Behandlungsstrategie. „Methoden" werden hier als eng gefasste Behandlungsausführungen verstanden, die bei verschiedenen Patienten keine individuell notwendigen Variationen zulassen (z. B. Sharman et al. 2006, Olivo u. Magee 2006).

Ein Konzept basiert auf Ideen, philosophischen Gedanken und logischen klinischen Überlegungen. Dies ermöglicht Therapeuten, sich an den Bedürfnissen des Patienten zu orientieren und frei zwischen verschiedenen Methoden und Techniken zu wählen. Die von der IPNFA vorgestellte Vorgehensweise nach dem PNF-Konzept basiert wie bereits erwähnt auf einer Philosophie und einem Set von Prinzipien (siehe Kapitel 2 und 3). Die Wahl einer Behandlungsstrategie ist abhängig vom Einsatz dieser Grundprinzipien zur Realisierung der spezifischen Ziele des Patienten. Die Ziele basieren wiederum auf klinischen Überlegungen und sind mit der beschriebenen Philosophie verbunden. Aufgrund dieser Überlegungen wird die PNF-Technik ausgewählt, diese Komponente kann als „Methode" gesehen werden. Auch das Ausführen der Technik ist immer noch in die Philosophie und Grundprinzipien eingebettet.

Die vorliegenden Studien lassen die Schlussfolgerung zu, dass in vielen Studien nicht das PNF-Konzept eingesetzt wurde, sondern nur vom Konzept losgelöste Methoden (z. B. Sharman et al. 2006, Olivo u. Magee 2006, Kofotolis u. Eleftherios 2006). Deshalb sollten die Studienergebnisse nur in Bezug auf die spezifischen Komponenten des PNF-Konzeptes betrachtet werden.

Da das Konzept jeweils individuell an die Erfordernisse des einzelnen Patienten angepasst wird, ist es sehr schwierig, eine Studie zu gestalten, die die Wirkungsweise des Konzeptes als Ganzes erforschen

Individuell abgestimmte Therapien nach dem PNF-Konzept sind im Grunde nicht vergleichbar.

Die Qualität der Frage beeinflusst die Qualität der Rechercheergebnisse.

kann. Denn unterschiedliche therapeutische Vorgehensweisen innerhalb einer Studie können streng wissenschaftlich gesehen nicht miteinander verglichen werden.

5.2.2 PNF in der evidenzbasierten Praxis

Das Suchen nach wissenschaftlichen Belegen oder Beweisen für die Wirksamkeit bestimmter physiotherapeutischer Behandlungen (EBP) beginnt mit dem Stellen der richtigen Fragen (Sackett 1998). Beispielsweise:

Frage 1: Ist eine spezielle Maßnahme sinnvoll für meinen Patienten?

Damit verbunden sind weitere Fragen. Welche spezielle Maßnahme ist für diesen speziellen Patienten notwendig und geeignet? Ist bei einem Patient mit Totalendoprothese als Ersatz des Hüftgelenks die Quadrizepskräftigung sinnvoll, um eine Ganginstabilität zu beseitigen?
Findet die Therapeutin zu den Begriffen *Kräftigung, Ganginstabilität* und *Totalendoprothese* des Hüftgelenks positive Studien, dann ist diese Maßnahme für diesen Patienten geeignet. Studien dieser Art enthalten häufig keine genaueren Angaben zur Art und Weise der Kräftigung. Der Leser erfährt nicht, ob die Kräftigung mittels PNF der Kräftigung durch andere therapeutische Vorgehensweisen entspricht.

Frage 2: Ist eine spezielle Methode/Technik besser als eine andere, um die Ganginstabilität eines Patienten mit Totalendoprothese des Hüftgelenks zu beseitigen?

Ist Kräftigung nach PNF mittels Combinations of Isotonics im Bewegungsmuster Extension/Abduktion/Innenrotation in geschlossener Kette effektiver/wirksamer als Kräftigung mittels Fitnessgeräten für die Abduktoren, um eine Ganginstabilität bei Patienten mit einer Totalendoprothese des Hüftgelenks zu vermindern?
Nicht nur die konkrete therapeutische Arbeit, auch eine Studie lässt sich mit der oben gestellten Frage viel spezifischer konstruieren als mit der ersten Frage. Leider werden in der Forschung kaum derartige wissenschaftliche Fragen gestellt, daher sind bisher nur wenig spezifische physiotherapeutische Maßnahmen richtig erforscht worden. Bedenkt man jedoch, dass die meisten Konzepte die Freiheit beinhalten, Therapieeinheiten auf unterschiedliche Art und Weise zu gestalten, dann ist gut nachvollziehbar, dass es ungemein schwierig ist, ein sinnvolles Studiendesign zu entwickeln, das gleichzeitig dem therapeutischen Alltag entspricht.

5.2.3 PNF-orientierte Studien

Allgemeine Studien z. B. zum motorischen Lernen (motor learning) zeigen, dass physiotherapeutische Übungen den Erhalt oder die Besserung von Fertigkeiten positiv beeinflussen (z. B. Winstein 1991, Krebs et al. 2002, Woollacott u. Tang 1997). Es geht in diesen Studien um Balance erfordernde Aktivitäten wie Sitzen und Stehen, Aktivitäten wie Aufstehen, Gehen, Reichen und Greifen. Häufig wird in diesen Studien weder das eingesetzte therapeutische Konzept genannt noch das spezifische therapeutische Vorgehen (Übungen) beschrieben (z. B. Winstein 1991, Krebs et al. 2002, Woollacott u. Tang 1997). Im Folgenden stelle ich Studien vor, die sich ausdrücklich mit dem PNF-Konzept auseinandersetzen.

Motorisches Lernen

Einige Studien haben das PNF-Konzept erforscht in Bezug auf das Erlernen oder Verbessern von Fertigkeiten. So haben beispielsweise Shimura und Kasai (2002) in ihrer Studie zur Grundlagenforschung die motorischen Gehirnpotenziale von Probanden gemessen, die sich innerhalb und außerhalb eines PNF-Musters bewegten. Sie zeigten, dass es vorteilhaft ist im PNF-Muster zu trainieren, weil mehr Potenziale aktiviert werden. Arai et al. (2001) haben durch ihre Studie im Bereich der Grundlagenforschung herausgefunden, dass der Trainingseffekt auf der kontralateralen, betroffenen Körperseite größer ist, wenn Patienten auf der gesunden Seite in einem PNF-Muster üben, als wenn sie außerhalb des Musters üben.
Cilento (2006) hat im Rahmen einer randomisierten kontrollierten Studie (RCT) bei Senioren verglichen, welche Übungsstrategie für das Aufstehen von einem Stuhl effektiver ist. Sie verglich das PNF-Konzept, klassisches Üben, funktionelles Training und verbale Instruktion. Das Üben nach dem PNF-Konzept und funktionelles Üben zeigten gegenüber den anderen Vorgehensweisen einen signifikanten Vorteil. Die Senioren dieser Gruppe verbesserten sich um 13 bis 39 % im Vergleich zur Kontrollgruppe. Gemessen wurde mit international anerkannten Tests, wie der TGUG-Test (Timed get

up and go test), Functional Reach Test, Sit to Stand to Sit test etc. Übersichtsarbeiten (Metaanalysen, systematische Reviews) zum motorischen Lernen und PNF sind nicht bekannt.

Gangschulung

In den letzten 15 Jahren sind zwei kleine klinische Studien zur Gangqualität durchgeführt worden. Wang (1994) hat hemiplegische Patienten in ein striktes PNF-Programm aufgenommen und den Effekt auf Ganggeschwindigkeit und Gangrhythmus gemessen. Sowohl die Geschwindigkeit als auch der Rhythmus verbesserten sich. Mirek et al. (2003) führten ebenfalls eine PNF-bezogene Studie durch, allerdings mit an Parkinson erkrankten Patienten. Sowohl die Gehgeschwindigkeit als auch der Gangrhythmus verbesserten sich. In beiden Studien wurde nur eine kleine Patientengruppe untersucht, sodass die Resultate nicht zu verallgemeinern sind.
Yigiter et al. (2002) führten eine randomisierte kontrollierte Studie (RCT) mit 50 Patienten nach Amputation des Oberschenkels durch. In dieser Studie erreichten die Patienten der PNF-Gruppe bessere Resultate als die Patienten der Kontrollgruppe, die eine traditionelle Übungstherapie absolvierten.

Patienten nach Schlaganfall

Es liegen mehrere systematische Reviews zum Thema Patienten nach Schlaganfall vor, die konzeptübergreifend sind. Aus ihnen geht hervor, dass kein spezielles Konzept einen größeren Effekt hat als klassische Übungstherapien – aber auch keinen geringeren Effekt. Vorteil eines speziellen Konzeptes ist das klare therapeutische Vorgehen, das Spielraum für individuelle therapeutische Entscheidungen lässt. Häufig wird empfohlen, das kostengünstigste Konzept anzuwenden. Allerdings nennen die Autoren kein konkretes Konzept.

ADL und Sport

Die bereits vorgestellten Studien von Arai et al. (2001) sowie Shimura und Kasai (2002) zeigten, dass motorisches Lernen innerhalb von PNF-Mustern zu günstigen Effekten für das Erlernen von Alltagstätigkeiten führt. Kofotolis und Eleftherios (2006) haben in einer Studie mit Patientinnen, die unter Rückenschmerzen im Bereich der LWS litten, nachgewiesen, dass die funktionelle Stabilität durch den Einsatz von PNF zunimmt (Stabilisierende Umkehr und Agonistische Umkehr – Combinations of Isotonics). Myers und Lephart (2000) empfehlen PNF in die Behandlung von Athleten mit Schulterbeschwerden einzubeziehen. Für Patienten mit unspezifischen Rückenschmerzen oder mit Beschwerden aufgrund einer lumbalen Instabilität empfehlen Johnson und Johnson (2002), PNF und Manuelle Therapie zu kombinieren.

Entspannungstechniken Hold Relax und Contract Relax

Sharman et al. (2006) veröffentlichten einen Review zu den Entspannungstechniken des PNF-Konzeptes. Sie schlussfolgern, dass der Einsatz von Entspannungstechniken zu deutlichen Effekten im Hinblick auf die Zunahme des Bewegungsausmaßes (ROM) führt und dass sie die effektivsten Techniken sind, um es direkt zu vergrößern.
Sharman et al. (2006) stellen außerdem fest, dass es viele verschiedene Beschreibungen für PNF-Stretching gibt, wodurch eine Definition nur unzureichend möglich ist. (Anmerkung: Im englischen / amerikanischen Sprachgebrauch bedeutet der Begriff PNF-Stretching auch postisometrische Relaxation ohne in Mustern zu arbeiten. Für Forscher, die nicht aus der Physiotherapie kommen, ist die Definition wahrscheinlich deshalb unklar.) Sie plädieren für die Entwicklung einer einheitlichen Beschreibung. Wenn die Annahme richtig sein sollte, dass Dehnungswahrnehmung und Toleranzmodulation die zutreffenden Erklärungen für den Effekt sind, dann müsste nach Meinung der Autoren die Richtigkeit des Namens „PNF" angezweifelt werden.
Meiner Meinung nach verdeutlichen diese letzten Schlussfolgerungen der Autoren nochmals, dass unter Forschern nicht (ausreichend) bekannt ist, dass es einheitliche Beschreibungen von den offiziellen Vertretern des PNF-Konzeptes gibt: von der IPNFA. (Diese Beschreibungen des Konzeptes legt das „Educational Committee" er IPNFA in Absprache mit den Instruktoren fest. Nachzulesen sind sie bei Adler et al. (2008), *PNF in Practice.* Dieses Buch wird kontinuierlich anhand der Absprachen verbessert und aktualisiert). Hinzu kommt, dass nochmals deutlich wird, dass nur ein Teil des Konzeptes erforscht und diskutiert wurde, ohne das Konzept als Ganzes zu sehen und zu verstehen.

Zusammenfassung

Das PNF-Konzept lernen Therapeuten bereits während ihrer Berufsausbildung kennen. PNF-Weiterbildungen werden in Deutschland berufsbegleitend angeboten, in den USA kann das PNF-Konzept in mehrmonatigen Lehrgängen erlernt werden. Ziel der Weiterbildung ist, dass die Teilnehmer lernen, differenzierte Untersuchungen, Evaluationen und Behandlungen durchzuführen bzw. die Potenziale von Patienten zu erkennen und diese für die Verbesserung von Störungen therapeutisch zu nutzen. In Deutschland berechtigt die erfolgreiche Teilnahme an der PNF-Weiterbildung bei einem (ebenfalls) von der IKK (federführend für alle deutschen Krankenkassen) anerkannten PNF-Fachlehrer und bei entsprechender ärztlicher Verordnung zur Abrechnung der Position KG-Neuro.

Kapitel 5.2 *Forschungsnachweise* basiert auf einer Literaturstudie und bezieht sich auf 46 für das PNF-Konzept bedeutsame Veröffentlichungen: Motorisches Lernen innerhalb des PNF-Konzeptes erhält oder verbessert Fertigkeiten bzw. Aktivitäten. Das Bewegen in PNF-Mustern aktiviert mehr Gehirnpotenziale und erzielt beim Üben der nicht-betroffenen Seite mehr Effekte für die betroffene kontralaterale Seite. Bei Patienten mit Hemiplegie bzw. Parkinson verbessern sich Geschwindigkeit und Rhythmus des Gehens durch den Einsatz von PNF. Auch für die Behandlung von Sportlern mit Schulterinstabilitäten wird PNF empfohlen. Hold Relax und Contract Relax sind sehr effektive Techniken, um das muskuläre Bewergungsausmaß zu verbessern.

Bei vielen Studien stößt man auf die Schwierigkeit, dass nur einzelne Komponenten des Konzeptes oder vom Konzept losgelöste Methoden untersucht werden. Charakteristisch für das Konzept ist, dass Methoden und Techniken individuell für den Patienten ausgewählt und auf ihn abgestimmt werden. Das erschwert die Vergleichbarkeit der Vorgehensweisen und der Ergebnisse verschiedener Behandlungen und somit das wissenschaftliche Arbeiten.

Literatur

Kapitel 5.1

Ausbildungs- und Prüfungsverordnung für Ergotherapeutinnen und Ergotherapeuten (Ergotherapeuten-Ausbildungs- und Prüfungsverordnung – ErgThAPrV) vom 02.08.1999 (BGBl. I S. 1731), zuletzt geändert durch Artikel 5 des Gesetzes vom 23.03.2005 (BGBl. I S. 931).

Carson RG. Changes in muscle coordination with training. J Appl Physiol. 2006;101: 1506.

Gemeinsame Rahmenempfehlungen nach § 125 Abs. 1 SGB V vom 1. August 2001 zwischen den Spitzenverbänden der Krankenkassen und den maßgeblichen Spitzenorganisationen der Heilmittelerbringer auf Bundesebene. Anlage 3, Punkt 7: Anforderungen an die Abgabe und Abrechnung von besonderen Maßnahmen in der Physiotherapie; 17. Januar 2005.

Heise KF, Welling A. Forschungsnachweise – Forschungsbedarf. In: Viebrock H, Forst B. Bobath. Stuttgart: Thieme; 2008.

IPNFA, International PNF Association. www.ipnfa.org. Abruf: 19.04.2008.

Knott M, Voss DE. Proprioceptive Neuromuscular Facilitation – Patterns and Techniques. New York: Harper and Brothers; 1956.

McNamara A, Tegenthoff M, Dinse H, Büchel C, Binkofski F, Ragert P. Increased functional connectivity is crucial for learning novel muscle synergies. Neuroimage. 2007;3: 1121.

Ramachandran VS. Eine kurze Reise durch Geist und Gehirn. Reinbek: Rowohlt; 2005.

WHO, DIMDI, Hrsg. ICF – Internationale Klassifikation der Funktionsfähigkeit, Behinderung und Gesundheit. Genf: 2005.

Kapitel 5.2

Adler S, Beckers D, Buck M. PNF in Practice. 3. Auflage. Heidelberg: Springer Medizin, 2008.

Arai M, Shimizu H, Shimizu M, Tanaka Y, Yanagisawa K. Effects of the use of cross-education to the affected side through various resistive exercises of the sound side and settings of the length of the affected muscles. Hiroshima journal of medical science. 2001;3: 65–73.

Bonnar BP, Deivert RG, Gould TE. The relationship between isometric contraction durations during hold-relax stretching and improvement of hamstring flexibility. Journal sports medicine and physical fitness 2004;3: 258–261.

Bradley PS, Olsen PD, Portas MD. The effect of static, ballistic and PNF stretching on vertical jump performance. Jo. Strength cond. Research. 2007; 1: 223–226.

Carter AM, Kinzey SJ, Chitwood LF, Cole JL. PNF decreases muscle activity during the stretch reflex in selected posterior thigh muscles. Journal of sport rehabilitation. 2000;9: 269–278.

Chalmers G. Re-examination of the possible role of Golgi tendon organ and muscle spindle reflexes in proprioceptive neuromuscular facilitation muscle stretching. Sports biomechanics. 2004;1: 159–183.

Church JB, Wiggins MS, Moode FM, Crist R. Effect of warm-up and flexibility treatments on vertical jump performance Jo. Strength cond. Research. 2001;3: 332–336.

Cilento M de Barros Ribeiro. Evaluation of the efficacy of training protocols for the sit to stand activity in elderly women. 2006.

Cornelius WL, Jensen RL, Odell ME. Effects of PNF stretching phases on acute arterial blood pressure. Can. Jo. Appl Physiology. 1995;2: 222–229.

Davis DS, Ashby PE, Mc Cale KL, Mc Quain JA, Wine JM. The effectiveness of 3 stretching techniques on hamstring flexibility using consistent stretching parameters. Journal of strength and conditioning research. 2005;1: 27–32.

Deccicco PV, Fisher FM. The effects of proprioceptive neuromuscular facilitation stretching on shoulder range of motion in overhand athletes. Journal of sports medicine and physical fitness. 2005;2: 183–187.

Duncan P et al. A Randomized, controlled pilot study of a home – based exercise program for individuals with mild and moderate stroke. Stroke.1998;29: 2055–2060.

Duncan P et al. RCT of therapeutic exercise in subacute stroke. Stroke. 2003;34: 2173–2180.

Epifanov VA, Shuliakovskii VV. The rehabilitative therapy of patients with osteochondrosis of the cervical spine and manifestations of hypermobility by means of therapeutic physical exercise. Vopr Kurortol Fizioter Lech Fiz Kult. 2000;1: 8–11 (Russian).

Ernst E. A review of stroke rehabilitation and physiotherapy. Stroke.1990;21: 1081–1085.

Feland JB, Marin HN. Effect of sub maximal contraction intensity in contract-relax proprioceptive neuromuscular facilitation stretching. British journal of sports medicine. 2004.

Ferber R, Gravelle DC, Osternig LR. Effect of PNF stretch techniques on trained and untrained older adults. Journal of aging and physical activity. 2002a;10: 132–142.

Ferber R, Osternig LR, Gravelle DC. Effect of PNF stretch techniques on knee flexor muscle EMG activity in older adults. Journal of electromyography and kinesiology. 2002b;12: 391–397.

Funk DC, Swank AM, Mikla BM, Fagan TA, Farr BK. Impact of prior exercise on hamstring flexibility: a comparison of proprioceptive neuromuscular facilitation and static stretching. Journal of strength and conditioning research. 2003;3: 489–492.

Gabriel DA, Kamen G, Frost G. Neural Adaptations to Resistive Exercise, mechanisms and recommendations for training practices. Sports Med. 2006; 2:133–149.

Godges JJ, Matsen-Bell M, Thorpe D, Shah D. The immediate effects of soft tissue mobilization with proprioceptive neuromuscular facilitation on glenohumeral external rotation and overhead reach. Journal of orthopedics sports and Physical Therapy. 2003;12: 713–718.

Johnson GS, Johnson VS. The application of the principles and procedures of PNF for the care of lumbar spinal instabilities. The Journal of manual and Manipulative therapy. 2002;2: 83–105.

Klein DA, Stone WJ et al. PNF training and physical function in assisted living older adults. Journal of aging and physical activity. 2002;10: 476–488.

Kofotolis N, Eleftherios K. Effects of two 4-week PNF programs on muscle endurance, flexibility, and functional performance in women with CLBP. Physical Therapy. 2006;7: 1001–1012.

Kofotolis N, Vrabas IS, Vamvakoudis E, Papanikolaou A, Mandroukas K. Proprioceptive neuromuscular facilitation training induced alterations in muscle fiber type and cross sectional area. British Journal of Sports Medicine. 2005;3: 11.

Kraft GH, Fitts SS, Hammond MC. Techniques to improve function of the arm and hand in chronic hemiplegia. Arch. Phys. Med. Rehabilitation. 1992;3: 220–227.

Krebs DE, Goldvasser D, Lockert JD, Porty LG, Gill-Body KM. Is base of support greater in unsteady gait? Physical Therapy. 2002;2: 138–147.

Lee TD, Swanson LR, Hall AL. What is repeated in a repetition? Effects of practice conditions on motor skill acquisition. Physical Therapy. 1991;71: 150–156.

Luke C, Dodd KJ, Brock K. Outcomes of the Bobath concept on upper limb recovery follwing stroke. Clinical Rehabilitation. 2004;18: 888–898.

Magarey ME, Jones MA. Dynamic evaluation and early management of altered motor control around the shoulder complex. Manual Therapy. 2003;4: 195–206.

Marek SM et al. Acute effects of static and PNF stretching on muscle strength and power output. Journal of athletic training. 2005;2: 94–103.

Mc Mullen J, Uhl TL. A kinetic chain approach for shoulder rehabilitation. Journal of athletic training. 2000;3: 329–337.

Mirek E et al. Przydatnosc trójwymiarowej analizy lokomocji dla usprawniania ruchowego metoda PNF chorych na chorobe Parkinsona. Neurol. Neurochir. Poland. 2003;5: 89–102.

Moore MA, Kulkulka CG. Depression of Hoffmann reflexes following voluntary contraction and implications for proprioceptive neuromuscular facilitation therapy. Physical Therapy.1991;4: 321–329; discussion 329–333.

Mulder T. A process-oriented model of human motor behaviour: toward a theory-based rehabilitation approuch. Physical Therapy. 1991;2: 82–89.

Myers JB, Lephart SM. The role of the sensorimotor system in the athletic shoulder. Journal of athletic training. 2000;3: 351–363.

Namura M, Motoyoshi M, Namura Y, Shimizu N. The effects of PNF training on the facial profile. Journal Oral Sci. 2008; 1:45–51.

Nitz J, Burke B. A study of the facilitation of respiration in myotonic dystrophy. Physiotherapy research international. 2002;4: 228–238.

Olivo SA, Magee DJ. Electromyographic activity of the masticatory and cervical muscles during resisted jaw opening movement. Journal of oral rehabilitation. 2007; 34: 184–194.

Olivo SA, Magee DJ. Electromyographic assessment of the activity of the masticatory using the agonist contract – antagonist relax technique (AC) and contract – relax technique (CR). Manual therapy. 2006;2: 136–145.

Pohl M, Mehrholz J, Ritschel C, Rückriem S. Speed dependent treadmill training in ambulatory hemiparetic stroke patients: A RCT. Stroke. 2002;33: 553–558.

Rees SR, Murphy AJ, Watsford ML, McLachlan KA, Coutts EJ. Effects on PNF stretching on stiffness and force producing characteristics of the ankle in active women. Jo. Strength cond. Research. 2007; 2: 572–577.

Reichel HS. PNF: Gangschulung. Sportverletzung, Sportschaden. 1996;10: A11–A20.

Rowlands AV, Marginson VF, Lee J. Chronic flexibility gains: effect of isometric contraction duration during proprioceptive neuromuscular facilitation stretching techniques. Research Quarterly Exercise and sports 2003;1: 47–51.

Sackett DL. Getting research findings into practice. BMJ. 1998;317: 339–342.

Sackett DL, Rosenberg WMC, Gray JAM, Haynes RB, Richardson WS. Evidence based medicine: what it is and what it isn't. BMJ. 1996;312: 71–72.

Sackett DL, Straus SE, Richardson WS et al. Evidence-Based Medicine: How to Practice and Teach EBM. 2nd ed. Edinburgh: Churchill Livingstone Inc; 2000.

Sahrman MJ, Cresswell AG, Riek S. Proprioceptive neuromuscular facilitation stretching, Mechanisms and clinical implications. Sports Med. 2006;11: 929–939.

Sarburg PR, Schrader JW. Proprioceptive Neuromuscular Facilitation Techniques in Sports Medicine: A Reassessment. Journal of athletic training. 1997;1: 34–39.

Schneider F, Laps K, Wagner S. Chronic patello femoral pain syndrome: alternatives for cases of therapy resistance. Knee surgery sports traumatology arthroscopy. 2001;9: 290–295.

Schuback B, Hooper J, Salisburg L. A comparison of a self stretch incorporating PNF components and a therapist applied PNF technique on hamstring flexibility. Physiotherapy. 2004;3: 151–157.

Shimura K, Kasai T. Effects of proprioceptive neuromuscular facilitation on the initiation of voluntary movement and motor evoked potentials in upper limb muscles. Human movement science. 2002;1: 101–113.

Smedes F. Is there support for the PNF Concept? A literature search on electronically databases. www.ipnfa.org. 2006, Oktober, updated 2007, 2008.

Wang RY. The effect of proprioceptive neuromuscular facilitation in case of patients with hemiplegia of long and short duration. Physical Therapy; 1994;12: 25–32.

Weerapong P, Hume PA, Kolt GS. Stretching: mechanisms and benefits for sport performance and injury prevention. Physical Therapy Reviews. 2004;9: 189–206.

Wenos DL, Konin JG. Controlled warm-up intensity enhances hip range of motion. Journal of strength and conditioning research. 2004;3: 529–533.

Winstein CJ. Knowledge of results and motor learning – Implications for physical therapy. Physical Therapy. 1991;71: 140–149.

Woollacott MH, Tang PF. Balance control during walking in older adults: research and its implications. Physical Therapy. 1997;6: 646–660.

Yigiter K, Sener G, Erbahceci F, Bayar K, Ülger ÖG, Akodogan S. A comparison of traditional prosthetic training versus PNF resistive gait training with trans-femoral amputees. Prosthetics and orthotics international. 2002;26: 213–217.

Kapitel 6

6 Internationale Bedeutung des Konzeptes

Renata Horst und Nicola Fischer

Einführung

Das PNF-Konzept ist heute weltweit verbreitet und organisiert. In vielen Ländern ist PNF in den physiotherapeutischen Aus- und Weiterbildungssystemen fest verankert. Kapitel 6 stellt die internationale Vereinigung der PNF-Therapeuten, die IPNFA, vor und die Situation in einigen ausgewählten Ländern. Dabei gehen die Autorinnen den Fragen nach, wie die Ausbildungs- und Weiterbildungssituation im Hinblick auf das PNF-Konzept in den verschiedenen Ländern ist, wie PNF in das jeweilige Gesundheitssystem eingebunden ist und wie die Entwicklungschancen in den verschiedenen Ländern eingeschätzt werden.

6.1 Internationale Verbreitung

Das ursprünglich in Vallejo, Kalifornien (USA), entwickelte PNF-Konzept ist inzwischen weltweit verbreitet. Außer in den USA ist PNF auch in Südamerika, Asien und Europa bekannt. In Südamerika bieten PNF-Instruktoren Kurse in Argentinien und Brasilien an. In Asien sind China, Japan, Hong Kong und Korea vertreten. Besonders stark verbreitet ist PNF in Europa, hier handelt es sich um die Schweiz, Österreich, Deutschland, die Niederlande, Belgien, Schweden, Polen, Ungarn, Slowenien, Serbien, Kroatien und Griechenland. In dieser internationalen Gemeinschaft ist durch Israel auch der Mittlere Osten vertreten (IPNFA 2008).

6.2 International PNF Association

PNF-Instruktoren verschiedener Länder trafen sich erstmalig 1985 in Bad Ragaz (Schweiz) und gründeten eine Instruktorengruppe. Da sich dieser Gruppe immer mehr PNF-Therapeuten anschlossen, wurde 1990 die *International PNF Association* (IPNFA) gegründet. Die IPNFA ist keine reine Instruktorengruppe, sondern steht allen an PNF interessierten Therapeuten offen. Zu den wesentlichen Aufgaben der IPNFA gehören das Sichern der Konzeptqualität sowie das Weiterentwickeln und Verbreiten des Konzeptes (IPNFA 2008).

Aktuelle Ziele und Maßnahmen der IPNFA sind:

- Sichern des erreichten Status quo und kontinuierliches Verbessern der
- Konzeptqualität (z. B. Integrieren neuer wissenschaftlicher Erkenntnisse),
- PNF-Weiterbildungsmaßnahmen (z. B. Anpassen der Kursunterlagen),
- Instruktorenausbildung,
- Fördern der ständigen Weiterentwicklung des PNF-Konzeptes (z. B. Potenziale für die weitere Entwicklung erkennen),
- Anbieten interessanter Informations- und Kontaktmöglichkeiten (z. B. Rundbrief, Kongress),
- Ausbau und internationale Verbreitung der therapeutischen Arbeit nach dem PNF-Konzept.

Für die Mitglieder und Interessierte findet einmal pro Jahr die IPNFA-Konferenz statt. Auf dieser Generalversammlung werden u. a. Beschlüsse für das weitere Vorgehen gefasst. Dass die IPNFA besonderen Wert auf die inhaltliche Qualität des Konzeptes legt, zeigt der sogenannte Ausbildungstag. Die Kongressteilnehmer können sich hier über die neusten Entwicklungen und Erkenntnisse informieren (IPNFA 2008).

6.3 Situation in ausgewählten Ländern

Welche Bedeutung hat das PNF-Konzept in den einzelnen Ländern? Die folgenden Abschnitte stellen Ihnen beispielhaft die Situation in sechs ganz verschiedenen Staaten vor: USA, Japan, Griechenland, Serbien, Polen und Korea.

6.3.1 USA

In den USA werden Studenten der Physiotherapie im Rahmen ihrer Ausbildung in das PNF-Konzept eingeführt. PNF wird in den meisten physiotherapeutischen Ausbildungsstätten in den USA unterrichtet. Die Anzahl der Unterrichtsstunden variiert. Nach ihrem Abschluss haben Physiotherapeuten die Möglichkeit, in landesweit angebotenen Fortbildungskursen ihre Kenntnisse weiter zu vertiefen. IPNFA-Kurse bietet jedoch nur das Kaiser-Foundation Rehabilitation Center (KFRC) unter der Leitung von Tim Josten in Vallejo/Kalifornien (USA) an – der Geburtsort der PNF. Hier finden Kurse für Hochschulabsolventen und Doktoranden statt.

PNF ist in den USA eine anerkannte Gesundheitsleistung und wird von den Kostenträgern als physiotherapeutisches Konzept gefördert (klassifiziert als *neuromuscular re-education*).

US-amerikanische Physiotherapeuten wenden PNF sowohl in der orthopädischen manuellen Therapie als auch in der neurologischen Rehabilitation häufig an. Da es viele verschiedene therapeutische Ansätze gibt, mischen und kombinieren erfahrene Kliniker meistens mehrere Ansätze.

PNF hat sich, unabhängig von der Diagnose, als hocheffektives Therapiekonzept erwiesen. Das Interesse an PNF nimmt in den USA eindeutig immer weiter zu. Immer mehr physiotherapeutische Schulen erhöhen die Anzahl der Unterrichtsstunden, die dem Konzept in den Lehrplänen eingeräumt werden.

6.3.2 Japan

In Japan ist PNF nicht Bestandteil der regulären Basislehrpläne. Es hängt also von den einzelnen Physiotherapie-Schulen ab, ob und in welchem Umfang die Auszubildenden erste Erfahrungen mit dem PNF-Konzept sammeln können.

Die IPNFA ist in Japan noch nicht sehr bekannt, in der Physio- und Ergotherapie wird sie jedoch allmählich bekannter. Daher werden bisher erst vereinzelt von der IPNFA organisierte Kurse zur Weiterbildung angeboten. Japanische Fachliteratur über PNF ist erhältlich.

Für viele Physio- und Ergotherapeuten ist PNF zwar ein effektives Therapiekonzept, das sich insbesondere für orthopädische und neurologische Patienten eignet, die Kostenträger unterstützen es als physiotherapeutisches Konzept jedoch nicht. Es ist also in erster Linie vom einzelnen Therapeuten abhängig, ob er nach dem PNF-Konzept arbeitet bzw. einzelne Methoden und Techniken einsetzt. Viele Therapeuten interessieren sich für PNF. Nach Meinung des japanischen IPNFA-Instruktors, Shigeyuki Ichikawa würden vermehrte Kursangebote und Informationen die Entwicklung des Konzeptes in Japan positiv beeinflussen.

6.3.3 Korea

In Korea ist PNF ein fester Bestandteil des regulären Ausbildungslehrplans. Der jeweilige Stundenumfang des Unterrichts ist jedoch den einzelnen Ausbildungsstätten überlassen, er beträgt zwischen 32 bis 64 Stunden. Nach der Fachhochschul- bzw. Hochschulausbildung zum Physiotherapeuten nutzen viele Kollegen die Möglichkeit, an 20-stündigen PNF-Basislehrgängen teilzunehmen. Koreanische Dozenten, die eine IPNFA-Weiterbildung absolviert haben, unterrichten sie in diesen Lehrgängen. So steigen die meisten Teilnehmer auf einem sehr hohen Niveau ein, wenn sie die von der IPNFA organisierten und durchgeführten Kurse beginnen. Die IPNFA führt in Korea 8–10 Grundkurse und 1–2 Aufbaukurse pro Jahr durch.

Die Kostenträger übernehmen die Kosten für PNF-Behandlungen. Die Entwicklung des PNF-Konzeptes in Korea ist u. a. dem Präsidenten der koreanischen PNF Assoziation, Prof. Sung-Soo Bae, zu verdanken, der selbst in den 70er-Jahren seine Ausbildung in Vallejo (USA) absolviert hat. Mit orthopädischen und insbesondere mit neurologischen Patienten arbeitende Therapeuten setzen Methoden und Techniken des PNF-Konzeptes ein. Gerade in den letzten Jahren hat die Anzahl der Schlaganfallpatienten in Korea stark zugenommen. Ein sehr großes Anwendungsgebiet der PNF ist auch die Behandlung von Kindern und Jugendlichen mit Zerebralparese und nach Schädelhirntrauma. PNF-Therapeuten schätzen die Entwicklungsmöglichkeiten des Konzeptes in Korea sehr positiv ein.

6.3.4 Griechenland

In Griechenland ist PNF Bestandteil des Basislehrplans der Physiotherapie-Schulen. Sie wird im fünften Ausbildungssemester im Zusammenhang mit den neuromuskulären Fazilitationsmethoden in 20 Praxis- und 10 Theoriestunden unterrichtet. Nach der Ausbildung haben die Absolventen die

Box 1

Lebenslauf – Die Verbreitung eines Konzeptes hängt immer vom persönlichen Einsatz Einzelner ab. Dies gilt besonders dann, wenn die Rahmenbedingungen schwierig sind. Miljana Pavlovic (Senior Lecturer, MSc) ist einer dieser Menschen, der wesentlich zum Ausbau des Konzeptes beigetragen hat. Wir möchten sie deshalb hier kurz vorstellen: geboren am 15. Juli 1949, Studium an der medizinischen Hochschule (Abteilung Physiotherapie), 1970 abgeschlossen; Hochschulabschluss an der Fakultät für Rehabilitation 1978; Postgraduierten-Studien zum Thema *Comprehensive approach to the rehabilitation of handicapped* und MSc-Degree an der Abteilung für Social Work Sciences, 1985. Seit 1979 ist sie in der Physiotherapieausbildung tätig. Miljana Pavlovic arbeitete als Physiotherapeutin in der Schweiz/Rheinfelden 1974/75 und Wallenstatberg 1989. Sie absolvierte 1985 einen dreimonatigen PNF-Kurs in Vallejo und war 1991 in Houston an der „Roberts Physical Therapy"-Klinik in Texas tätig. Zurzeit ist sie Senior-Lecturer am College of Applied Health Sciences, Abteilung Physiotherapie, in Belgrad. Sie hält Kurse zum Thema General *Kinesiotherapy* (inklusive PNF) und Vorlesungen über klinische Themen – neuromuskuläre Dysfunktionen, Rheumatologie und kardiovaskuläre Krankheiten. Außerdem übersetzte und veröffentlichte sie „PNF in Practice" von Adler et al. (2000) ins Serbische (PNF u Praksi). Als Autorin verfasste sie vier Handbücher für Physiotherapie-Studenten und viele Arbeitspapiere.

Möglichkeit, ihre PNF-Kenntnisse in von der IPNFA organisierten Kursen zu vertiefen. Jedes Jahr finden mindestens zwei IPNFA-Kurse in Griechenland statt. Fachliteratur zur PNF ist auch in Griechenland erhältlich.

Im griechischen Gesundheitssystem ist PNF zwar als Gesundheitsleistung anerkannt, die Therapie nach dem PNF-Konzept wird jedoch nicht extra vergütet. Viele Ärzte schlagen PNF trotzdem vor und empfehlen die Behandlung nach dem PNF-Konzept.

Griechische Physiotherapeuten setzen PNF im Wesentlichen bei orthopädischen und neurologischen Patienten ein. In den letzten Jahren hat sich die PNF in Griechenland gut entwickelt und wird dies aufgrund ihres Potenzials auch zukünftig tun. Nach Meinung des griechischen PNF-Instruktors, Savvas Mavromoustakos, wären mehr Vorlesungen und Workshops wünschenswert, um die Kollegen in seinem Land mit der Behandlung nach dem PNF-Konzept vertraut zu machen. Zudem vertritt er die Meinung, dass die therapeutische Effektivität der PNF weiter erforscht werden muss. Der Anfang ist bereits gemacht: Er forscht zum Thema PNF für seine Doktorarbeit und mindestens zweimal pro Jahr nehmen führende griechische PNF-Therapeuten an den größten Kongressen in Griechenland teil. Sie halten Vorträge und bieten Workshops für Interessenten an.

6.3.5 Serbien

Auch in der serbischen Ausbildung gehört PNF zu den regulären Bestandteilen des Lehrplans. Die Anzahl der Unterrichtsstunden beträgt 20–25 Stunden. Im Mai 2005 fand der erste von einem IPNFA-Instruktor geleitete Kurs statt. Fachliteratur zur PNF ist in Serbien ebenfalls erhältlich. Es gibt Handbücher und Arbeitsblätter für Studenten der Physiotherapie (siehe Box).

PNF ist in Serbien zwar eine anerkannte Gesundheitsleistung, sie wird jedoch selten angewendet. Zuerst wurde PNF in der Neurologie eingesetzt. Zurzeit unterstützen die serbischen Kostenträger das PNF-Konzept jedoch nicht mehr, weil sie es für zu kostspielig halten. Da in Serbien ständig IPNFA-Instruktoren Kurse durchführen und somit junge Physiotherapeuten ihre Fertigkeiten verbessern, wird die Entwicklung des PNF-Konzeptes in Serbien insgesamt positiv eingeschätzt.

6.3.6 Polen

In Polen ist PNF zwar Bestandteil des Lehrplans, der Stundenumfang ist jedoch eher gering. Die meisten Physiotherapeuten lernen PNF in den IPNFA-Kursen. Pro Jahr finden ca. 50 Grundkurse, 30 Aufbaukurse, 6 klinische Kurse in Polen statt.

Das PNF-Konzept ist fest etabliert. Die Kostenträger unterstützen Kliniken für physiotherapeutische Leistungen besonders, wenn sie PNF-Behandlungen durchführen. Daher sind polnische Kollegen, die eine PNF-Weiterbildung absolviert haben, bei der Arbeitssuche im Vorteil. Die Teilnehmer selbst bekommen keine höhere Vergütung. Sie haben jedoch die Möglichkeit, sich in einer fachlichen Richtung weiter zu spezialisieren bzw. zu qualifizieren, wenn sie einen PNF-Kurs absolviert haben, der von der polnischen Physiotherapie-Organisation anerkannt ist.

Durch die Arbeit der in der IPNFA organisierten Therapeuten in den vergangenen 10 Jahren ist das PNF-Konzept für viele Physiotherapeuten ein therapeutisches Fundament geworden. Sie schätzen das funktionelle Konzept. Sowohl die mit orthopädischen als auch die mit neurologischen Patienten arbeitenden Therapeuten lernen PNF. Mittlerweile finden auch Kurse mit dem Thema „PNF in der Pädiatrie" großen Zuspruch. Der IPNFA-Instruktor Aleksander Lizak meint, dass PNF in Polen inzwischen am Maximum der Entwicklung angelangt ist.

Zusammenfassung

PNF ist heute weltweit verbreitet. Sie ist in den physiotherapeutischen Lehrplänen vieler Länder fest verankert. Im Anschluss an die Ausbildung können Therapeuten die durch die IPNFA organisierten Weiterbildungen absolvieren. Die Kosten für eine PNF-Behandlung werden jedoch nicht in allen Ländern übernommen. Die internationale Vereinheitlichung der Weiterbildungsstrukturen könnte helfen, das bisher erreichte Niveau zu sichern und weiter auszubauen.

Herzlichen Dank an Tim Josten (USA), Shigeyuki Ichikawa (Japan), Sung-soo Bae (Korea), Savvas Mavromoustakos (Griechenland), Miljana Pavlovic (Serbien) und Aleksander Lizak (Polen), die uns geholfen haben, die Informationen für dieses Kapitel zusammenzustellen.

Literatur

International PNF Association, IPNFA. www.ipnfa.org. Abgerufen: 21.7.08.

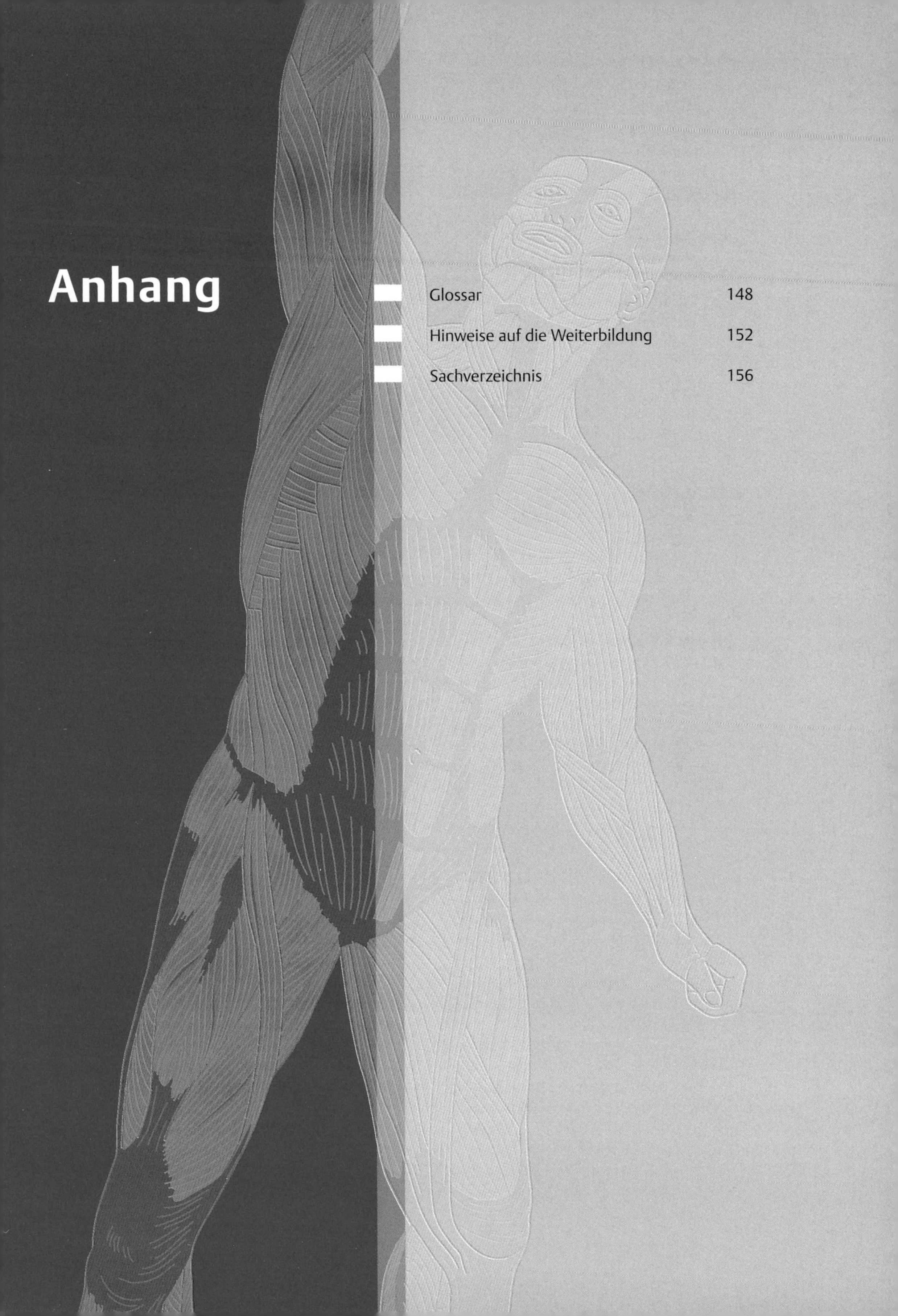

Anhang

Glossar

Agonistische Umkehr. Fazilitieren von wechselnden statischen, exzentrischen und konzentrischen Muskelaktivierungen; die Reihenfolge der Aktivierungen ist frei kombinierbar und vom Ziel abhängig.

Approximation (lat. proximus). In der Mathematik bedeutet Approximation Näherung(swert). Im PNF-Konzept beschreibt der Begriff die Annäherung der Gelenkflächen. Approximation fazilitiert primär Streckersynergien und fördert somit die posturale Kontrolle. Sie wird eingesetzt für Aktivitäten in der geschlossenen Kette → taktile Information.

Bahnung → Fazilitation.

Bewegungsinitiierung. Fördern einer Bewegung, die durch ein Ziel und/oder Motiv bestimmt ist.

Bewegungsmuster (Patterns of Motion). Biomechanisch gekoppelte Bewegungen und neurophysiologisch gekoppelte Muskelaktivitäten, die je nach Alltagsaktivität und Umweltsituation variabel organisiert werden. Im PNF-Konzept werden Bewegungsmuster definiert als spiralförmig verlaufende Fazilitationsmuster, die eine optimale Kontraktion der Hauptkomponenten ermöglichen. Sie können auf den Ebenen Körperstrukturen/-funktionen, Aktivitäten und Partizipation geübt werden.

Bodymechanik. Fazilitiert die Mobilität und/oder Stabilität des Patienten. Das heißt, die Therapeutin muss sich mit dem Patienten bewegen, wenn Mobilität das Ziel ist, und stabil stehen, wenn Stabilität das Ziel ist. Wenn möglich, sollte die Therapeutin immer in der Bewegungsrichtung stehen. Die bestmögliche Bewegungsökonomie ist anzustreben.

Dehnungsreflex. Monosynaptischer Reflex, der durch das Dehnen eines Muskels von Muskelspindeln ausgelöst wird und über die Erregung der Alpha-Motoneurone zur Kontraktion des gedehnten Muskels führt.

Dynamische Umkehr. In einer Synergie folgt auf die dynamische konzentrische Muskelarbeit der Agonisten sofort und ohne Spannungsverlust die dynamische konzentrische Aktivität der Antagonisten. Ziel ist es, die Beschleunigung zu fördern. Durch die dynamische Aktivität in einer Synergie kommt es zu einer Vordehnung der jeweiligen Antagonisten. So kann der Dehnungsverkürzungszyklus genutzt werden.

Exterorezeptoren. Sie ermöglichen die Wahrnehmung der Körperoberflächenberührung. Feine Berührungen, wie Vibrationsreize und Druckreize, werden durch Exterozeptoren an das Gehirn weitergeleitet. Auch Schmerz- und Temperaturwahrnehmungen werden der Exterozeption zugeordnet.

Fazlitation (lat. facilitas: Leichtigkeit). Wiederholte Erregung bestimmter Nervenbahnen erhöht den Wirkungsgrad von Reizen gleicher Stärke oder ermöglicht eine Erregung dieser Nervenbahnen schon aufgrund schwächerer Reize. (Das Phänomen basiert u.a. auf der synaptischen Plastizität). Ziel des PNF-Konzeptes ist es, Alltagsaktivitäten zu ermöglichen oder zu erleichtern. Hierfür werden Muskelketten, die für die jeweilige Aktivität benötigt werden, durch gezielte Reize rekrutiert (fazilitiert).

Feedback. Neurophysiologische Rückmeldung, ob die geplante Bewegung erfolgt oder ob Abweichungen stattfinden. Feedbacks werden aus dem somatosensorischen System gewonnen, das taktile und propriozeptive Wahrnehmungen umfasst. Rückmeldungen erhält der Organismus ebenso vom visuellen und akustischen System.

Feedforward. Entwickeln von Bewegungsplänen mittels Informationen, die dem ZNS „zugefüttert" werden. In diesem Zusammenhang spricht man auch von Feedforwardmechanismen.

Halten – Entspannen. Statisches Kontrahieren gegen den Haltewiderstand der Therapeutin. Der Patient erhält den Auftrag, die Position zu halten. Dabei werden primär *tonische* Muskelfasern rekrutiert → Kontrahieren – Entspannen.

Irradiation (Overflow). Unwillkürliches Überfließen von Aktivität bzw. Bewegung auf Körperteile, das die Willkürbewegung eines anderen Körperteils auslöst. Sherrington beschrieb sie als „simultane Kombination von Reflexen."

Kontrahieren – Entspannen. Statisches Kontrahieren gegen den Haltewiderstand der Therapeutin. Der Patient erhält den Auftrag, gegen diesen Widerstand zu bewegen. Dabei werden primär *phasische* Muskelfasern rekrutiert. Das therapeutische Variieren der Techniken → Halten – Entspannen und Kontrahieren – Entspannen ergibt sich aus dem Zeitfaktor, d. h. aus der Dauer der statischen Haltearbeit oder aus der Wahl der Synergie.

Lumbrikaler Griff. Typische Handstellung mit flektierten Fingergrundgelenken bei gleichzeitig extendierten Mittel- und Endgelenken durch die Aktivierung der Mm. lumbricales. Sie ist flexibel in der Winkelstellung der Grundgelenke, sodass sie adaptiert werden kann an den Umfang der zu greifenden Oberfläche. Ein gezielter exterozeptiver Reiz kann auf die zu aktivierende Muskulatur als Unterstützung für die Bewegungsplanung eingesetzt werden → manueller Kontakt, taktile Information.

Manueller Kontakt. Klare sensorische Information für die zu organisierende Bewegung, die mittels des lumbrikalen Griffes auf der zu fazilitierenden Muskulatur und/oder in die Bewegungsrichtung appliziert wird.

Motorische Kontrolle. Abstimmung des muskuloskeletalen und der neuralen Systeme mit dem Ziel, motorische Strategien zu planen sowie ökonomisch und sicher durchzuführen.

Motorisches Lernen. Aneignen von Fertigkeiten, um gezielte motorische Handlungen in verschiedenen Situationen durchführen zu können. Hierbei kommt es infolge von kurzfristigen funktionellen Veränderungen des motorischen Verhaltens langfristig zu strukturellen Veränderungen der neuronalen Verbindungen.

Overflow → Irradiation.

Patterns of Motion → Bewegungsmuster.

Positiver Einstieg (positive Vorgehensweise). Erkennen der individuellen Potenziale des Patienten, um seine Reserven zu mobilisieren und das Berücksichtigen seiner individuellen Bedürfnisse unter der realistischen Einschätzung seiner Möglichkeiten sowie die darauf abgestimmte Gestaltung der Therapiesituation, in der sinnvolle kontextbezogene Handlungen geübt und gelernt werden.

Propriozeption (lat. proprius: eigen, recipere: aufnehmen). Tiefenwahrnehmung; Propriozeptoren befinden sich auf den Gelenkoberflächen, Sehnen-Muskelinsertionen, Bändern, Gelenkkapseln und Muskelspindeln. Durch sie erhält das ZNS Rückmeldungen über die Stellung des Körpers im Raum, die Stellung der Gelenke und die Spannungszustände der Sehnen und der Muskulatur. Aufgrund dieser Information können notwendige Korrekturen vorgenommen werden.

Räumliche Summation. Gleichzeitige Verwendung von mehreren Stimuli im Sinne der klassischen Konditionierung oder des assoziativen Lernens, damit ein ursprünglich schwacher Stimulus zur gewünschten Aktivität führt → zeitliche Summation.

Reflex. Unwillkürliche, stereotye, automatisch wiederkehrende Reaktion, die durch ein sensorisches Eingangssignal ausgelöst und von einem neuronalen Schaltkreis im Rückenmark hervorgerufen wird (→ Dehnungsreflex). Bedingte Reflexe basieren auf Konditionierungsprozessen und führen zu variablen Verhaltensmustern.

Replikation. Nachahmung; die Therapeutin präpositioniert den Patienten in einer bestimmten Stellung. Hierdurch erhält der Patient propriozeptive Informationen über die Stellung seines Körpers im Raum. Diese Stellung fördert notwendige Muskelspannungen und Gelenkstellungen, um die Position zu halten. Zusätzliche exterozeptive Informationen, bezogen auf die Aufgabe und die Umwelt, werden ebenfalls genutzt. Die Therapeutin erhält Informationen über die passive Beweglichkeit der Gelenke und die Rekrutierfähigkeit der Muskulatur. Sie bewegt den Patienten zurück in die Ausgangsstellung oder bittet ihn, die Position „zu lösen". Die Fähigkeit des Patienten „loszulassen", kann so beurteilt werden. Abschließend wird der Patient aufgefordert, die Position wieder einzunehmen bzw. eine Handlung alleine auszuführen, mit oder ohne Unterstützung des Therapeuten. Dabei wird die aktive Beweglichkeit und Muskelkraft des Patienten quantitativ beurteilt.

Reziproke Inhibition. Wechselseitige Hemmung; koordiniert spezifische Motoneuronrekrutierungen und Muskelaktivitäten, um zielorientiertes Bewegungsverhalten zu ermöglichen. Durch die reziproke Inhibition werden unnötige Aktivitäten unterbunden. Sie dient der Bewegungsökonomisierung.

Rhythmische Bewegungseinleitung. Gleich- und regelmäßige Zielbewegungen, die häufig wiederholt werden bis zur selbstständigen Ausführung der Bewegung durch den Patienten. Vor passiven rhythmischen Bewegungseinleitungen sagt die Therapeutin ein Bewegungsziel an, um Abwehrspannungen zu vermeiden und um einen Lerneffekt zu ermöglichen.

Rhythmische Stabilisation. Applizieren von wechselnden statischen Widerständen. Der Patient erhält den Auftrag, eine Position zu halten. Beim Wechsel der Widerstände bleiben die Hände der Therapeutin auf beiden Synergien. Sie lösen sich nicht vom Körper des Patienten. Anwendung: Schulen der Feedback-Kontrolle, Fördern der muskulären Rekrutierfähigkeit im Sinne der Ko-Kontraktion.

Stabilisierende Umkehr. Applizieren von wechselnden statischen Widerständen. Der Patient erhält den Auftrag, eine Position zu halten oder sich gegen die Therapeutenhand zu bewegen. Dabei wechseln die Hände der Therapeutin von einer Synergie zur anderen, ohne Spannungsverlust.

Stretch. Schnelles Dehnen der Muskeln durch die Therapeutin, um die muskuläre Kontraktion zu verstärken. Günstig ist, den Stretch-Stimulus auf vorgespannte Muskeln zu setzen. So erreicht man die kontraktilen Strukturen, Verletzungen der nicht-kontraktilen Strukturen lassen sich vermeiden und ebenso das Auslösen von Schutzspannungen.

Taktile Information. Mittels des → lumbrikalen Griffs der Therapeutin oder durch Hilfsmittel erteilte Informationen. Dabei berücksichtigt die Therapeutin folgende Aspekte: dort wo nötig, solange wie nötig, jedoch so wenig wie möglich. → Traktion, → Approximation, → Widerstand vermitteln taktile Informationen.

Timing. Reihenfolge und Geschwindigkeit der Motoneuronrekrutierung (intramuskuläre Koordination) und der Muskelaktivierungsfolge (intermuskuläre Koordination), um eine aufgabenspezifische ökonomische Bewegung zu ermöglichen.

Timing for Emphasis. Betonen einer isolierten Bewegung innerhalb einer Synergie. Dominantere Körperteile werden zurückgehalten, um die kortikale Repräsentation und die Aktivität der schwächeren zu fördern. Dazu werden sowohl → zeitliche als auch → räumliche Summationsreize genutzt.

Traktion (lat. trahere: ziehen). Entfernung der Gelenkflächen voneinander durch den Einsatz von Zug. Traktion fazilitiert primär Beugesynergien, insbesondere für Bewegungen in der offenen Kette und wird appliziert bei Bewegungen, die gegen die Schwerkraft erfolgen (→ taktile Information).

Verstärkung. Nutzen von Potenzialen des Patienten, um auf den Ebenen Körperstrukturen/-funktionen und/oder Aktivitäten sowie Partizipation Reserven zu mobilisieren, die motorische Strategien ermöglichen.

Vordehnung. Fazilitieren der Muskelaktivität mittels des Dehnungsverkürzungszyklus, das zu einer besseren Beschleunigung innerhalb der Muskelkette führt. In der geschlossenen Kette wird die Vordehnung durch eine exzentrische Aktivierung erreicht, in der offenen Kette durch eine vorhergehende willkürliche Bewegung in die *Gegensynergie* antagonistische Richtung. Muskeln können auch passiv durch die Therapeutin vorgedehnt werden.

Widerstand. In der Physik versteht man unter „Widerstand" eine der Bewegung entgegengesetzte Kraft. Im PNF-Konzept versteht man darunter einen richtungsweisenden manuellen Führungswiderstand, der in Verbindung mit einer zielmotorischen Aufgabe Informationen für die Bewegungsrichtung erteilt. Auch die Schwerkraft kann im Sinne eines Widerstandes wirken. Widerstand mobilisiert vom Ort der Applikation entfernte, muskuläre Reserven und führt zu vermehrter Motoneuronrekrutierung (→ zeitliche Summation). Er fazilitiert eine flüssige, ökonomische Bewegung in der offenen Kette → taktile Information.

Wiederholter Stretch. Kurzes und schnelles Verlängern von angespannten Muskeln durch die Therapeutin, um über den Dehnungsverkürzungszyklus eine verstärkte Muskelkontraktion zu fördern. Entscheidend ist die Kombination mit einer zielorientierten Aufgabe (z. B. ein Patient will mit der Hand zum Mund, die Therapeutin stretcht den M. biceps brachii).

Wiederholung. Automatisieren von Bewegungen durch häufige Wiederholungen. Motorisches Lernen wird durch das Üben von Aktivitäten gefördert. Patienten erfahren so verschiedene Aspekte der motorischen Kontrolle in unterschiedlichen Situationen. Sie machen Erfahrungen mit der Bewegungsausführung (knowledge of performance) und mit dem Bewegungsergebnis (knowledge of results). Das Planen neuer Bewegungen wird dadurch ebenfalls gefördert.

Zeitliche Summation. Länger andauernde Applikation des Inputs, damit es zur gewünschten Aktivität kommt → räumliche Summation.

Hinweise auf die Weiterbildung

Matthias Schulte

Tab. 1 Kursprogramm IPNFA

Grundkurse Teil I und II Inhalte/Lernbereiche	Voraussetzungen und Dauer
– Einführung in das PNF-Konzept – Neuroanatomie und Neurophysiologie – PNF-Grundprinzipien – PNF-Techniken – PNF-Bewegungsmuster: Nacken, Rumpf und Extremitäten – Fazilitation von Matten- und anderen funktionellen Aktivitäten – Fazilitation des Gehens und gangverwandter Aktivitäten – Gesichts- und Mundrehabilitation und vitale Funktionen – Befundaufnahme, Testverfahren und Behandlung auf Grundlage der PNF-Philosophie und ICF-Terminologie (Demonstration durch den Instruktor und angeleitete Behandlung durch die Teilnehmer)	– Abgeschlossene Physiotherapie-, Ergotherapie- oder Logopädieausbildung – 1 Jahr Berufstätigkeit in Vollzeit, ansonsten keine Anerkennung durch deutsche Krankenkassen – Oder: abgeschlossenes Medizinstudium – 2 × 5 Tage (2 × 50 Unterrichtseinheiten [UE] bzw. 37,5 Zeitstunden)
Aufbaukurs 3A/B	
– Problemlösendes Arbeiten durch zielorientierte Unterrichtsmethoden – Wiederholung der Inhalte aus GK I und II – Adäquate Kombination aller Grundprinzipien – Adäquate Auswahl und Kombination der Techniken – Variationen und Kombinationen der Bewegungsmuster in verschiedenen Ausgangsstellungen und mit verschiedenen Techniken – Fortgeschrittene Mattenaktivitäten auch mit labiler Unterstützungsfläche mit allen Techniken – Integration der Grundsätze des motorischen Lernens – Fortgeschrittenes Gangtraining für unterschiedliche Gangstörungen und Spastizität – PNF mit funktionellen und zielorientierten Aufgaben, angepasst an Aktivitäten des täglichen Lebens, Demonstration von Doppelaufgaben eingeschlossen – Stimulation zielorientierten Denkens und Planens	– Grundkurs vor 6 Monaten abgeschlossen – 5 Tage (49,33 UE oder 37 Zeitstunden)

Aufbaukurs 4	
– Klinischer Kurs, der die Behandlung von Patienten einer spezifischen diagnostischen Gruppe betont (z. B. PNF in der Neurologie, PNF in der Orthopädie)	– Kurs 3A vor 6 Monaten erfolgreich abgeschlossen – 5 Tage (49,33 UE oder 37 Zeitstunden)
Aufbaukurs 5	
– Klinischer Kurs, in dem die Behandlung von Patienten verschiedener diagnostischer Gruppen im Vordergrund steht – Wiederholen und Vertiefen sämtlicher bisher erarbeiteten Kursinhalte – Unterricht ausschließlich durch Senior-Instruktoren – Teilnehmer schließen nach erfolgreich bestandener Prüfung ab mit „IPNFA certified PNF-Therapist“ Weitere Informationen: www.ipnfa.org	– Kurs 3B oder 4 vor 6 Monaten erfolgreich abgeschlossen – 5 Tage (49,33 UE oder 37 Zeitstunden)

Tab. 2 Kursprogramm „von Spitzenverbänden der Krankenkassen anerkannte Kurse“ (gilt nur für Deutschland)

Grund- und Aufbaukurs	Voraussetzungen und Dauer
– Vermittlung der praktischen, indikationsbezogenen Anwendung ((► des PNF-Konzeptes)) – Patientendemonstrationen bzw. eigene Behandlungen durch die Teilnehmer – Praxisbegleitende Theorie 15–25 % der Unterrichtseinheiten – Die Teilnehmer sollen nach Abschluss der Weiterbildung in der Lage sein, die Physiotherapie nach PNF bei der Behandlung von nach Abschluss der Hirnreife erworbenen zentralen Bewegungsstörungen eigenständig und zielgerichtet einzusetzen – Zusammenhänge der funktionellen Anatomie und der Biomechanik als Grundlage der PNF-Methoden – Zusammenhänge der funktionellen Neuroanatomie und Neurophysiologie – Indikationsbezogene, befundorientierte Auswahl und alltagsspezifische Anwendung der PNF-Bewegungsmuster und Techniken – Bewegungsmuster mit weiterlaufenden Bewegungen über mehrere Gelenke und Muskelketten; befundorientierte Anwendung in den einzelnen Körperregionen – Therapie im orofazialen Bereich – Ganganalyse und Gangschule – Befunderhebung, Erstellung eines Behandlungsplanes, Dokumentation, Testverfahren Weitere Informationen: www.ikk.de	– Abgeschlossene Berufsausbildung als Physiotherapeutin bzw. Physiotherapeut – 1 Jahr Berufstätigkeit in Vollzeit, ansonsten keine Anerkennung durch deutsche Krankenkassen – Mindestens 120 Unterrichtseinheiten (UE)

Literatur

Gemeinsame Rahmenempfehlungen nach § 125 Abs. 1 SGB V vom 1. August 2001 zwischen den Spitzenverbände der Krankenkassen und den maßgeblichen Spitzenorganisationen der Heilmittelerbringer auf Bundesebene. Anlage 3, Punkt 7: Anforderungen an die Abgabe und Abrechnung von besonderen Maßnahmen in der Physiotherapie; 17. Januar 2005.

IKK, Innungskrankenkassen. www.ikk.de. Abruf: 14.07.2008.

IPNFA, International PNF Association. www.ipnfa.org. Abruf: 19.04.2008.

Internetadressen

www.ag-pnf.de
www.ipnfa.ch
www.ipnfa.org
www.ikk.de

Sachverzeichnis

A

B

C

D

H

I

J

K

L

M

N

O

P

T

U

V

W

Z